Hans-Dieter Uebe
Zahntechnikermeister

FREMDWORTKUNDE
für Zahntechniker-Fachklassen

AF286860

Grundwissen für Zahntechniker, 6. Auflage

vnm Verlag Neuer Merkur GmbH

Die Deutsche Bibliothek – CIP-Einheintsaufnahme
Ein Titeldatensatz für diese Publikation ist bei der Deutschen Bibliothek erhältlich.

© 2001 Verlag Neuer Merkur GmbH
Verlagsort: Postfach 46 08 05, D-80916 München

Grundwissen für Zahntechniker Band XI
Fremdwortkunde für Zahntechnikerklassen, 6. Auflage
ISBN 3-929360-59-4
ISBN 978-3-929360-59-2

Titelgestaltung: Peter Hänssler
Layout: Eva Sperlich

Druck: Lokay e. K., Reinheim

*Etwas mehr wissen
als ein Gesprächspartner vermutet
bringt Sicherheit, nicht nur in Prüfungen,
sondern ein Leben lang.*

Hans-Dieter Uebe

Vorwort

Vorwort zur 6. Auflage

Diese 6. umfangreich erweiterte Auflage „Fremdwortkunde für Zahntechniker-Fachklassen" wurde durch zahlreiche Fach-Termini, besonders auch aus dem anglo-amerikanischen Sprachgebrauch, sowie durch weitere Computer- und Internet-Termini ergänzt, nach dem inzwischen an allen Berufsschulen die Computer- und Online-Technik ein Unterrichtsfach in den Stundenplänen ist.

Auch diese 6. Auflage ist ein gedrucktes Vokabelheft geblieben, so wie es zum täglichen Gebrauch des Lehrlings, mit einem kleinen Freiraum nach jedem Buchstaben für persönliche Ergänzungen, von Anfang an konzipiert war. Auf lexikalische Hinweise und Empfehlungen wie Aussprache, Betonung und Worttrennung wurde wiederum verzichtet.

Die meisten Termini technici kommen aus der lateinischen Sprache bzw. werden von dort abgeleitet, so dass auf einen Hinweis auf deren Herkunft verzichtet wurde. Bei Fremdwörtern, die aus der englischen, französischen oder griechischen Sprache stammen bzw. von dort abgeiletet sind, ist in Klammern die Herkunft angegeben. Auch alle EDV-Begriffe rund um die Computertechnik, die meist aus dem englischen Sprachbereich kommen, sind auf ihre Herkunft ausgewiesen.

Auch die neue deutsche Rechtschreibung hat in dieser 6. Auflage Einzug gehalten, wobei für den Zahntechniker besonders die Buchstaben-Zuordnung der Wörter „Biss, Bissschablone, usw." gewöhnungsbedürftig ist sowie die Worttrennung am Zeilenende, wo erforderlich, korrigiert wurde.

Aufgenommen wurden „Nomenklaturvorschläge der Arbeitsgemeinschaft für Funktionsdiagnostik innerhalb der DGZMK" gleichermaßen wie auch Begriffe, die nicht mehr verwendet werden sollten, entweder diesen Vermerk bekamen oder ganz gestrichen wurden.

Für Hinweise auf nicht berücksichtigte Fremdwörter oder auch zusätzliche Definitionen bzw. Interpretationen ist der Autor dankbar.

Hohengehren, im August 2000
Hans Dieter Uebe

Einführung in die lateinische Fachterminologie

1. Lateinische und griechische Fachausdrücke

Fast alle anatomisch-histologisch-embryologischen Fachausdrücke, die soge-
nannten Fachtermini oder Termini technici (Einzahl: Terminus technicus), gehören
entweder dem lateinischen oder griechischen Sprachbereich an.
Als zu Beginn des 19. Jahrhunderts die lebendigen Sprachen immer mehr in die
Gebiete der Medizin und der Naturwissenschaften eindrangen, blieben als Über-
reste der klassischen Sprachen die Fachwörter übrig.
Nur ein Teil derselben wurde direkt der klassisch-lateinischen oder der altgriechi-
schen Sprache entnommen, viele Begriffe stammen aus dem mittelalterlichen
Latein (Vulgärlatein und Kirchenlatein) und neue Begriffe waren vor allem in den
Gebieten Embryologie, Zytologie, Histologie neu zu schaffen.
Es war das Verdienst der „Anatomischen Gesellschaft", auf ihrer ersten
Versammlung in Leipzig im Jahre 1887 eine international besetzte Kommission
mit der Bereinigung einer Liste allgemein anerkannter Fachbegriffe zu beauftra-
gen. Beinahe 6000 Fachbezeichnungen wurden 1895 als sogenannte „Basler
Nomina Anatomica" (BNA) angenommen und setzte sich verhältnismäßig rasch in
allen Ländern durch. 1950 wurde das „Internationale Nomenklatur Komitee"
(IANC) ins Leben gerufen, ein Zusammenschluss der bedeutendsten
Fachwissenschaftler der Welt. In Fachkommissionen aufgeteilt entscheiden diese
Gremien, welche Fachbegriffe neu aufgenommen, geändert oder entfernt werden
sollen. Die letzte, 6. Ausgabe dieser Nomina Anatomica, erschien 1989.

2. Aussprache und Betonung

Die Aussprache der Wörter erfolgt nach den deutschen Sprachregeln.
Doppellaute wie eu, ei, ie kennt die lateinische Sprache nicht, die aufeinanderfol-
genden Vokale werden als e und u bzw. e und i ausgesprochen (z. B. Caries,
pterygoideus).
Der Konsonant c wurde im klassischen Latein stets als k ausgesprochen, das
neuere Latein spricht c teilweise als c und als k aus.
Merke: vor u, o, a sprich c wie k, vor i und e sprich c wie c!
Bei mehrsilbigen Wörtern wird normalerweise die vorletzte Silbe betont. Ist die
vorletzte Silbe kurz, so liegt die Betonung auf der drittletzten Silbe.
Beispiele: Corona, Mandibula.

Einführung in die lateinische Fachterminologie

Ob ein Vokal kurz oder lang ausgesprochen wird, ist Sache der Übung - im Lateinischen wie im Deutschen (z. B. doch - hoch, Dach - Gemach, Schmach).

3. Zusammensetzung der Fachausdrücke

Fachbegriffe setzen sich in der Regel aus zwei, teilweise auch aus drei Wörtern zusammen. Das erste Wort wird dabei stets groß geschrieben, alle anderen Wörter klein.

Wortarten, aus denen sich Fachbegriffe zusammensetzen, sind:

1. Hauptwörter (Substantive)	z. B. Corona, Dens, Origo,
2. Eigenschaftswörter (Adjektive)	z. B. facialis, rotundus, medius, apicalis,
3. gesteigerte Eigenschaftswörter	z. B. minor, major, inferior, (Komparative und Superlative) superior, anterior, maximus,
4. Zahlwörter (Grund- und Ordnungszahlen)	z. B. unus, duo, tres, z. B. primus, secundus.

Die häufigsten Zusammensetzungen sind:

Substantiv + Substantiv	z. B. Corona dentis, Foramen mandibulae, Apex dentis,
Substantiv + Adjektiv	z. B. Processus coronoideus, Facies labialis, Linea mylohyoidea, Os zygomaticum,
Substantiv + Adjektiv + gesteigertes Adjektiv	z. B. Foramen palatinum majus, Frenulum labii superioris,
Substantiv + Adjektiv + Zahlwort	z. B. Dens molaris primus.

Die lateinische Sprache kennt keine zusammengesetzten Hauptwörter wie die deutsche Sprache, z. B. Zahnkrone, Wurzelspitze, Augenhöhle. Sie gibt den Sinn **eines** Wortes **in zwei** Wörtern wieder, wobei das Grundwort an zweiter Stelle, das Bestimmungswort an erster Stelle steht.

Beispiel: Zahnkrone = Corona dentis = die Krone **des Zahnes.**

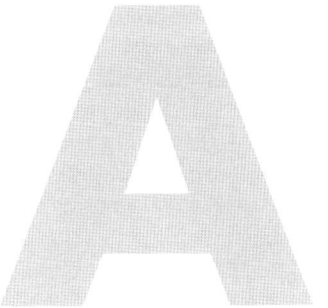

A.	Abk. für Arteria = Arterie; z. B. A. facialis
Aa.	Abk. Plural Arteriae = Arterien
ab..., Ab...	Vorsilbe mit der Bedeutung „ab-, ent-, miß-, vor-, weg"
Abdomen	Bauch, Unterleib
abdominal	die Bauchhöhle betreffend; zum Bauch, Unterleib gehörend; im Unterleib gelegen
abducens	zur Seite wegführend
Abductor	Abzieher; Name für alle Muskeln, deren Funktion von der Mittellinie des Körpers wegführt
Abduktion	das Wegbewegen eines Körperteiles von der Körpermitte; Gegensatz: Adduktion
Aberration	fehlerhafte Lage, z. B. von Zahnkeimen
aberrieren	abweichen
Abiosis	frühzeitiges Erlöschen der Lebenskraft von Geweben und Organen
abnorm	ungewöhnlich
aboral	ein vom Mund entfernterer Teil eines Organes
ab ovo	von Anfang an
Abrasion	Abrieb; mechanischer Verlust von Zahnhartsubstanzen; sowohl inzisal und okklusal wie auch approximal auftretend, auch horizontale und vertikale Abrasion genannt; verschiedene Formen der Abrasion sind die Demastikation, Attrition und artifizielle Abrasion
Abrasionen, artifizielle	Defekte an Zahnhartsubstanzen, die durch äußere Einwirkungen entstehen, z. B. Usuren an Schneidezähnen bei Pfeifenrauchern

Abrasionsfacette

Abrasionsfacette	durch Abrasion entstandene Schliffläche an natürlichen Zähnen
Abrasionszähne	künstliche Seitenzähne ohne Höckerformation
absorbieren	aufsaugen, aufschlucken, verschlucken
Absorption	Auf-, Einsaugung (Lichtstrahlen)
Abszess	Eiteransammlung in einer durch krankhafte Vorgänge entstandenen Höhle
abusiv	missbräuchlich
Abusus	Missbrauch, z. B. von Medikamenten
Abutment-Inlay (engl.)	Gussfüllung als Brückenanker oder Gussfüllung zur Aufnahme einer okklusalen Auflage einer Gussklammer
accelerans	beschleunigend
accessorius	hinzukommend
Account (engl.)	elektronisches Konto, digitaler Briefkasten; im Internet muss man über einen Account verfügen, der Informationen über Zugriffsrechte und Passwörter enthält
Achromasie	Farbenblindheit
Acidum	Säure; z. B. Acidum sulfuricum = Schwefelsäure
acidus, -a, -um	sauer
Ackermann-Stufe	siehe unter Frontzahntreppe
Acromion	Schulterhöhe
acuminatus,-a,-um	spitz
acusticus	zum Gehör gehörig
ad	zu, nach
ad absurdum	ins Widersinnige
Adamantinom	Geschwulst im Kiefer, von Schmelzepithelresten der Zahnkeime ausgehend, auch Ameloblastom
Adamantoblasten	schmelzbildende Zellen
adaptieren	anpassen, passend machen, andrücken
Adaption	Anpassung
adäquat	angemessen, entsprechend
adde	auf Rezepten = füge hinzu!
addental	dem Zahn anliegend
Additive	Zusatzstoffe
Adduktion	Heranführung eines Gliedes zur Körpermitte; Gegensatz = Abduktion

adenal (griech.)	in Drüsen entstehend
Adenitis	Drüsenentzündung
adeno..., Adeno... (griech.)	Bestimmungswort von Zusammensetzungen mit der Bedeutung „Drüse"
adenotrop	auf Drüsen wirkend
adental	zahnlos
Adeps	Fett
adhärent	festhaftend
Adhäsion	Anziehungskraft zwischen den Molekülen verschiedener Körper aus gleichen oder verschiedenen Stoffen; Haftung
adhäsiv	haftend, anhaftend
adhäsive Zahnheilkunde	klebende Verbindung zwischen Füllungsmaterialien (Komposits) und säurevorbehandeltem Schmelz und Dentin infolge mechanischer Haftung (Mikroverzahnungen) und Adhäsion; auch Adhäsiv-Technik oder Säure-Ätztechnik; Anwendungsgebiete: Keramikinlays und Keramikfacetten (siehe: Facing), Komposite-Inlays und -Onlays, Adhäsivbrücken wie die Marylandbrücken
Adhäsivum	Haftmittel
Aditus	Eingang, Zugang
adjustieren	anpassen, einrichten, eichen, korrigieren; auch: Einschleifen von Prothesen
ad l.	auf Rezepten = ad libitum, nach Belieben
Adontie	Zahnlosigkeit, richtiger: Anodontie
adoral	um den Mund herum
Adrenalin	Hormon des Nebennierenmarks, wirkt gefäßverengend; Zusatz zu Lokalanästhetika
ad sat.	auf Rezepten = ad saturationem, bis zur Sättigung
ad scat.	auf Rezepten = ad scatulam, in eine Schachtel
adsorbieren	anlagern, an sich ziehen
Adsorption	Anlagerung
Adstringentia	zusammenziehende Mittel
adult	erwachsen
ad us.	auf Rezepten = ad usum, zum Gebrauch
ad us. prop.	ad usum proprium, zum eigenen Gebrauch
adversiv	zugewandt

ad vitr.

ad vitr.	auf Rezepten = ad vitrum, in eine Flasche
Adynamie	Körperschwäche
adynamisch	kraftlos
aeq.	auf Rezepten = aequalis, gleich
Äquator, anatomischer	ist der größte Umfang eines Klammerzahnes bezogen auf seine anatomische Längsachse
Äquator, prothetischer	ist der größte Umfang eines Klammerzahnes bezogen auf eine gemeinsame Einschubrichtung aller Klammern einer Teilprothese; auch konstruktiver Äquator
Äquilibrierung	Ausgleichung; lat. aequilibris = im Gleichgewicht, Gleichgewichtslehre
Äquilibrierungs-schienen	diese Schienen bedecken die Kauflächen aller Zähne eines Kiefers; im Tiefziehverfahren angefertigt; ca. 1,5 bis 2 mm stark; bei Laterotrusion deutliche Eckzahnführung. Wirkungsweise: Muskelentspannung durch Ausschalten von Frühkontakten oder Zwangsbissen. Indikation: Parafunktionen, initiale anteriore Diskusverlagerung (Öffnungsknacken) mit Reposition zur Stabilisierung des Diskus auf dem Kondylus und auch häufig vor einer kieferorthopädischen Behandlung. Tragedauer zwischen mehreren Wochen und einigen Monaten, meist ganztägig zu tragen
äquivalent	gleichwertig
Äquivalenz	Gleichwertigkeit
aerob	Sauerstoff zum Leben brauchend; Gegensatz: anaerob
Aerobier	Bakterienart, die nur in Gegenwart von Sauerstoff leben kann; Gegensatz: Anaerobier
Aerodontologie	Lehre von den im Flugwesen auftretenden Erkrankungen der Pulpa und des periapikalen Raumes; siehe auch Barodontalgien
Äskulap	Gott der Heilkunst; Äskulapstab mit Schlange als Zeichen der Zahnärzte (Schlangenkopf nach links)
ästhetisch	geschmackvoll
Ästhetik	Lehre vom Schönen, Schönheitssinn
Ätiologie	Lehre von den Krankheitsursachen
ätiologisch	nach den Ursachen geordnet
ätiotrop	auf die Ursache ausgerichtet; auf die Krankheitsursache wirkend

afebril	fieberfrei
Affinität	Verwandtschaft, chem. Bezeichnung für...
After	der hintere Darmausgang, lat. anus = Ring; auch verhüllend = After
Afterloading-Therapie	Strahlenbehandlung im Nachladeverfahren; das Prinzip dieser Strahlenbehandlung besteht darin, eine strahlende Substanz direkt in das erkrankte Organ bzw. den Krankheitsherd, z. B. Mundhöhle, Hals, Atemwege, usw. einzubringen. Dadurch kann eine konzentrierte und hochwirksame Strahlenbehandlung durchgeführt werden, die nur einen umgrenzten Bereich des Organs betrifft. Diese endo luminale Kleinraumbestrahlung erfolgt u.a. mit Iridium 192 (Brachy-Therapie) bei Patienten mit einem Bronchial-Carzinom; after (engl.) = 1. räumlich = hinter, hinterher und 2. zeitlich = nach
agastrisch	ohne Magen
agens	wirkend
Agentia, Agenzien	wirkende Mittel
Aggression	Angriff
aggressiv	angriffslustig, herausfordernd
Agglutination	Verklebung, Zusammenballung von Zellen oder Bakterien
Aglossie	Fehlen der Sprachfähigkeit
Aglutition	Unvermögen zu schlucken
Agnathie	angeborenes Fehlen des Ober- bzw. Unterkiefers
AIDS (engl.)	erworbenes Immundefektsyndrom, Abk. für Acquired immune deficiency syndrome, wird übertragen durch eine Infektion mit HIV (siehe dort)
Akklimatisation	Angewöhnung an ein ungewohntes Klima, Gewöhnung an veränderte Daseinsbedingungen
Akkumulation	Anhäufung
Akme	Höhepunkt einer Krankheit
A-Kontakte	Kontakte zwischen bukkalen Höckern oberer und unterer Seitenzähne; siehe auch bei: B- und C-Kontakte
akquirieren	erwerben, verschaffen
Akranie	angeborenes Fehlen des Schädeldaches
Akribie	Gewissenhaftigkeit
Akrodontie	auf dem Kieferrand sitzende Zähne wie bei Reptilien

Aktinomykose	Strahlenpilzerkrankung
aktiv	tätig, rührig, handelnd
Aktivator	passives Behandlungsgerät der Funktions-kieferorthopädie
aktivieren	in Tätigkeit setzen, z. B. von Klammern in der Kieferorthopädie
Aktivität	Geschäftigkeit
Akupunktur	asiatische Heilmethode, Nadelstiche in bestimmte Hautpunkte
akustisch	das Gehör betreffend
akut	heftig, scharf, spitz, schnell verlaufend (med.)
Akzeleration	zeit- und umstandsbedingte Entwicklungsbeschleunigung, z. B. beim Zahnwechsel
akzeptabel	annehmbar
akzessorisch	hinzutretend, zusätzlich
akzidentiell	zufällig eintretend, nicht selbständig bestehend, unwesentlich
á la	nach Art von
Ala	Flügel
Alalie	Sprachlosigkeit durch periphere Artikulationsstörung
Ala major	großer Keilbeinflügel
Alameter	ist ein Instrument, mit dem man die breiteste Stelle der Nasenbasis messen und damit eine entsprechend breite obere Frontzahngarnitur aussuchen kann
Ala minor	kleiner Keilbeinflügel
Ala nasi	der den Naseneingang seitlich begrenzende Nasenflügel
Alare	seitlichster Punkt des Nasenflügels
alaris, -e	flügelförmig
albus, -a, -um	weiß
Algesie	Schmerzempfindlichkeit
Alginate	elastische Abformmaterialien, deren wesentlichster Bestandteil das aus Algen gewonnene Salz der Alginsäure ist
alien -us, -a, -um	fremd
alimentär	durch die Ernährung hervorgerufen
A-Linie	Schleimhautzone am Übergang vom harten zum

	weichen Gaumen, die sich durch ein kurzes Aussprechen des Vokales „A" abzeichnet. Der dorsale Rand einer Oberkieferprothese darf diese Linie nicht überschreiten
Allergene	Stoffe, die krankhafte Überempfindlichkeit verursachen
Allergie	Überempfindlichkeit gegenüber bestimmten Stoffen; unübliche Wirkung von Heilmitteln
allergisch	überempfindlich gegen gewisse Reizstoffe
Allergosen	Krankheiten, die auf Überempfindlichkeit beruhen
allo... (griech.)	Bestimmungswort in Zusammensetzungen mit der Bedeutung „anders..., fremd..."
Allognathie	von der Norm abweichende Bissart
Allozephalie	abweichende Schädelform
Alpha-case-Schicht	case (engl.) = Gehäuse, Hülle, Überzug; inhomogene, harte und spröde Schicht nach dem Gießen auf Titangußobjekten, die mechanisch entfernt werden muss
Alt-Gr-Taste	Funktionstaste auf PC-Tastaturen, die das gemeinsame Drücken der Strg-Taste mit der Alt-Taste ersetzt. Mit der Alt-Gr-Taste können Sonderzeichen geschrieben werden, wie der Senkrechtstrich <|>, der Schrägstrich oder backslash <\\>, geschweifte Klammer <{ }>, eckige Klammer <[ ]> und das griechische My <µ>
Alteration	Gemütsbewegung, Aufregung
alterieren	aufregen, verstimmen, ärgern
alternierend	wechselweise, abwechselnd
Alt-Taste	auch Codetaste; Funktionstase auf PC-Tastaturen mit ähnlicher Funktion wie die Strg-Taste
Alveolarfortsatz	Kieferknochen, in dem sich die Zahnfächer befinden (lat. Processus alveolaris), zahnlos als Alveolarkamm bezeichnet
Alveolarkamm	Kieferkamm; der nach Zahnverlust zurückgebildete Alveolarfortsatz
alveolär	die Alveolen betreffend
Alveole	Zahnfach; lat.: alveolus = kleine Mulde
Alveolitis	Alveolenentzündung
Alveolotomie	chirurgische Abtragung des Alveolarfortsatzes
ambidext	mit beiden Händen gleich geschickt

Ambition

Ambition	Ehrgeiz
ambivalent	doppelwertig
ambulant	ortsungebunden, umherziehen, wandernd; ambulante Behandlung = Untersuchung oder Behandlung nicht bettlägriger Patienten; Gegenteil = stationäre Behandlung
Ambulanz	Krankenwagen, Station im Krankenhaus
Ameloblasten	Schmelzbildner
Amelogenese	Schmelzbildung durch das Schmelzorgan
Amitose	einfache direkte Zellteilung; Gegensatz: Mitose
Amnesie	Erinnerungslosigkeit
amorph	gestaltlos, ungestaltet, unkristallisch
Ampulle	kleines gläsernes Arzneiröhrchen
Amputation	Abtragung von Körperteilen
amputieren	durch eine Operation abtrennen
Amplitude	Schwingungsweite
ana..., Ana... (griech.)	Bestimmungswort in Zusammensetzungen mit der Bedeutung „hinauf, höher, aufwärts"
anabol	aufbauend
anachronistisch	unzeitgemäß
Anämie	Blutleere, Blutmangel, Blutarmut
anämisch	blutleer
anaerob	ohne Sauerstoff lebend; Gegensatz: aerob
Anaerobier	ohne Sauerstoff lebende Erreger, z. B. Fäuliserreger; Gegensatz: Aerobier
anal	den After betreffend
Analeptika	Atmung und Kreislauf anregende Mittel
Analgesie	Ausschaltung der Schmerzempfindung ohne Bewusstseinstrübung, Schmerzlosigkeit
analgetisch	schmerzstillend
Analgetika	schmerzstillende Mittel
analog	entsprechend, gleichartig
Analyse	Auflösung, Zerlegung
analysieren	in die Bestandteile zerlegen, untersuchen
Anamnese	Krankheitsgeschichte; Vorgeschichte einer Krankheit, die der Patient ohne Untersuchung macht
Anästhesie	Schmerzausschaltung, Betäubung

Anästhesie, intraligamentale	eine Anästhesie mit Hilfe des Peri-Press-System, die das Ligamentum circulare als Weg für das Anästhetikum zum Nerv am Foramen apikale des zu behandelnden Zahnes benutzt
anästhesieren	betäuben; die Schmerzempfindlichkeit ausschalten
Anästhesist	Narkosefacharzt; Arzt bei Operationen, der die Narkose herbeiführt und überwacht
anästhetisch	betäubt, schmerzunempfindlich
Anästhetika	schmerzausschaltende Mittel, Einzahl = Anästhetikum
Anastomose	Verbindung zwischen Gefäßen
Anatomie	Wissenschaft vom Bau des menschlichen Körpers und seiner Organe
anatomisch	den Bau des menschlichen Körpers betreffend
anatomische Zahnkrone	ist der Teil des natürlichen Zahnes, der von der Schneide bis zur Schmelz-Zement-Grenze reicht; Gegensatz: klinische Zahnkrone
anatomische Zahnwurzel	ist der Teil des Zahnes, der von der Schmelz-Zement-Grenze bis zur Wurzelspitze reicht; Gegensatz: klinische Zahnwurzel
Angina	Halsentzündung
Angina pectoris	anfallartig auftretende Schmerzen hinter dem Brustbein, die in den linken Arm ausstrahlen als Folge einer Erkrankung der Herzkranzgefäße verbunden mit Angstzuständen
Angina temporis	Angst vor der Zeit
angio..., Angio... (griech.)	Bestimmungswort von Zusammensetzungen mit der Bedeutung „Gefäß; Blutgefäß"
Angiogramm	Röntgenbild von Blutgefäßen
Angiographie	röntgenographische Darstellung von Blutgefäßen mit Hilfe injizierter Kontrastmittel
Angiologie	Lehre von den Gefäßen, vom Bau der Blut- und Lymphgefäße und ihrer krankhaften Veränderungen
Angiom	Gefäßtumor
Angiopathie	Gefäßleiden
Angioskopie	Kapillarmikroskopie
Angle, E. H.	amerikanischer Kieferorthopäde (1855 –1930)
Angle-Klassifikation	Einteilung der Gebissanomalien; siehe auch unter Okklusionsdiagnostik

angularis

angularis	zu einem Winkel gehörig, winklig
Angulation	angulus (lat.) = Winkel; siehe dazu Implantatangulation
Angulus	Winkel
Angulus infektiosus	infizierte Rhagaden des Mundwinkels, „Faulecke"; entzündeter Mundwinkel
Angulus mandibulae	Unterkieferwinkel
Angulus oris	Mundwinkel
angustus, -a, -um	eng
anhydro-	unter Wasseraustritt entstanden
Anima	Seele
animalisch	tierisch
animieren	anregen, ermuntern
Animus	Gesinnung, Stimmung
Anisodontie	ungleiche Bezahnung
anisognath	Nichtgleichheit der Kiefer, z. B. wie beim Menschen; Gegensatz isognath
Ankylodontie	durch fehlende Wurzelhaut verwachsene Zahnwurzel mit Alveole
Ankyloglossum	Verwachsung der Zunge mit dem Mundboden
Ankylose	Gelenkversteifung infolge intraartikulärer Prozesse, Schrumpfung und Verwachsung der Gelenkkapsel
Ankylostoma	Kieferklemme, siehe dort
ankylotisch	versteift (im Gelenk)
Ankylotomie	Durchtrennung des Zungenbändchens
Anodontie	völlige Zahnlosigkeit durch Nichtanlage der Zahnkeime
anomal	unregelmäßig, von der Form abweichend
Anomalie	Unregelmäßigkeit, Abweichung von der Norm, z. B. infolge einer Entwicklungsstörung
anonym -us, -a, -um	namenlos, ungenannt, ohne Unterschrift
Anonymität	Namenlosigkeit
anorganisch	unbelebt, mineralisch
Anostose	Knochenatrophie
Antagonismus	Gegensatz, Gegnerschaft, Gegenwirkung, gegeneinander gerichtete Wirkungsweise
Antagonismus, singulärer	mesiale oder distale Falschlage des Unterkiefers um eine halbe Prämolarenbreite, so dass

	nur ein Zahn mit einem Antagonisten okkludiert, ein- oder beidseitig auftretend
Antagonisten	Gegner, Gegenspieler; 1. in der Zahnheilkunde: Zähne des Ober- und Unterkiefers, die beim Schließen der Zahnreihen (IKP) aufeinandertreffen; dabei unterscheidet man den Hauptantagonist als den gleichnamigen Zahn im Gegenkiefer und den Nebenantagonist; 2. Organe mit entgegengesetzter Wirkungsweise, z. B. Beuge- und Streckmuskeln
anterior	vorn gelegen; Gegensatz: posterior
Anteriores	in Dentalhandel und -industrie gebräuchliche Bezeichnung für Frontzähne; Seitenzähne = Posteriores
anthropo..., Anthropo... (griech.)	Bestimmungswort in Zusammensetzungen mit der Bedeutung „von Mensch, zum Menschen gehörend"
Anthropologie	Lehre vom Menschen
anti ..., Anti...	Vorsilbe mit der Bedeutung „gegen, wider, entgegenwirkend"
antibakteriell	gegen Bakterien wirksam, auch bakterizid und bakteriostatisch
Antibiotika	Mittel, die Krankheitserreger in ihrer Entwicklung hemmen oder vernichten; Einzahl: Antibiotikum
antibiotisch	von wachstumshemmender oder abtötender Wirkung auf Mikroorganismen
Antidot	Gegenmittel, Gegengift
antikariogen	kariesverhütend
Antikoagulans	Mittel, das die Blutgerinnung verzögert
Antineuralgika	schmerzlindernde Mittel
Antipathie	Abneigung, Widerwille
Antiphlogistika	entzündungshemmende Mittel; Einzahl: Antiphlogistikum
antiphlogistisch	entzündungshemmend
Antipyrese	Fieberbekämpfung
Antipyretika	fiebersenkende Mittel; Einzahl: Antipyretikum
antipyretisch	gegen Fieber wirkend, fiebersenkend
Antisepsis	Zustand der Keimarmut durch Desinfektion
Antiseptika	Mittel zur Wundbehandlung gegen Wundinfektion, z. B. Penicillin, Sulfonamide; Einzahl: Antiseptikum
Antitoxin	vom Körper gebildetes Gegengift

Antodontalgika

Antodontalgika	Mittel gegen Zahnschmerzen
Antrum	Kieferhöhle
Antrum highmori	veraltete Bez. für Oberkieferhöhle (Highmore, 1613, England); richtig: Sinus maxillaris
Anus	After
Aorta	Hauptschlagader, große Körperschlagader, Mehrzahl: Aorten
Apathie	Gleichgültigkeit, Teilnahmslosigkeit
apathisch	teilnahmslos, unempfindlich
Apektomie	Wurzelspitzenresektion
Apertura	Öffnung
apertus, -a, -um	offen
Apex	Spitze (Wurzelspitze)
Apex cordis	Herzspitze
Apex linguae	Zungenspitze
Apex radicis dentis	Wurzelspitze eines Zahnes
Aphasie	völliger oder teilweiser Verlust der Sprache
Aphten	grauweiße Flecken mit rotem Saum auf der Mundschleimhaut, Lippe, Mundboden
apikal	auf die Spitze (Wurzelspitze) bezüglich
apikales Delta	Verästelung des Wurzelkanals im Wurzel-spitzenbereich vieler Zähne in mehrere Kanäle
Aplasie	angeborenes Fehlen von Organen und Geweben
Apnoe	Schlafapnoe; Bezeichnung für einen krankhaften Zustand, wenn bei chronischen Schnarchern plötz-lich der Atem stillsteht
Appendektomie	Entfernung des Wurmfortsatzes (Blinddarm)
Appendix	Anhang; in der Medizin gebraucht für den Wurmfortsatz des Blinddarms, in der Prothetik als Verbindung zwischen Klammer und Prothesenbasis
Appendizitis	Blinddarmentzündung
Applikation	Verabreichen, Anlegen, Anwendung
applizieren	auftragen, anlegen
Apposition	Anlagerung
Approbation	staatl. Bestallung als Arzt, Zahnarzt, Apotheker, Zulassung zur Ausübung ihrer Tätigkeit

approbieren	genehmigen, zustimmen, zulassen, bestallen
approximal	zu den Nachbarzähnen hin, sich berührend, sich gegenüberliegend, benachbart
Approximalflächen	berührende Flächen zweier Nachbarzähne
Approximalkontakt, sphärischer	durch Abrasion der interproximalen Kontakte im permanenten Gebiß entsteht eine größere Kontaktfläche, die bei Prämolaren und Molaren distal konvex und mesial konkav gestaltet ist
Approximalraum	Raum zwischen benachbarten Zähnen
a priori	von vornherein
Aq.	auf Rezepten = Aqua, Wasser
Aqua destillata	chemisch reines Wasser, destilliertes Wasser; Abk: Aq. dest.
Arachnoidea encephali	Spinnwebenhaut des Gehirns
Arbeitskondylus	Kondylus auf der Laterotrusionsseite, dessen unterschiedlich starke Lateralverschiebung bei einer Seitwärtsbewegung des Unterkiefers als Bennett-Bewegung bezeichnet wird
Arbeitsseite	ist die Seite des Unterkiefers, die sich bei einer Seitwärtsbewegung von der Medianebene wegbewegt, also die Seite auf der gearbeitet bzw. gekaut wird; siehe auch Laterotrusionsseite
arbiträr	lat: arbitrarius, willkürlich, vermutlich, selbstherrlich
arbiträre Registrierung	auch arbiträre Achsentechnik; Festlegung der arbiträren Scharnierachse mit Hilfe des Schnellübertragungsbogens - Quickmount Facebow -, Gesichts- oder Transferbogen, deren Ohroliven in die äußeren Gehöreingänge eingeführt werden; Gegenteil = effektive Registrierung, siehe Pantographie
arbitrieren	entscheiden, schlichten
Arcon	abgekürzte Zusammenfassung aus den Worten Articulatio = das Gelenk und Condylus = der Gelenkkopf; der Begriff Arcon wurde von Bergström (1950) geprägt
Arcon-Artikulatoren	abgekürzte Zusammenfassung aus Articulatio und Condylus; Artikulatoren, deren Kondylen wie im menschl. Schädel am Artikulatorunterteil angeordnet sind, z. B. Whip-Mix, SAM; Gegensatz: Non-Arcon-Artikulatoren
Arcus	Bogen

Arcus alveolaris

Arcus alveolaris	äußerer bogenförmiger Rand der Alveolen
Arcus aortae	Aortenbogen
Arcus dentalis inferior	unterer Zahnbogen
Arcus dentalis superior	oberer Zahnbogen
Arcus palatoglossus	Zungengaumenbogen
Arcus palatopharyngeus	Rachengaumenbogen
Arcus zygomaticus	Jochbogen
arretieren	befestigen (mechanisch)
Arretierung	Sperrvorrichtung
Arteria	Arterie, Schlagader, Blutgefäß
Arteria carotis communis	Halsschlagader, Kopfschlagader; Äste der Halsschlagader sind die innere (A. carotis interna) und die äußere (A. carotis externa) Kopfschlagader
Arteria coronaria dextra	rechte Kranzarterie
Arteria coronaria sinistra	linke Kranzarterie
Arteria facialis	Gesichtsschlagader
Arteria subclavia dextra	rechte Unterschlüsselbeinarterie
Arteria subclavia sinistra	linke Unterschlüsselbeinarterie
arteriell	zu einer Arterie gehörend
Arteriitis	Arterienentzündung
Arteriola	kleine Schlagader
Arteriosklerose	Verhärtung der arteriellen Blutgefäße (Arterienverkalkung)
Arthralgie	Gelenkschmerz
Arthritis	Gelenkentzündung; Mehrz: Arthritiden
arthrogen	vom Gelenk her, von einer Gelenkerkrankung herkommend
Arthrologie	Lehre von den Gelenken
Arthropathie	degenerative, nicht entzündliche Gelenkerkrankung; auch für die Kiefergelenke gebräuchlich
Arthrose	chronisches Gelenkleiden
Arthrotomie	Gelenkschnitt

articularis	zum Gelenk gehörend
Articulatio	Gelenk
Articulatio temporo- mandibularis	Kiefergelenk
artifiziell	künstlich entstanden, z. B. artifizielle Eröffnung der Pulpa durch eine Präparation
artikulär	das Gelenk betreffend
Artikulation	Bewegung der beiden Zahnreihen aufeinander, d. h. ein zahngeführtes Gleiten des Unterkiefers von einer Okklusionsstellung in die andere; heute: dynamische Okklusion
Artikulator	mechanisches Gerät, in dem je nach Ausführung und Bauart die Unterkieferbewegungen simuliert werden können
Asbestose	Staublungenerkrankung durch den Staub von Asbest
ascendens	aufsteigend, auch aszendierend
Asepsis	Keimfreiheit
Aseptik	Wundbehandlung, bei der das Eindringen ansteckender Keime vermieden wird
aseptisch	keimfrei
Aspekt	Blickpunkt
Aspiration	Ansaugen von Luft, Gasen und Flüssigkeiten, Einsaugen mit der Atmungsluft
aspirieren	ansaugen, einatmen, z. B. Fremdkörper beim Arbeiten in der Mundhöhle
Assemblingtechnik	Kronen- und Brückentechnik mit vorgefertigten Kunststoff-Rohlingen, aus denen ein Edelmetall- hohlgerüst entsteht, auch ATR-System genannt
Assimilation	Anpassung, Angleichung
assimilieren	angleichen
Assistent(in)	Mitarbeiter(in)
Assistenz	Mitarbeit, Mithilfe
assistieren	mitarbeiten, mithelfen
Assoziation	unwillkürliche Gedankenverbindung, Verknüpfung
assoziieren	zusammenschließen
Asterion	Treffpunkt von Warzenfortsatz, Scheitelbein und Hinterhauptsschuppe; ein kephalometrischer Messpunkt

Astomie

Astomie	Fehlen der Mundöffnung
asymmetrisch	ungleichmäßig, ungleichseitig; Gegensatz: symmetrisch
ataktisch	unregelmäßig, ungleichmäßig, ungeordnet
ATB	anatomischer Transferbogen von SAM, Whip-Mix oder Balance; siehe auch: Transferbogen
Athetosis	krampfartige Bewegungen
athletisch	kräftig, muskulös, zum athletischen Konstitutionstyp gehörend; Konstitutions- oder Körperbautypen nach Kretschmer: athletisch, pyknisch und leptosom
Atonie	Erschlaffung, Schlaffheit, Aufhebung des Muskeltonus
atonisch	schlaff
atraumatisch	nicht verletzend, gewebeschonend; Gegensatz: traumatisch
Atrium	Vorhof, spez. Herzvorhof
Atrium dextrum	rechter Vorhof
Atrium sinistrum	linker Vorhof
Atrophie	Schrumpfung, Schwund eines Körperteiles
atrophisch	im Schwinden begriffen
Attachment (engl.)	wörtlich = Anhänglichkeit; in der Zahntechnik gebraucht für „feinmechanisches Hilfsteil", besser: precision attachment; auch: Datei-Anhang einer E-Mail, etwa ein Word-Dokument, eine Tabelle, aber auch Bilder, Videos oder Sound-Dateien
Attest	Bescheinigung
Attraktion	Anziehung
Attrition	Abrieb der Zahnhartsubstanz als physiologische Abnutzung der Kauflächen durch ein Gegeneinander-reiben der Zähne bzw. Zahnreihen entstanden; kann zur völligen Einebnung der Zahnhöcker führen
atypisch	abweichend vom Normalfall
auditiv	das Hören betreffend
Auditorium	Hörsaal, Zuhörerschaft
Augmentation	Operationsverfahren zur Volumenvergrößerung des Kieferknochens mit künstlichem Knochen-ersatzmaterial, besonders bei Implantationen
Auricula	Öhrchen
Auricula dextra	rechtes Herzohr

Auricula sinistra	linkes Herzohr
auricularis	das Ohr betreffend, zum Ohr gehörend, ohrförmig
Auris	Ohr, das ganze Ohr als Hörorgan
Auskultation	Abhören von Körpergeräuschen mit dem Ohr oder Stethoskop zur Diagnose von Erkrankungen; in der Zahnheilkunde bei der Befundaufnahme von Kiefergelenkuntersuchungen
auto..., Auto...	Bestimmungswort bei Zusammensetzungen mit der Bedeutung „selbst..., Selbst..."
Autodestruktion	Selbstzerstörung, gebraucht auch für Gewohnheiten, die heute als Parafunktionen bezeichnet werden, z. B. Fingernagelkauen
autogen	von selbst entstanden, ursprünglich
Autoinfektion	Selbstinfektion
Autoklav	Sterilisierapparat mit gespanntem Dampf
automatisch	selbsttätig
Automaton	Instrument, das Watterollen und Zunge fixiert, um ein Trockenhalten der unteren Zahnreihe zu erreichen; Verwendung in der konservierenden Zahnheilkunde
autonom	eigengesetzlich, selbständig
Autopolymerisate	auch Kalt- oder Selbstpolymerisate; in der Zahntechnik als Prothesenwerkstoffe, die gießfähig zur Komplettierung von Modellgussprothesen und KfO-Geräten und im Stopf-Press-Verfahren für den Totalersatz verwendet werden
Autopsie	Sehen mit eigenen Augen, Leichenöffnung
Autosuggestion	Selbsttäuschung
avirulent	ohne krankmachende Wirkung
avital	leblos; richtiger: devital
Avitaminosen	Vitaminmangelkrankheiten
axial	in Richtung der Achse
Axiograph	der Axiograph von SAM ist ein diagnostisches Instrument (Messuhr), das vor allen Dingen zu funktionsdiagnostischen Zwecken herangezogen werden kann, um den derzeitigen Gelenkzustand zu erkennen und zu dokumentieren, wobei die Gelenkbahnneigung aufgezeichnet und gleichzeitig die Translation während der Laterotrusionsbewegung gemessen wird

Axiographie

Axiographie	Gelenkdiagnose ohne Artikulatorprogrammierung mit der Möglichkeit, die horizontale Kondylenbahn und den Verlauf der Bennett-Bewegung zu visualisieren und zu beurteilen (R. SLAVICEK)
Axis	Achse; auch Bezeichnung für den 2. Halswirbel anstelle von Epistropheus
Axon	ein einzelner, langer und meist nur an seinem Ende verzweigter Fortsatz einer Nervenzelle, auch Neurit genannt
AZ	Kürzel für Allgemeinzustand, gebraucht in Aufnahmebefunden und ärztlichen Berichten von Kliniken und Krankenhäusern
azellulär	ohne Zellen
Azidität	Säuregrad, Säuregehalt einer Lösung
azygos	unpaarig
azyklisch (griech.)	nicht ringförmig, nicht kreisförmig, zeitlich unregelmäßig

Raum für persönliche Ergänzungen

Raum für persönliche Ergänzungen

Raum für persönliche Ergänzungen

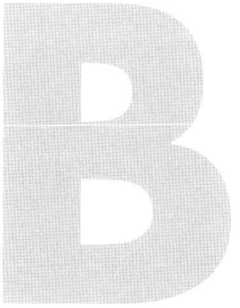

Back-Action- Klammer	modifizierte Einarmklammer nach NEY mit sattelfern liegender okklusaler Auflage und dort ansetzendem kleinem Verbinder, zur Verankerung von Freiendprothesen an Prämolaren indiziert
backslash (engl.)	auch negativer Schrägstrich auf der PC-Tastatur; dieses Sonderzeichen „\" wird im Betriebssystem MS-DOS für die Kennzeichnung eines Weges verwendet, d.h. in Datenverzeichnissen können beliebig viele Unterverzeichnisse entstehen, ein sogenannter Verzeichnisbaum im Datei-Manager; das Hauptverzeichnis trägt den Namen C:\, das Windows-Verzeichnis den Namen C:\WINDOWS, das dann folgende Unterverzeichnis z. B. PRIVAT, das wieder ein Unterverzeichnis BRIEFE hat, usw., also eine mehrstufige Gliederung des Hauptverzeichnisses
Backup (engl.)	gebräuchlicher Begriff für „Datensicherung". Das Übertragen der Daten von einer Festplatte auf andere Datenträger, wie Diskette, Streamer oder CD-ROM
Bakteriämie	Bakterien in der Blutbahn
bakteriell	Bakterien betreffend, durch Bakterien hervorgerufen
Bakterien	einzellige Kleinlebewesen in der Größenordnung um 1 µm mit Zellwand, Zytoplasma und Kernmaterial; sie vermehren sich durch Querteilung; Einzahl: das Bakterium; gegen Bakterien nützen nur Antibiotika; im Inneren des Bakterium sind die knäuel- und die ringförmige DNA als Träger der Erbinformation des Bakteriums; zufällige Veränderungen im Erbgut (Mutationen) können Bakterien gegen Antibiotika resistent machen
Bakteriologie	Lehre von den Bakterien

bakteriostatisch	bakterienhemmend
bakterizid	bakterientötend
Balanceseite	siehe Mediotrusionsseite
balancieren	im Gleichgewicht halten; siehe Okklusion – unilateral und bilateral balancierte
balancierte Okklusion	siehe bei: a) Okklusion, unilateral balancierte und b) Okklusion, bilateral balancierte
Balkwill-Winkel	er wird vom Bonwill-Dreieck und der Kauebene im Frontbereich gebildet und hat einen durchschnittlichen Wert von 22°
Balneologie	Lehre von den Heilbädern
banal	alltäglich, gewöhnlich
Barodontalgien	Zahnschmerzen, die aufgrund von Luftdruckveränderungen auftreten können, auch „Höhenzahnschmerzen"; anfangs auch Aerodontalgien genannt. Da Zahnschmerzen aufgrund von Änderungen des barometrischen Druckes auch bei Tauchern auftreten, ist „Barodontalgie" richtiger
BAS	das Bending Art System (siehe dort)
basal	unten; an der Grundfläche befindlich
Basedow-Krankheit	Überfunktion der Schilddrüse
Basion	Schnittpunkt der Mediansagittalebene (MSE) mit dem Vorderrand des Hinterhauptloches; ein kephalometrischer Messpunkt
Basis	Grundfläche, Grundlage, Unterlage; in der Prothetik die Schleimhaut bedeckenden Teile einer Prothese oder eines Prothesensattels
Basis cranii	Schädelbasis
Basis mandibulae	der untere Rand des Unterkieferkörpers
bazillär	durch Bakterien verursacht
Bazillus	Stäbchenbakterien
Bazillen	Bakterien, die sich durch die Fähigkeit zur Sporenbildung auszeichnen
Bearbeitungswinkel	siehe bei: Konuswinkel
BEB	Bundeseinheitliche Benennungsliste (siehe auch: BEL)
Befund	ärztliches oder zahnärztliches Untersuchungsergebnis als Voraussetzung für jede Therapie bzw. Planung einer oralen Rehabilitation
Befunde, fakultative	Befunderhebung am Kauorgan, die nach eigenem

Ermessen und zusätzlich zu den obligaten Befunden durchgeführt werden, z. B. der röntgenologische Befund der Kiefergelenke und die photographische Festhaltung der Schlussbisslage vor Beginn der Behandlung (FRÖHLICH/KÖRBER)

Befunde, obligate — grundsätzliche Befundunterlagen des Kauorgans zur Erstellung eines Behandlungszieles; Lokalbefund der Zähne, Parodontien und des Prothesenlagers, Röntgenstatus und eine funktionelle Gebissanalyse (FRÖHLICH/KÖRBER)

Beinhaut — Knochenhaut, Periost

BEL — Bundeseinheitliches Verzeichnis zahntechnischer Leistungen (siehe auch: BEB)

Bellini-Schürze — die Implantatpfosten werden durch eine kleine Schürze (nach Roberto Bellini, Florenz) aus zahnfarbenem Material kaschiert, die sich von den Kronen nach vestibulär bis zum Zahnfleischrand erstreckt. Der Raum rund um das Implantat erhält eine gute Hygienemöglichkeit für eine Interdentalraumbürste. Die aus ästhetischen Gründen mit dieser Schürze kaschierten Implantate beeinträchtigen den funktionellen Aspekt der Parodontalhygiene von Suprastrukturen nicht

Bending Art System — das BAS ist ein CAD/CAM-System zum sehr genauen Biegen orthodontischer Bögen, besonders für komplizierte Biegeaufgaben, wie z. B. zum Herstellen passiver Drähte bei Chirurgie-Patienten sowie bei Vollbögen, Segmentbögen, Lingualretainern und Lingualbögen unterschiedlicher Drahtdimensionen

benigne — gutartig; Gegenteil: maligne

Benignität — Gutartigkeit

Bennett-Bewegung — die Bennett-Bewegung wurde von Sir N.G. Bennett erstmals 1907 beschrieben; sie ist ein seitliches, räumliches Versetzen des Unterkiefers während der Lateralbewegung (sideshift), wobei der Kondylus der Laterotrusionsseite folgende Bewegungen durchführen kann:
a) zur Seite und nach oben = Latero-Surtrusion
b) zur Seite und nach unten = Latero-Detrusion
c) zur Seite und nach vorne = Latero-Protrusion
d) zur Seite und zurück = Latero-Retrusion;
siehe auch: immediate side shift

Bennett-Winkel

Bennett-Winkel	auch als horizontaler Kondylenbahnwinkel bezeichnet; dieser wird gebildet durch die Kondylenbahn der Mediotrusionsseite mit der Medianebene bei einer Lateralbewegung. Er wird dargestellt durch Projektion folgender zwei Geraden auf die Frankfurter Horizontale: a) eine Parallele zur Medianebene, b) eine Gerade, die Anfang und Ende der Bahn eines Kondylenpunktes bei der Mediotrusionsbewegung verbindet
Bevel	Abschrägung bei Präparationen für Stufenkronen sowie am Kavitätenrand von Inlay- und Onlay-Präparationen, Federrand am Gussobjekt; bevel (engl. = schräg, schief, schräg abschneiden, abkanten)
bi..., Bi...	Vorsilbe mit der Bedeutung „zwei, doppel(t)"
bialveolär	die Alveolarfortsätze des Ober- und Unterkiefers betreffend
bicolor	zweifarbig
bicornis	zweihornig
bicuspidat -us, -a, -um	zweigespitzt; zweihöckrig bei Zähnen
bifid -us, -a, -um	zweigespalten
Bifurkation	Gabelung; in der Zahnheilkunde die Teilungsstelle mehrwurzliger Zähne
bikonkav	beidseitig hohl geformt (concavus = hohl)
bikonvex	beidseitig gewölbt geformt (convexus = gewölbt)
Bikuspidat	Prämolar (bi = zweimal, cuspis = Spitze)
bilateral	zweiseitig, doppelseitig, beidseitig
Bildlauffeld	auch Schieberegler; auf der Bildmaske eines Bildschirms rechts zwischen oberem und unterem Bildlaufpfeil gelegenes Bildlauffeld, das den aktuellen Stand des Bildes innerhalb einer Datei anzeigt und mit der Maus zu einem schnellen Bildlauf gezogen werden kann
Bildschirm	auch screen oder display; auch als Monitor bezeichnet. Bezeichnung für das Hardware-Element, das zur kurzzeitigen optischen Darstellung dient
Bild-Tasten	Cursortasten auf einer PC-Tastatur; mit diesen beiden Tasten kann das Bildrollen mit einem Tastendruck um eine Bildhöhe (Bildschirminhalt) nach oben oder unten (Pfeilrichtung) geschehen, ein ständiges Drücken einer Bildtaste führt zu laufendem Bildrollen

biliär	auf die Galle bezüglich
bilobär	zweilappig
bimanuell	beidhändig, zweihändig
bimaxillär	Ober- und Unterkiefer betreffend, z. B. bimaxilläre Behandlungsgeräte in der Kieferorthopädie wie der Aktivator, Gebissformer nach BIMLER, Bionator nach BALTERS, Funktionsregler nach FRÄNKEL
binär	zweiteilig, aus zwei Einheiten bestehend (Ziffer, Stoff)
bio..., Bio...	Vorsilbe mit der Bedeutung „Leben, Lebensvorgänge, Lebewesen"
Biochemie	Lehre von der chemischen Zusammensetzung organischer Körper und von den chem. Vorgängen in ihnen
Biogenese	Entstehung von Lebewesen aus anderen
biogen	auf Organismen bezogen
biogenetisch	entwicklungsgeschichtlich
Biographie	Lebensbeschreibung
biographisch	lebensgeschichtlich
Biokatalysator	Katalysator, der Lebensvorgänge steuert, z. B. Enzyme = katalytisch wirksame Eiweiße
biokompatibel	ein Werkstoff ist für das natürliche Gewebe verträglich; siehe: kompatibel
Biokompatibilität	Verträglichkeit von Werkstoffen gegenüber dem lebenden Organismus, z. B. Keramik, Kunststoffe, Legierungen, usw. gegen Gingiva. Ein Dentalwerkstoff ist biokompatibel, wenn er von der Natur vorgegebene chemische und physikalische Reaktionen im Körper nicht stört
Biokop	kaubahnbezogenes Aufstellgerät (Fa. Ivoclar, 1964) für Kronen, Brücken und partielle Prothesen. Der Biokop-Orthomat mit Fundamentwaage und Aufstellungsmatrize wurde bei Verwendung von Orthotyp-Backenzähnen auch für den Totalersatz empfohlen, wobei die Führungsfacetten der Seitenzähne als Führungselemente der Artikulation benutzt wurden
Biologie	Lehre von den Lebewesen, deren Bau und Funktion; Teilgebiete: Anthropologie, Botanik, Zoologie
biologisch	naturgerecht, auf das Leben bezüglich

Biomechanik

Biomechanik	Lehre vom mechanischen Ablauf der Lebensvorgänge in Organismen
Bionator	kieferorthopädisches Gerät nach Dr. Balters, bestehend aus Lippenbügel, Buccinatorschlaufen und Zungenbügel; drei Formen als Grund-, Abschirm- und Umkehrgerät
Biopsie	histologische Untersuchung von Gewebe, das dem lebenden Organismus entnommen wurde
Biostatik	Lehre vom Gleichgewicht der Kräfte in einem biologischen System (Antagonistenkontakt in 4 Stützzonen)
Biotop	Ort oder Stelle, wo durch Klima, Bodenverhältnisse, Feuchtigkeit usw. typischer Lebensraum für Tiere und Pflanzen gegeben ist
biphasisch	in zwei Phasen verlaufend
Bipodisierung	Zweipunktkontakt, Höcker-Randleisten-Kontakt
bipolar	zweipolig, mit zwei Fortsätzen
Bipupillarlinie	durch die Mitten beider Pupillen gedachte Gerade; horizontale Bezugslinie für Lippenschlusslinie und Kauebene
Bissebene	auch Bissplattenebene; siehe auch Kauebene
Bissgabel	siehe bei Okklusionom
BIT	in der Datenverarbeitung Abk. für „binary digit", kleinste Einheit im Binärsystem
biventer	zweibäuchig, doppelbäuchig
bizeps	zweiköpfig; in der Anatomie der zweiköpfige Oberarmmuskel = musculus biceps brachii
B-Kontakte	Kontakte zwischen tragenden oder zentrischen Höckern oberer (palatinale Höcker) und unterer (bukkale Höcker) Seitenzähne
Black, G. V.	Prof. der operativen Zahnheilkunde in Chikago (1836 – 1915); berichtet 1891 erstmals über die „präventive" Ausdehnung von Kavitäten und teilt diese in fünf Klassen ein; von ihm auch die Kastenpräparation für approximale Kavitäten im Seitenzahnbereich. Seine Aussage „extension for prevention" wurde in der Zahnheilkunde weltbekannt; siehe dazu auch: Slice-cut-Präparation
blasiert	übersättigt, hochmütig
blastogen	im Keim, in der Keimzelle entstanden

Blattimplantate	Blattimplantate aus Reintitan in vielen flächigen Formen mit abschraubbaren Einzel- und Doppelpfosten und Öffnungen zum Durchwachsen von tragfähigem Knochen, u.a. von Linkow (1968), Muratori, Häfner, Pasqualini, Münch, Heinrich und Mutschelknauss/Brinkmann, erfordern zum Einsetzen die Präparation einer Knochenrille. Diese Implantate können dann noch zum Einsatz kommen, wenn durch die Nähe des Sinus maxillaris oder des Nervus alveolaris inferior der Einsatz von Schrauben- oder Zylinderimplantaten eingeschränkt ist. Viele dieser Blattimplantate haben heute nur noch historische Bedeutung
Bleaching (engl.)	auch Dental-Bleaching genannt; Methoden zum Bleichen von sensiblen und pulpentoten Zähnen aus ästhetischen Gründen, um die Farbe der Zähne aufzuhellen, die aufgrund des Alters, der genetischen Veranlagung sowie durch Rauchen und Coffein verfärbt sind. Bis 1989 nur vom Zahnarzt (In-Office-Bleaching) mit großem Zeitaufwand durchgeführt, heute durch die moderne Technik des „Nightguard Bleaching" vom Zahnarzt eingeleitet und vom Patienten zu Hause (Homeguard Bleaching) angewandt. Individuell hergestellte weiche Bleich- schienen und ein gebrauchsfertiges Gel führt nach drei bis sieben Nächten Tragedauer zu einem Bleichergebnis
Blepharitis	Augenlidentzündung
Blutkoagulum	Blutgerinnsel, aus Fibrin und roten Blutkörperchen
Body-wire	Palatinalbügel für den Oberkiefer oder Lingual- bügel für den Unterkiefer eines Crozat-Ge- rätes; beide Bügel werden aus einem 1,3 mm starken Spezialdraht gebogen
Bohrschablone	auch radiologische Schablone genannt; wird vom Wax-up angefertigt; Bestandteil des klinischen Vorgehens einer Implantation, bei der die Bestimmung der idealen Positionen und Achsenrichtung der Implantate im Artikulator festgelegt werden
Bolu-Regel	Einschleifen auf der Arbeitsseite der nichttragenden Höcker: bukkal oben, lingual unten: es wird auf den Dreieckswülsten und Höckergraten geschliffen
Bolustod	auch Bissentod; Herz- und Atemstillstand durch Verschlucken eines Bissens, wie ungekautes Fleisch,

Bonder

	Zahnersatz, Fremdkörper, Spielzeug bei Kindern, der den Atemweg blockiert. Schocktod durch Reizung des nervösen Kehlkopfgeflechtes
Bonder	bond (engl.) = Bündnis; in der Zahntechnik eine Haftverbundsteigerung in der Metallkeramik, besonders in der Titan-Keramik, durch Auftragen eines Bonders (Opaker) auf die gereinigte Gerüstoberfläche mit Hilfe eines Pinsels (Pastenbonder) oder mit dem Spray-On-Verfahren (VITA)
Bone mapping (engl.)	Knochenprofil; als Planungsschritt für implantatgetragene Hybridprothesen im Oberkiefer ist das eingezeichnete Knochenprofil in die Segmente eines Sägeschnittmodells eines zahnlosen Oberkiefers nützlich
Bonifikation	Vergütung, Entschädigung
Bonität	Zahlungsfähigkeit
Bonus	Sondervergütung
Bonwill-Dreieck	gleichseitiges Dreieck mit einer Seitenlänge von ca. 10,5 cm; es wird gebildet aus dem Interkondylarabstand und dem Abstand der Kondylen zum Inzisalpunkt; 1858 von William G. Bonwill (1833 – 1899) gefundene Beziehung zwischen Inzisalpunkt und Kondylenmittelpunkten; 1864 Bonwill-Artikulator; Schenkellänge des Bonwill-Dreiecks heutiger Artikulatoren ist auf 11 bis 11,5 cm vergrößert
Bonyhard-Klammer	Kugel-Knopf-Klammer mit langem Federstiel zur Verankerung im bukkalen Zahnfleisch der Prothese, vergleichbar mit Schild-Klammer; Bonyhárd Bela (1899 – 1944), Zahnarzt in Budapest
Booten (engl.)	der Startvorgang des Computers und des Betriebssystems wird als „booten" bezeichnet
Botulismus	Lebensmittelvergiftung
brachial	zum Arm gehörig
Brachialgie	Armschmerzen
brachy..., Brachy...	Bestimmungswort von Zusammensetzungen mit der Bedeutung „kurz, verkürzt, klein"
Brachygenie	abnorme Kleinheit des Unterkiefers, auch Brachygnathie
brachyodont	kurze gedrungene Zahnformen
Brachytherapie	Behandlung vor allem börartiger Geschwülste

	mit ionisierenden Strahlen aus kurzer Entfernung; siehe dazu auch: Afterloading-Therapie
Brachyzephalie	angeborene Kürze des Kopfes, kurzköpfig
Bracing (engl.)	Klammeroberarm; Bezeichnung im NEY-Klammersystem
Bracket (engl.)	Befestigungselemente für festsitzende kieferorthopädische Behandlungsmittel an bebänderten Zähnen, z. B. für die Edgewise-, Light-wire- und Twin-wire-Technik. Das Bracket wird im mittleren Drittel auf ein Band aufgeschweißt; die selbstangefertigten oder vorgefertigten Bänder aus Stahlbandstreifen werden auf die gründlich gereinigten Zähne aufzementiert. Eine Alternative zur Bracket-Multibandkombination sind die direkt auf den Zahn aufklebbaren Brackets mit Hilfe von Bond- oder Compositelacken mittels Ätztechnik = Straight-wire-Technik nach Andrews (siehe dort). Als Bracketmaterial kommt zur Anwendung: a) Metall; b) Kunststoff (Polykarbonat): transparent; c) Kunststoff mit zentraler Metallversteifung (im Bracketslot); d) Keramik (Aluminiumoxid): polykristallines Material, glasklar; e) Keramik (Aluminiumoxid): monokristallines Material, kristallklar = Saphirbrackets. Bracketformen : Singlebrackets, Zwillingsbrackets und Triplebrackets = Formen des Edgewise-Bracket, die ein vierkantiges Slot haben
Bracketslots	Bracketschlitze (slot, engl. = Schlitz), mit Slotweite und Slottiefe für quadratische und rechteckige Drahtstärken in der Multibandtechnik; siehe dazu auch bei: Torque
Bradyarthrie (griech.)	verlangsamte Sprechweise
Bradykardie	Verlangsamung der Herzfrequenz unterhalb des Wertes von 50 Schlägen pro Minute
Bregma (griech.)	Vereinigungspunkt von Sutura sagittalis (Pfeilnaht) und Sutura coronalis (Kreuznaht); ein kephalometrischer Messpunkt
bronchial	die Luftröhre betreffend
Bronchien	Luftröhrenäste
Bronchitis	Entzündung der Luftwege, Katarrh
Bronchologie	Wissenschaft und Lehre von den Bronchien und ihren Erkrankungen
Bronchoskopie	Untersuchung der Luftröhrenäste mit dem

35

	Bronchoskop (Endoskop), einem Spiegelgerät mit elektrischer Lichtquelle; auch zur Entnahme von Gewebeproben aus den Luftröhrenästen
Bronchus	Einzahl von Bronchien
Browser (engl.)	Programm für den Zugriff auf das World Wide Web (www) im Internet und zum Verschicken elektronischer Post (E-Mail). Die bekanntesten Web-Browser sind „Internet Explorer" (Microsoft) und „Navigator" (Netscape)
Bruxismus	Pressen und Reiben der Zähne zu nicht-funktionellen Zwecken, Zähneknirschen
bruxistische Merkmale	Merkmale des Bruxismus sind Bruxofacetten, Zahnlockerungen und Masseterhypertrophie
Bruxofacetten	Schlifffacetten an natürlichen Zähnen, die aufgrund von Okklusionsstörungen entstanden oder auch auf emotionelle Einflüsse zurückzuführen sind
Bruxomanie	Bezeichnung für eine Bruxismusform am Tage
Bucca	Wange, Backe; Mehrzahl: Buccae
buccal	wangenwärts, die Wange betreffend, zur Wange gehörend; auch: bukkal
Buccalis-Retainer	halbkugelförmige Verdickungen beiderseits an totalen Unterkieferprothesen im bukkalen Molarenbereich, die sich in den M. buccalis (M. buccinator) eindrücken und somit die Prothese am Vor- und Rückwärtsgleiten hindern sollten; auch als Carolls Retainer sowie als konfektionierte „Buccalis-Retainer" nach Haller aus Porzellan um 1950 bekannt geworden
Bukkinatortasche	Verbreiterung des Mundvorhofs dorsal des Wangenbändchens im Unterkiefer; diese Tasche kann durch eine Extensionsprothese voll ausgefüllt werden
Bulbus	Zwiebel, Bezeichnung für ein zwiebelartiges Gebilde
Bunodontie	Gebissform der Vorzeit mit warzenförmigen Kauflächen
bunolophodont	Tierzähne mit höcker-leistenförmiger Kaufläche
Bursa	Tasche, Beutel
Bursitis	Schleimbeutelentzündung
button (engl.)	Knopf; in der Computersprache = Schaltknopf, Schaltfeld, Schaltfläche; Bedienungselement in graphischen Benutzeroberflächen, wo die Oberfläche des Bildschirms an der oberen, unteren und rechten Seite mit Leisten versehen

ist, in denen buttons angeordnet sind, die durch Anklicken aktiviert werden

BYTE   Angloamerikanisches Kunstwort, gebildet in Anlehnung an BIT. Abfolge von 8 Bit. In einem BYTE können 256 unterschiedliche Bit-Muster verschlüsselt werden; siehe auch GIGABYTE

Raum für persönliche Ergänzungen

Raum für persönliche Ergänzungen

Ca	chem. Zeichen für Kalzium und Abk. für Carcinom = bösartige Geschwulst
CAD/CAM-Technologie	Einführung der Computer-unterstützten Fertigung von Inlays und Kronen in die Zahntechnik um 1990, (CAD - Computer Aided Design = Computer-unter stützte Konstruktion, CAM = Computer Aided Manufacturing = Computer unterstützte Fertigung)
caduc -us, -a, -um	hinfällig, vergänglich, Dentes caduci = Milchzähne
caec -us, -a, -um	blind, foramen caecum = blindes Loch auf den Palatinalflächen oberer Lateraler
Caecitas	Blindheit, auch Unwissenheit
Calcaneus	Fersenbein am Fuß
Calculus	Steinchen, steiniges Konkrement, Fremdkörper durch Verkalkung
Calculus dentalis	Zahnstein
Calculus salivalis	Speichelstein
calid -us, -a, -um	warm, heiß
Callus	auch Kallus, bindegewebiges Regenerat bei Knochenbrüchen
Calor	Hitze, Wärme, Symptom einer Entzündung
Calvaria	Schädeldach, knöchernes; in der Anatomie: das aus Stirnbein, Scheitelbeinen und Hinterhauptbein bestehende Schädeldach
calvus	kahl, glatzköpfig, Calvitium = Glatze
Campersche Ebene	auch Nasoaurikularebene; sie verläuft durch beide Traguspunkte und durch die Spina nasalis anterior. Parallel zu ihr verläuft die Kauebene, zu der die Zähne der oberen Totalprothese ein kontrollierbares und nachprüfbares Verhältnis haben. Tragus = knorpelige

Canaliculi

	Platte vor dem äußeren Gehörgang (siehe dazu auch: Tragion). CAMPER, Anatom, Amsterdam (1722 – 1789)
Canaliculi	Kanälchen, kleine Kanäle
Canaliculus	kleiner Kanal
Canalis	Kanal, Gang, Röhre, Rinne
Canalis alveolaris	Canales alveolares, Kanäle im Kieferkörper, die von den Foramina alveolaria und dem Infraorbitalkanal ausgehen
Canalis caroticus	Schlagaderkanal
Canalis centralis	Zentralkanal innerhalb des Rückenmarks
Canalis facialis	Kanal für den Nervus facialis, er beginnt am Porus acusticus internus und endet am Foramen stylomastoideum
Canalis incisivus	Zwischenkieferkanal oder Schneidezahnkanal, verbindet Mund- und Nasenhöhle dicht hinter den Schneidezähnen
Canalis infraorbitalis	Unteraugenhöhlenkanal, durchzieht die Augenhöhlenfläche des Oberkiefers
Canalis mandibulae	Unterkieferkanal für den N. alveolaris inferior, beginnt am Foramen mandibulae und zieht unter den Zahnwurzeln zum Foramen mentale
Canalis nasolacrimalis	Tränennasenkanal, verbindet Augenhöhle und Nasenhöhle
Canalis palatinus major	Gaumenkanal, unterer Teil des Canalis pterygoideus, vom Gaumenbein und Oberkiefer gebildeter Kanal, früher C. pterygopalatinus
Canalis pterygoideus	Flügelkanal, durchzieht die Basis der Flügelfortsätze des Keilbeins, früher Canalis Vidii
Canalis radicis dentis	Wurzelkanal, zwischen Cavum dentis und Foramen apicale gelegen
Canalis rotundus	Knochenkanal in der Wurzel der großen Keilbeinflügel zum Durchtritt des Nervus maxillaris
Canalis vertebralis	Wirbelkanal innerhalb der Wirbel
Cancer	Karzinom, bösartige Neubildung, Krebs
cancerös	krebsartig
Caninus	Dens caninus = Eckzahn
Canities	Ergrauen der Haare durch Pigmentschwund
Capillus	Haupthaar

Capistrum	Notverband bei Kieferbrüchen
Capitulum	Köpfchen, ovale oder rundliche Verdickung am Ende eines Knochens
Caps.	auf Rezepten = Capsula = Kapsel
Capsula articularis	Gelenkkapsel
Caput	Kopf, Haupt, kugelig verdicktes Ende größerer Knochen mit einer Gelenkfläche = Gelenkkopf
Caput mandibulae	Gelenkkopf des Unterkiefers, kopfartige Verdickung am Processus condylaris, der Kondylus
Caput mortuum	Totenkopf
Carabelli-Höcker	siehe dazu Tuberculum anomale
Carbo	Kohle
Cardia	Magenmund, Übergang der Speiseröhre in den Magen
cardiac -us, -a, -um	zum Herzen gehörig
cardial	das Herz betreffend
Cardialgie	Magenkrampf
Caries	Fäulnis (cariosus = morsch, mürbe, faul)
Caries dentium	Zahnkaries
Caries akuta	schnell verlaufende Karies
Caries chronica	chronisch langsam verlaufende Karies
Caries humida	feuchte Karies, meist in Milchzähnen
Caries media	kariöse Zerstörung an den äußeren Schichten des Dentins, auch mittlere Karies
Caries nigra	schwarze Karies, dunkle Verfärbung des Dentins, langsam fortschreitender Verlauf
Caries penetrans	bereits in das Pulpencavum vorgedrungene kariöse Zerstörung
Caries profunda	tiefliegende kariöse Zerstörung bis in die Nähe der Pulpa, mit Schmerzsensationen verbunden
Caries rapida	schnell fortschreitende Form der Karies: auch als progressive Karies oder Caries akuta bezeichnet
Caries sicca	trockene Karies mit sehr langsamem Verlauf ohne Erweichung des Dentins, meist in Zähnen mit guter Verkalkung
Caries superficialis	Oberflächenkaries, Schmelzkaries
Caritas	Nächstenliebe, Mildtätigkeit
caritativ	mildtätig

carnivor

carnivor	fleischfressend
Carnivoren	Fleischfresser
Caro	Fleisch
Carolls-Retainer	siehe unter Buccalis-Retainer
Caro luxurians	wildes Fleisch, wuchernde Granulationen
Carotis	Kopfschlagader
Carpule	Zylinderampulle; an beiden Enden mit Gummistopfen versehene Glasröhre, mit einem Anästhetikum gefüllt, für Injektionsverfahren mit Carpule-Spritze
Carpus	Handwurzel
Cartilago	Knorpel
Cartilago articularis	Gelenkknorpel
Cartilago cricoidea	Ringknorpel des Kehlkopfes, am oberen Ende der Trachea liegend
Cartilago epiglottica	Kehldeckelknorpel, aus elastischem Knorpel bestehendes Skelett des Kehldeckels
Cartilago mandibularis	auch Meckelscher Knorpel, der untere Teil des ersten Kiemenbogens im embryonalen Unterkieferbogen
Cartilago thyroidea	Schildknorpel, größter Kehlkopfknorpel, Adamsapfel beim Mann
cartilaginös	knorpelig
Caruncula	Fleischwärzchen, warzenförmige Erhebungen von Bindegewebe
Caruncula lacrimalis	Drüsenhäufchen am inneren Augenwinkel
Caruncula sublingualis	Wärzchen beiderseits des Zungenbändchens an den Ausführungsgängen der Unterzungen- und Unterkieferspeicheldrüsen = Glandula sublingualis und Glandula submandibularis
Catgut	Fäden für die Wundnaht
Cauda	Schwanz
caudalis	steißwärts, Bezeichnung für die nach dem Steiß zu liegenden Organe des Körpers, im Körper nach unten gelegen; s. kaudal
Causa	Ursache, Grund, Veranlassung
Causa efficiens	wirkende oder treibende Ursache
causal	ursächlich
Caustica	die Ätzmittel; Singular: Causticum
causticus	ätzend

Cauterisation	Anwendung von Ätzmitteln zur Zerstörung von Gewebe
cauterisieren	ätzen, durch den Kauter nekrotisieren
cave	hüte dich!, vermeide!; Hinweis bei Arznei-mittelunverträglichkeit
Caverna	Höhle, Hohlraum
cavernös	Hohlräume enthaltend, schwammig, locker
Cavum	Hohlraum, Höhle
Cavum abdomidale	Bauchhöhle
Cavum articulare	Gelenkhöhle
Cavum cerebri	Gehirnhöhle
Cavum dentis	Zahnhöhle, Pulpenhöhle im Kronenteil des Zahnes; früher Cavum pulpae
Cavum nasi	Nasenhöhle
Cavum oris	Mundhöhle
Cavum oris proprium	eigentliche Mundhöhle innerhalb beider Zahnreihen und der Rachenenge
Cavum tympani	Paukenhöhle
Cavum pharyngis	Schlundhöhle, von den Schlundwänden umschlossener Raum
Cavum thoracis	Brustkorbinnenraum, von den Rippen umfaßt und nach unten durch das Zwerchfell begrenzt
cavus, -a, -um	hohl, gewölbt, umhüllend
CD-ROM	EDV-Kürzel für „Compact Disk - Read Only Memory", Nur-Lese-Plattenspeicher
CE - Zeichen	Communante Europèen; Zeichen für Produkte, die einem Sicherheitsnachweisverfahren unterzogen wur-den, wie alle Produkte, die ab 13.6.1998 zur Her-stellung eines Medizin-Produktes verwendet werden
Cellula	Zella, kleiner Hohlraum, Verkleinerungsform von Cella
cellular, -is, -e	aus Zellen bestehend, die Zelle betreffend
Cementum dentis	Zahnzement im Wurzelbereich
Centric occlusion (engl.)	im englischen Sprachbereich und Schrifttum für „Interkuspidationsposition" (IKP), also maximalen Vielpunktkontakt, gebraucht
Centric relation (engl.)	im englischen Sprachbereich und Schrifttum für „Retrale Kontaktposition" (RKP), gebraucht; weitere Synonyme siehe bei Retrale Kontaktposition

cephalicus, -a, -um

cephalicus, -a, -um	zum Kopf gehörend
Cephalometrie	Schädelmessung; siehe auch kephalo
Cera	Wachs
Cera flava	gelbes Bienenwachs
ceratus, -a, -um	mit Wachs überzogen, zusammengeklebt
Cerebellum	Kleinhirn
cerebral, -is, -e	zum Gehirn gehörig
cerebrospinal, -is, -e	zum Gehirn und Rückenmark gehörend
Cerebrum	Gehirn
CEREC	Chairside Economical Restorations of Esthetic Ceramics (Wirtschaftlich-ästhetische Keramik Restaurationen in einer Behandlungssitzung); Computergestützte Fertigung von Keramik-Inlays, -Onlays und -Veneers in einer Behandlungssitzung, ohne Abdruck und ohne Provisorium; eine substanz-schonende, metallfreie Versorgung aus zahnfarbener Keramik mit zahnschmelzähnlichen Eigenschaften; siehe dazu auch: Machinable Ceramics
cervical, -is, -e	den Hals (Zahnhals) betreffend
Cervix	Hals
Cervix dentis	Zahnhals
Ch.	auf Rezepten = Charta, Papier, z. B. in charta cerata = gib in Wachspapier
Chalazion	Hagelkorn, Verhärtung am Lidknorpel
Chamäprosopie	Breitgesicht
Chamäzephalie	Flach- und Breitköpfigkeit
Chasmus	Gähnkrampf
Chat	Geplauder, Plauderei, Plaudern, Unterhaltung; Chatten im Internet mit anderen Teilnehmern in Echtzeit mit Tastatur und Monitor
Chat-Rooms (engl.)	diese Plauder-Zimmer sind spezielle Dienste im Internet, in denen man sich direkt mit anderen Nutzern ohne Zeitverzögerung unterhalten kann. Auf einen eingetippten Satz des virtuellen Gegenübers kann man sofort antworten; auch: chat area = Plauderbereich
Checkbiss	Registrat; aus einem plastischen Material (Wachs, Silikon, Kunststoff) gefertigt, wird der Checkbiss zur Bestimmung der Kieferrelation in RKP oder IKP als

zentrischer Checkbiss, auch Zentrik-Biss, genommen. Mehrere Wachsbisse, in Zentraler Relation genommen, dienen mit Hilfe des Kontrollsockels zur Überprüfung der Modellmontage im Artikulator. Auch zur Einstellung justierbarer Artikulatoren dient ein Protrusionsbissregistrat bei der Programmierung der Kondylenbahnneigung und ein rechtes und linkes Lateralbissregistrat zur Programmierung der Bennett-Winkel. In der prothetischen Zahnheilkunde dient der Checkbiss bei doppelseitigen Quadranten-Präparationen zur Erhaltung der Kieferrelation

Cheilion (griech.)	Mundwinkelpunkt am Übergang von Unterlippe zur Oberlippe; ein kraniometrischer Messpunkt
Cheilitis (griech.)	Lippenentzündung
Cheilognathopalato-chisis (griech.)	Lippen-Kiefer-Gaumenspalte, Wolfsrachen
Cheilophagie (griech.)	Lippenbeißen
Cheiloplastik (griech.)	Lippenbildung durch plastische Operation
Cheiloschisis (griech.)	Lippenspalte, Hasenscharte
Cheilosis (griech.)	Lippenschwellung mit wunden Mundwinkeln
Chemie	Lehre von der Zusammensetzung, Eigenschaft und Umwandlung der Stoffe
Chemie	Mineralchemie, Lehre von Stoffen unbelebter anorganische Körper
Chemie, organische	Chemie der Kohlenstoffverbindungen
Chemolyse	Auflösung organischer Substanzen durch chemische Reaktionen
Chemotherapie	Behandlung von Infektionskrankheiten mit chemisch-synthetischen Stoffen, welche die pathogenen Krankheitserreger bei geringsten Nebenwirkungen vernichten
Chemotherapeutika	Heilmittel auf chemischer Grundlage
Chiasma opticum	Sehnervenkreuzung
Chip	Sammelbegriff für elektronische, integrierte Schaltkreise auf der Basis von Halbleiterbauelementen
chir..., Chir..., chiro..., Chiro... (griech.)	auch cheir vor Selbstlauten oder cheiro; Bestimmungswort von Zusammensetzungen mit der Bedeutung „Hand", z. B. Chiropraktik, Chirurg
Chiropraktik	Beseitigung verschobener Hals-, Brust- und Lendenwirbel mittels besonderer Handgriffe

Chirurgie

Chirurgie	wörtlich = Handarbeit; Teil der Medizin, meist blutige Eingriffe
Chlorodontie	grünlich verfärbte Milchzähne
Chlorophyll	grüner Farbstoff der Blätter
Chlorose	Bleichsucht
chlorotisch	bleichsüchtig
chole..., Chole... (griech.)	vor Selbstlauten : Chol...; Bestimmungswort von Zusammensetzungen mit der Bedeutung „Galle, Gallenflüssigkeit", z. B. Cholämie = Übertritt von Galle ins Blut
Cholera	ansteckende Magen- und Darmerkrankung
Choleriker	zu impulsiven Handlungen neigender, jähzorniger Mensch
cholerisch	aufbrausend, hitzig
Cholezystitis	Gallenblasenentzündung
Chondritis	Knorpelentzündung
chondro..., Chondro...	Bestimmungswort von Zusammensetzungen mit der Bedeutung „Knorpel, Knorpelgewebe"
Chondroblasten	knorpelbildende Zellen
Chondrom	Knorpelgewächs
Chondromalazie	Knorpelerweichung
Chorda	Saite, in der Anatomie ein strangförmiges Gebilde
Chorda tympani	Paukensaite, kleiner Zweig des Nervus facialis, geht in den N. lingualis über
Chorda vocalis	Stimmband
Chorditis vocalis	Stimmbandentzündung
Christensensches Phänomen	distal klaffender Spalt zwischen völlig plan sich berührenden Bißwällen, wenn der Unterkiefer nach ventral verschoben wird; intraorale Gelenkbahnmessung; 1901 von Carl CHRISTENSEN (dänischer Zahnarzt, 1857 – 1921) festgestellt; je kleiner der Kondylenbahnwinkel, um so geringer das Christensen Phänomen bzw. geringere Disklusion der Seitenzähne bei Protrusion
chromagen	Farbstoffe bildend
Chromatin	basisch färbbare Substanz des Zellkerns
chromatisch	auf Farbe bezüglich
chromo..., Chromo...	Bestimmungswort von Zusammensetzungen mit der Bedeutung „Farbe, Farbstoff"

chromophob	Bezeichnung für Bakterien bzw. Zellen, die sich schwer färben lassen
Chromosomen	stark färbbare, in jedem Zellkern vorhandene, für die Vererbung wichtige Kernschleifen; Träger der Erbinformationen
chronisch	langsam verlaufend; Gegensatz: akut
chrono..., Chrono...	Bestimmungswort von Zusammensetzungen mit der Bedeutung „Zeit, zeitlicher Ablauf"
Chronologie	Lehre von der Zeitrechnung
chronologisch	nach dem zeitlichen Ablauf, zeitlich geordnet
Chronopharmakologie	Wissenschaft von den tageszeitlichen Schwankungen der Körperfunktionen
Cicatrix	Narbe
Cilia	Augenwimpern
cinereus, -a, -um	grau, aschgrau
Cingulum	Gürtel, auch Gürtelrose
Cingulum basale dentis	Schmelzwulst am Zahnhals
circular, -is, -e	kreisförmig
Circulus	Kreis
Circulus vitiosus	„fehlerhafter Kreislauf"; Kreislauf ohne positives Ergebnis, z. B. Plaque – Verkalkung – subgingivaler Zahnstein – neue Retentionen, neue Plaqueanhäufung; auch wenn das Beheben eines Fehlers zu einem weiteren Fehler führt
circum	ringsherum, nahe bei, ringsum, im Kreise
C-Kontakte	Kontakte zwischen palatinalen und lingualen Höckern oberer und unterer Seitenzähne; siehe auch bei: A-Kontakte und B-Kontakte
clausus, -a, -um	geschlossen
Clavicula	Schlüsselbein
Clavus	Hühnerauge
cleido-	in Zusammensetzungen: Schlüsselbein
Clunis	Gesäß
Clutch	eine individuell dem Zahnbogen angepasste Bissgabel
CNC	Abkürzung für Computerized Numerical Control; CAD/CAM-Verfahren, in der Zahntechnik zum Herstellen von Keramik-Inlays, -Onlays und -Veneers

Cochlea

	in einer Behandlungssitzung ohne Abformung und ohne Provisorium aus einem ganzen Keramik-block; siehe dazu auch: Machinable Ceramics
Cochlea	Schnecke, Teil des Ohrlabyrinthes
Coagulation	Gerinnung
Coagulum	Gerinnsel, Blutgerinnsel
Cofferdam	Spanngummi zum Abhalten des Speichels, absolute Trockenlegung des Arbeitsfeldes in der konservierenden Zahnheilkunde; 1864 von dem amerikanischen Zahnarzt S. C. Barnum entwickelt; auch unter der Bezeichnung „Quickdam" von Ivoclar bekannt, auch Rubberdam genannt
Coffinfeder	Drahtfeder aus 1,3 bis 1,5 mm federhartem Draht zur Kieferdehnung im Oberkiefer; sie ist durch die Dehnschraube überholt
collateral, -is, -e	seitlich, nebenbei, in direkter Umgebung befindlich
Collum	Hals
Collum dentis	Zahnhals
Collum mandibulae	Unterkieferhals, auf ihm sitzt der Gelenkkopf; auch als Gelenkfortsatz des Unterkiefers bezeichnet
Colon	Dickdarm
Colon ascendens	aufsteigender Dickdarm
Colon descendens	absteigender Dickdarm
Colon sigmoideum	S-förmige Sigmaschleife, die in den Mastdarm übergeht
Colon transversum	Querdarm
Color	Farbe
Columna	Säule
Columna vertebralis	Wirbelsäule
Coma	tiefe Bewußtlosigkeit
Combustio	Verbrennung
comitans	begleitend
Commissura	anatomische Verbindung, Vereinigung
Commotio	Erschütterung
Commotio cerebri	Gehirnerschütterung
communicans	verbindend
communicieren	in Verbindung stehen

communis	gemeinsam, gemeinschaftlich
Compacta	feste Substanz der Knochenrinde
Compendium	Abkürzung; Kompendium = kurzgefasstes Lehrbuch, Handbuch
Compensatio	Ausgleich
Composites (engl.)	Komposits, zahnfarbenes Füllungsmaterial
Compositio	Zusammenstellung, Mischung
Compressio	Druck
Computertomographie	Röntgenschichtverfahren zur direkten Darstellung von Weichteilstrukturen; siehe dazu auch: Kernspin
Computerviren	PC-Viren sind Mini-Programme, die sich rasch vermehren, um so viele Dateien wie möglich zu infizieren; ca. 300 Viren haben echte Schadens-funktionen, wie die Zerstörung einzelner Dateien bis zur neuen Formatierung der Festplatte, also der Vernichtung sämtlicher Daten auf dem PC. Das Internet beschleunigt die Verbreitung der PC-Parasiten, z. B. per E-Mail
Concha	Muschel, muschelähnliches Gebilde
Concha auriculae	Ohrmuschel
Concha nasalis inferior	die untere Nasenmuschel
Conchae nasales	Gesamtheit der über- und hintereinander liegenden Nasenmuscheln
Concretio	Verwachsung
Concretio dentium	Verwachsung von Zähnen, auch dentes concreti
Conditioner (engl.)	elektrisch beheizter und thermostatisch gesteuerter Wasserbadbehälter mit drei Kammern für die Aufbereitung von Hydrokolloid Abformmaterial
condylaris	zum Gelenk gehörig, den Gelenkfortsatz betreffend
Condylator	teiljustierbarer Non-Arcon-Artikulator von Prof. Dr. Albert Gerber/Zürich
Condylion externum und internum	äußerer und innerer Endpunkt des Caput mandibulae
Condylus	Gelenkkopf, auch Kondylus
Confusio dentium	Verschmelzung von Zähnen
congenitus, -a, -um	angeboren
Congelatio	Erfrierung
Conjunctiva	Augenbindehaut

Conjunktivitis

Conjunktivitis	Entzündung der Augenbindehaut
connatalis	angeboren; auch connatus
cont.	auf Rezepten = contusus = zerstoßen
Contagium	Berührung, Ansteckung
continuus	zusammenhängend, ununterbrochen
contra	gegen
Contusio	Quetschung
Contusio cerebri	Gehirnquetschung
Conus	Kegel
Cor	Herz
Corium	Lederhaut, zwischen Ober- und Unterhaut gelegen
Cornea	Hornhaut des Auges
Cornu	Horn
Corona	Krone
Corona dentis	Zahnkrone
coronoideus	kronenartig; z. B. Processus coronoideus = Kronenfortsatz, Muskelfortsatz des Unterkiefers
Corpus	Körper
Corpus alienum	Fremdkörper
Corpusculum	Körperchen
Corpus mandibulae	Unterkieferkörper
Corpus maxillae	Oberkieferkörper, Maxilla
Corpus ossis hyoidei	Zungenbeinkörper
corpus ossis sphenoidalis	Keilbeinkörper, würfelförmiges Mittelstück des Keilbeins
Corrigens	Mittel, das in einer Arznei den Geruch oder Geschmack verbessert
Cortex	Rinde, Schale
Cortex cerebri	Großhirnrinde
Corticalis	Rindenschicht des Knochens, Compacta
Costa	Rippe; Costae = Rippen
Costae spuriae	die letzten fünf Rippen; sie haben keine direkte knorpelige Verbindung mit dem Brustbein
Costae verae	wahre Rippen; die ersten sieben, mit dem Brustbein durch einen Knorpel verbundenen Rippen. Sie unterscheiden sich dadurch von den letzten fünf Rippen
Cover-denture-Prothese	teleskopierende Totalprothese; die den Kieferkamm und primärüberkronte Zähne bzw. Zahnwurzeln

	bedeckt. Deckprothese, als rein gingival getragene Totalprothese hat sie einen okklusalen Abstand zwischen Primär- und Sekundärkronen von 0,2-0,5 mm entsprechend der prothetischen Resilienz der Schleimhaut
Coxa	Hüfte
cranial, -is, -e	kopfwärts, schädelwärts gelegen
Cranium	knöcherner Schädel
Cranium cerebrale	Hirnschädel; siehe auch Neurocranium
Cranium viscerale	Gesichtsschädel oder Eingeweideschädel; siehe auch Viscerocranium
Craquelierung (franz.)	Rissbildung; Krakelee = rissig; Craqueleesprünge in der Zahntechnik sind feine Haarrisse in hochglanzgebrannten Keramikverblendungen
crassus, -a, -um	dick
Crescent	Haltesporn an einem Crozat-Gerät; Retentionselement aus einem 0,8 mm Spezialdraht, das entlang des Zahnfleischsaumes verläuft
Crinis	Haar
Crista	Leiste, leistenartige Vorsprünge in der Anatomie
Crista conchalis	Leiste am Oberkiefer- und Gaumenbein
Crista frontalis	median gelegener Knochenkamm innen am Os frontale
Crista infratemporalis	Unterschläfenleiste, kleine Knochenleiste an der nach außen zeigenden Fläche des großen Keilbeinflügels
Crista infrazygomatica	Jochbeinalveolarleiste
Crista nasalis	Nasenleiste am Gaumen- und Oberkieferbein
Crista occipitalis externa	Leiste an der Außenfläche des Hinterhauptbeins
Crista transversa	transversal verlaufende Leiste zwischen dem mesiopalatinalen und distobukkalen Höcker des ersten oberen Molaren
Crista sphenoidalis	vorspringende Leiste an der Vorderseite des Keilbeinkörpers
Crista zygomaticoalveolaris	Jochbeinalveolarleiste; richtiger: C. infrazygomatica
Crozat-Technik	kieferorthopädisches Behandlungskonzept mittels herausnehmbarer, mit Federn versehener labio-lingualer Apparaturen aus Metalldrähten mit

	elastischer Wirkung nach Zahnarzt Dr. Georg B. CROZAT, USA (1919)
crudus, -a, -um	roh, unbearbeitet
Cruor	Blutgerinnsel
Crus	Unterschenkel
Crux	Kreuz, Qual, Leid, Plage
CT	Abk. für Computer-Tomographie, auch Röntgen-schichtverfahren; siehe dazu auch: Kernspin
Cubitus	Ellbogen
cum grano salis	mit einer gewissen Einschränkung, nicht ganz wörtlich, lat. „mit einem Körnchen Salz"; z. B. in folgendem Zusammenhang gebräuchlich: „Die für verschiedene Konstruktionsarten genannten Vor- und Nachteile sind c.g.s. aufzufassen."
curativ	heilend
Curriculum	umfassendere Bezeichnung für Lehrplan, umfasst Inhalte und Ziele des Unterrichts, Methoden sowie die vermittelten Qualifikationen
Curriculum vitae	Lebenslauf
Cursor (engl.)	eine elektronische Markierung auf dem Bildschirm des Monitors, auch Schreib- oder Einfügemarke, in der Form meist als blinkender senkrechter Strich die Position kennzeichnet, in die ein Zeichen oder Buchstabe eingegeben werden soll. Bewegt wird der Cursor mit der Maus oder mit den Pfeiltasten, gesteuert wird er durch jedes eingegebene Zeichen, um das er weiter nach rechts wandert; auch die Rück-Taste steuert ihn um eine Stelle nach links, wobei das letzte geschriebene Zeichen bzw. der letzte Buchstabe gelöscht wird
Cursor-Tastatur	Gruppe von Tasten auf der PC-Tastatur zur Cursor-Steuerung; 4 Tasten mit je einem Pfeil nach oben, unten, rechts und links, dazu 4 Tasten mit den Bezeichnungen Pos.1, Ende, Bild ↑ und | !? Bild ↓ !?
Cursortasten	siehe dazu bei: Pfeiltasten
Curvatura	Krümmung; Kurvaturlinie= größter Umfang
Curvatura major	große Krümmung, z. B. die nach links und unten weisende Krümmung des Magens
Curvatura minor	kleine Krümmung, z. B. die nach rechts und oben weisende Krümmung des Magens

Cuspidatus	der gespitzte Zahn= Eckzahn
Cuspis	Spitze
Cuspis dentis	Zahnhöcker bei den Seitenzähnen
cutaneus, -a, -um	die Haut betreffend; zur Haut gehörend
Cuticula	Häutchen, Oberhäutchen
Cuticula dentis	Schmelzoberhäutchen
Cutis	die Haut, bestehend aus Epidermis, Corium und Subcutis; auch Integumentum commune
Cyanose	Blaufärbung, Blausucht
cyclisch	kreisförmig, periodisch

Raum für persönliche Ergänzungen

Raum für persönliche Ergänzungen

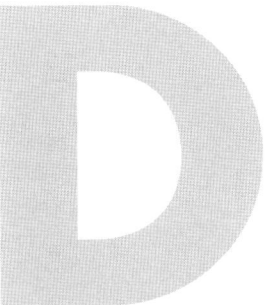

D	auf Rezepten = da, detur = gib
dakryo..., Dakryo... (griech.)	Bestimmungswort von Zusammensetzungen mit der Bedeutung „Träne, Tränensack, Tränenwege"
Dakryon (griech.)	anthropologischer oder kephalometrischer Messpunkt an der vorderen Spitze des Tränenbeins; Vereinigungspunkt von Os frontale, Maxilla und Os lacrimale am mittleren Orbitarand
daktyl	Finger und Zehen betreffend
Daktyloskopie	Fingerabdruckverfahren
Datei	Ansammlung von Datensätzen, die logisch zusammengehören, auf einem Datenträger, wie Magnetplatte, Diskette, Magnetband. Eine Personaldatei enthält z. B. die Datensätze aller Mitarbeiter. Auch ein zusammenhängender Text kann als Datei bezeichnet werden
de..., De...	Vorsilbe mit der Bedeutung „weg, ent-, ab, herab"
deciduus -a, -um	hinfällig (siehe auch Dentes decidui), abfallend
Decubitus	Druckgeschwür; Wundliegen im eigentlichen Sinne
deduktiv	wegführend, ableitend
Defensor-Schiene	Mundschutz für Boxer; defendo (lat.): fernhalten, schützen
deferens	hinabführend
Deferveszenz	Entfieberung
Defekt	Ausfall eines Teiles, Organes, Gewebes, usw.
defekt	schadhaft, fehlerhaft, unvollständig
defensiv	verteidigend
Defensive	Verteidigung
definieren	begrifflich bestimmen

Definition

Definition	Begriffsbestimmung
definitiv	endgültig
deflektieren	ablenken, abweichen
Deflexion	Abweichung des Inzisalpunktes zu einer Seite während der Unterkieferöffnungsbewegung ohne Rückkehr zur Medianebene
deformans	verunstaltend
Deformation	Verunstaltung, Verformung, Verkrümmung
deformieren	entstellen, umbilden, verunstalten
Degeneration	Entartung, Ausartung, Verfall
degenerativ	mit Entartung einhergehend
degenerieren	entarten, ausarten
Deglutition	Schluckakt
Dehiszenz	Klaffen, auseinanderweichen
Dekadenz	Niedergang, Verfall, Entartung
dekalzinieren	entkalken
Dekapitation	Trennung des Kopfes vom Rumpf, Enthauptung
dekapitieren	enthaupten; auch gebraucht für das Abtrennen der Zahnkrone von der Wurzel zur Herstellung einer Stiftkrone
Dekompensation	Versagen von organischen Funktionen, z. B. Herzschwäche bei Erkrankung der Herzklappen
Dekortikation	Entrindung, Abtragung der äußeren Knochenschicht
Dekubitalgeschwür	durch Zahnersatz erzeugtes Druckgeschwür
Dekuspidation	Abtragung der Zahnhöcker als Entlastungsbehandlung
deletär	verdorben, schädlich, zersetzt
Delirium	Bewusstseinstrübung mit traumartigen Wahnvorstellungen, vorübergehender Zustand bei Fieber sowie Vergiftungen mit Alkohol und Drogen
Delta apicale	die dreiecksförmige Verzweigung des Wurzelkanals im apikalen Bereich einer Zahnwurzel
Deltakiefer	dreiecksförmiger Oberkiefer, auch Spitz- oder Schmalkiefer, V-förmiger Kiefer
Deltazismus	phonetische Störungen bei D- und T-Lauten
Demarkation	Abgrenzung, Grenzlinie; Begrenzungslinie zwischen pathologischem und gesundem Gewebe = Demarkationslinie

Demastikation	physiologisch bedingte Abkauung, Abrasion; Abnutzung der Zähne während der Nahrungszerkleinerung bedingt durch die Schleifkraft der Nahrung und deren Verunreinigungen
Demineralisation	Abnahme des Körpers an anorganischen Stoffen (Mineralien), Entkalkung, auch Entmineralisierung des Zahnschmelzes; Gegenteil von Remineralisation
Demographie	Bevölkerungskunde, Beschreibung der wirtschaftlichen und sozialen Lebensverhältnisse eines Volkes
Dendriten	anatomisch: Protoplasmafortsätze der Nervenzellen; metallurgisch: Schichtkristalle (Tannenbaumkristalle)
Dens	Zahn; Plural: Dentes
Dens bicuspidatus	Prämolar, der zweispitzige Zahn
Dens caninus	Eckzahn, Augenzahn, Dens cuspidatus oder Dens angularis; Plural: Dentes canini
Dens cuspidatus	Eckzahn; besser: Dens caninus
Dens incisivus	Schneidezahn; Plural: Dentes incisivi
Dens in dente	Missbildung; keine Verschmelzung, sondern das Hineinwachsen eines Zahnkeimes in den noch weichen Keim eines anderen Zahnes
Dens molaris multicuspidatus	Mahlzahn, Molar, vielhöckeriger Zahn, großer Backenzahn; Plural: Dentes molares multicuspidati
Dens serotinus	Weisheitszahn; auch Dens sapientiae (siehe dazu auch bei: Weisheitszahn)
dental, -is, -e	die Zähne betreffend, zum Zahn gehörig
Dentalgie	Zahnschmerz
dentatus, -a, -um	mit Zähnen versehen; gezahnt, gezähnt; z. B. Nucleus dentatus = gezackter Kern im mittleren Teil der Marksubstanz des Kleinhirns
Dentatus	teiljustierbarer Non-Arcon-Artikulator (siehe dort), 1944 von Beyron/Schweden als Ersatz für den Hanau-Artikulator Modell H konstruiert
Dentes concreti	verwachsene Zähne, die durch den Wurzelzement miteinander verbunden sind
Dentes confusi	verschmolzene Zähne, die einen gemeinsamen Dentinkörper besitzen
Dentes decidui	Milchzähne; veraltete Bezeichnung: Dentes caduci
Dentes emboliformis	Zapfenzähne; am häufigsten bei oberen seitlichen Schneidezähnen anzutreffen

Dentes geminati

Dentes geminati	Zwillingszähne; Doppelzahnbildung = Dentes confusi
Dentes natales	schon bei der Geburt des Kindes durchgebrochene Zähne des Milchgebisses, Einzahl: Dens natalis
Dentes permanentes	bleibende Zähne
Dentes praemolares	Prämolaren, kleine Backenzähne; auch Dentes bicuspidati
Dentes supernumerari	missgebildete überzählige Zähne
Dentifikation	Zahnbildung
Dentikel	Dentinablagerungen im Pulpenraum, auch von normalem Dentin umschlossene Dentikel
Dentimeter	Instrument zur Messung des Zahnstumpf- oder Wurzelumfangs mit Hilfe eines Metalldrahtes
Dentin	Zahnbein; Dentinum; ältere Bezeichnung: Substantia eburnea
Dentindysplasie	durch eine Anomalie des Dentins stark verkürzte Zahnwurzeln bei voll entwickelter Zahnkrone = „wurzellose Zähne"
Dentist	1. Staatlich anerkannter Zahnbehandler ohne zahnärztliche Approbation mit Ausbildung an Lehrinstituten und Staatsprüfung, in Deutschland von 1869 bis 1952, heute noch in Österreich; 2. Berufsbezeichnung für Zahnarzt im englischen Sprachgebrauch
Dentistophobie	übersteigerte Form der objektzentrierten Angst vor dem Zahnarzt, seinen Geräten oder seiner Umgebung im weitesten Sinne; sie wird vermittelt durch die verschiedensten sinnlichen Wahrnehmungen oder Reize
Dentitio difficilis	erschwerter Zahndurchbruch, im permanenten Gebiss bei unterem Weisheitszahndurchbruch gebraucht, mit Schwellungen und Schmerzen, Schluckbeschwerden, beginnender Kieferklemme und Sekretretention verbunden
Dentitio duplex	doppelte Dentition
Dentitio fetalis	bereits am Ende der Schwangerschaft durchgebrochener Zahn = Dens natalis
Dentitio praecox	Durchbruch der Milchzähne vor der normalen Zeit infolge der unmittelbaren Lage der Zahnkeime unter der Mukosa

Dentitio tarda	sehr spät erfolgter Zahndurchbruch
Dentitio tertia	eine dritte Dentition gibt es nicht; nach Verlust der normalen Zahnreihe kann das Durchbrechen eines bisher retinierten Zahnes zur Falschdeutung einer dritten Zahnanlage führen
Dentition	Zahndurchbruch; 1. Dentition = Milchzahndurchbruch, 2. Dentition = bleibende Zähne
dentofacial	Zähne und Gesicht betreffend
dentogen	von den Zähnen ausgehend, von Zähnen verursacht; richtiger = odontogen
dentomandibulär	Zähne und Unterkiefer betreffend
dentomaxillär	Zähne und Oberkiefer betreffend
Denudatio	Entblößung, Bloßlegung, Freilegung, z. B. des Zahnhalses vom Zahnfleisch oder des Dentins von Schmelz infolge Abrasion
Depigmentierung	Farbstoffverlust der Haut, Haare, usw.
Depravation	Verschlechterung, Entartung
depraviert	schlecht, verdorben, entartet
Depression	Niedergeschlagenheit
deprimieren	niederdrücken, bedrücken, entmutigen
Deprivation	Entziehung, Entbehrung
Depuration	Säuberung
Derivation	Ableitung
dermal	die Haut betreffend, von der Haut ausgehend
Dermatitis	Hautentzündung
Dermatologie	Lehre von den Hautkrankheiten
Dermatosen	Hautkrankheiten im allgemeinen
dermatotrop	auf die Haut gerichtet, einwirkend
Derotation	Wegdrehung; eine Derotation von Molaren in der Kieferorthopädie ist angezeigt, wenn mesial aufgewanderte Molaren auch nach mesial gedreht sind. Eine Derotation führt zu einem Platzgewinn von ca. 1 mm und kann z. B. durch Ein- oder Ausbiegen der distalen Enden des Gesichtsbogens (Headgear-Technik) oder durch Aktivierung der Quadhelix geschehen
descendens	absteigend, abstammend
desensibilisieren	unempfindlich machen
Desinfektion	Vernichtung ansteckender Krankheitskeime mit

Desinfizienz

	chemisch-physikalischen Mitteln; Entseuchung; chem. D. = Formalin, Chlorkalk usw., phys. D. = Abkochen, trockene Hitze, Wasserdampf
Desinfizienz	bakterienvernichtende, desinfizierende Mittel; flüssige und gasförmige Desinfizienzien
desinfizieren	keimfrei machen
deskriptiv	beschreibend
desktop (engl.)	Tischgerät; Rechner, Tastatur und Monitor stehen auf dem Arbeitstisch; kleinere Systeme als desktop sind Laptops und Notebooks, größere Systeme werden als Turmgeräte bezeichnet, die unter dem Arbeitstisch aufgestellt werden
desmo..., Desmo...	Bestimmungswort von Zusammensetzungen mit der Bedeutung „Band, Gelenkband; Verbindung; Bindegewebe;" z. B. Desmopathie = Erkrankung eines (Gelenk-)Bandes
Desmodont(ium)	der intraalveoläre Faserapparat, Lig. periodontale, bildet die zwischen der knöchernen Alveolarwand und dem Wurzelzement gelegenen Strukturen; auch als Wurzelhaut bezeichnet
Desmodontalfasern	siehe Sharpeysche Fasern
Desmodontalspalt	Spalt zwischen Alveolarinnenkortikalis und Wurzelzement; die Breite des Desmodontal-spaltes beträgt etwa 0,2 mm, die schmalste Stelle liegt im Bereich der Wurzelmitte
desmogen	durch die Einwirkung des Bandapparates entstanden
Desmoid	Bindegewebsgeschwulst
desodorieren	üble Gerüche beseitigen
desolat	trostlos, öde, traurig
Desorganisation	Verwirrung, Unordnung, Zerrüttung
desorientiert	nicht auf dem laufenden, nicht geordnet, verwirrt
Desoxidation	Entzug von Sauerstoff
desperat	verzweifelt
Destillation	Trennung von Stoffen durch Verdampfung
Destruktion	Zerstörung
destruktiv	zerstörend, bösartig
destruktive orale Prozesse	zerstörende Vorgänge im Mund, z. B. Karies oder Parodontose
Deszendent	Verwandter in absteigender Linie

Detail	Einzelheit
detailliert	ins einzelne gehend, Einzelheiten gründlich erörtern
Detonation	plötzlicher lauter Knall
Detorsion	Verdrehung
Detritus	Gewebstrümmer, breiige Masse oder körnige Überreste zerfallener Gewebe
Detrusion	detrudo (lat.) = hinabdrängen; in der Prothetik eine Bewegung des Kondylus auf der Laterotrusionsseite: Latero - Detrusion = zur Seite und nach unten
Detumeszenz	Abschwellung
Deviation	Abweichung vom richtigen Wege, von der Richtung; Abweichung des Inzisalpunktes während der Unterkieferöffnungsbewegung mit Rückkehr in die Medianebene
devital	leblos, tot
Devitalisation	Abtötung der erkrankten Pulpa
Devoration	Schlucken, der Schluckakt
dexter, -ra, -rum	der, die, das rechte, rechts, rechtsseitig
Dextrose	Traubenzucker
Dextrokardie	angeborene Rechtslage des Herzens
dezentralisieren	zergliedern
dezimieren	stark verkleinern; stark vermindern
dia…, Dia…	Vorsilbe mit der Bedeutung „durch, hindurch, zwischen"
Diabetes	Zuckerkrankheit; Diabetes mellitus; unzureichende Insulinproduktion der Bauchspeicheldrüse führt zu einer Erhöhung des Blutzuckerspiegels
Diät	Krankenkost, gesundheitsbezogene Ernährung
Diätik	Gesundheitslehre, um bei einer bestimmten Krankheit die zweckmäßigste Lebensweise und Ernährung zu bestimmen
Diagnose	Erkennen und Benennen einer Krankheit
Diagnosis ex juvantibus	eine Diagnose, die erst nach der Wirkung bereits erfolgter therapeutischer Maßnahmen gestellt wird
Diagnostik	Gesamtheit aller Maßnahmen zur Erkennung eines Krankheitsbildes
diagnostisch	auf die Krankheitserkennung bezüglich
diagnostizieren	die Krankheit erkennen

diagonal

diagonal	schräg, quer gegenüber, schräglaufend
Diagonalgesetz	Okklusionsstörungen machen sich nicht immer an der Entstehungsstelle bemerkbar, so verursacht ein Gleithindernis nach dem Thielemannschen Diagonalgesetz oft Störungen diagonal auf der gegenüberliegenden Seite des Zahnbogens
Diagramm	Zustandsbild, Zeichnung, Umriss, zeichnerische Darstellung
Dialektik	Fähigkeit, seine Überzeugung geschickt zu verfechten
Diameter (griech.)	Durchmesser
diametral	entgegengesetzt
Diaphorese	Schwitzen, Hautausdünstung
Diaphoretika	schweißtreibende Mittel
Diaphragma	Zwerchfell
Diaphyse	Mittelstück eines Röhrenknochens
Diastema	angeborene Lücke zwischen den oberen mittleren Schneidezähnen = Diastema mediale
Diastole	Erweiterung des Herzmuskels im rhythmischen Wechsel mit der Systole. Das Blut kommt aus den Lungen in das erweiterte Herz und fließt durch den Vorhof in die Herzkammer. Dieser Vorgang erfordert zwei Drittelsekunden
Diathese	Krankheitsbereitschaft
Diatorics	Porzellanbackenzähne, die an der Basis ausgehöhlt und seitlich durchlocht sind zur Verankerung im Basismaterial
Dichoglossie	angeborene Zweiteilung der Zunge
Dichotomie	Zweiteilung
dichotomisch	gabelig, in zwei gleichwertige Teile geteilt
Didaktik	Unterrichtslehre
didaktisch	lehrend, belehrend, lehrhaft
Diencephalon	Zwischenhirn
dienzephal	das Zwischenhirn betreffend
different	verschieden, unterschiedlich, ungleich; Gegensatz: indifferent
Differenzierung	Sondierung, verschiedene Entwicklung
diffizil	schwierig, heikel, hochempfindlich
difform	ungestaltig, missgestaltig

Difformität	Missbildung
diffundieren	zerstreuen, verschmelzen, langsam hindurch- gehen, durchdringen
diffus	ohne scharfe Grenzen, ausgedehnt, ausgebreitet
Diffusion	Mischung, Durchdringung, gegenseitige Verschmelzung
digastricus	zweibäuchig; z. B. Musculus digastricus = der Zweibauchmuskel
Digestion	Verdauung
Digestiva	verdauungsfördernde Mittel
digital	mit dem Finger; auch: mit Hilfe von Zahlen
Digitus	Finger, Zehe
Diktion	Ausdrucks- und Redeweise
dilatieren	erweitern; ein Hohlorgan mechanisch erweitern oder dehnen
Dilatation	Ausdehnung einer Höhle oder eines Gefäßes, z. B. des Herzens
Dilazeration	Zerreißung, z. B. eines Zahnkeimes des perma- nenten Gebisses durch Milchzahntrauma
dilutus, -a, -um	verdünnt, gelöst
Dioptrie	Einheit zur Bestimmung von Augenfehlern und Brillengläsern
dioptrisch	lichtbrechend
Diosmose	Stoffaustausch durch eine durchlässige (permeable) Membran in beiden Richtungen; Gegensatz: Osmose
Diphtherie	Infektionskrankheit mit drei bis fünf Tagen Inkuba- tionszeit; Lokalisation: Tonsillen, Uvula, weicher Gaumen
Diphthongie	Doppelstimme, Zwielaut
Diphyodontie	doppelte Zahnung, Säugetiere mit einmaligem Zahnwechsel, die wie der Mensch Milch- und bleibende Zähne besitzen
Diplegia	doppelseitige Lähmung
Diplegia facialis	doppelseitige Gesichtslähmung
Diploe	die der Spongiosa entsprechende Knochen- schicht zwischen Lamina externa und Lamina interna speziell beim Schädeldach
Diplopie	Doppeltsehen

Diplosom

Diplosom	doppeltes Zentralkörperchen
Dipsomanie	Trunksucht
direkt	unmittelbar, sofort
Dirigismus	Planwirtschaft zur einheitlichen Lenkung eines wirtschaftlichen Gesamtplanes
dis..., Dis...	Vorsilbe mit der Bedeutung „zwischen", „auseinander", „ver-" , „zer-"; hat auch einen verneinenden Sinn
Disagio	Abzug vom Nennwert eines Wertpapiers
Discus	Scheibe
Discus articularis	Gelenkscheibe
Discus intervertebralis	Zwischenwirbelscheibe, Bandscheibe
Disk	Kurzform für Diskette, siehe dort
Diskette	flexible Magnetfolie zur Datenspeicherung, in Personal-Computern im 3,5-Zoll-Format, auch 5,25-Zoll-Format
diskludieren	außer Kontakt geraten, z. B. OK- und UK-Seitenzahnreihe bei Eckzahnführung
Disklusion	sofortiger Verlust des Zahnreihenkontaktes im Seitenzahnbereich bei lateralen Grenzbewegungen einer Eckzahn-geführten Okklusion
Diskrepanz	Missverhältnis, Unvereinbarkeit
Diskriminierung	Verdächtigung, Herabsetzung
Diskussion	Erörterung
Diskusverlagerung	unphysiologische Lagebeziehung des Diskus in Relation zum Kondylus. Diese können sein: partiell oder total, mit und ohne Reposition, in maximaler Interkuspidation oder bei exkursiven Unterkieferbewegungen
Dislokation	Lageveränderung, z. B. bei Zähnen; auch Verschiebung von Bruchenden frakturierter Knochen
dislozieren	verlagern, verschoben, verrenkt
disparallel	nicht gleichlaufend, nicht übereinstimmend
dispensieren	in der Pharmazie: eine Arznei zubereiten und verabfolgen
Dispersion	Zerstreuung; chemisch: Verteilung von festen Stoffen oder Flüssigkeiten in Gasen oder Flüssigkeiten
Display (engl.)	Bildschirm, auch : screen (engl.); Einheit zur

elektronischen Anzeige von Schriftzeichen. Kommt in tragbaren Computern und als Handy-Display zum Einsatz; auch visuelle Darstellung oder Anzeige

Disposition — Einteilung, Gliederung; in der Medizin auch Bereitschaft zu einer Krankheit

Disput — Wortwechsel, Meinungsverschiedenheit

dissecans — spaltend, trennend, zerschneidend

Dissektion — Zergliederung, Zerschneidung; in der Zahnheilkunde die Zerteilung eines devitalen Molaren bis zur Bifurkation und Entfernung eines Wurzelteiles, auch Hemisektion

Dissertation — schriftliche wissenschaftliche Arbeit zur Erlangung der Doktorwürde

Dissimulation — Gegenteil von Simulation; das Bemühen, krankhafte Erscheinungen oder gesundheitliche Beschwerden abzuleugnen, häufig bei psychisch Kranken

Dissonanz — Missklang, Zwiespalt

distal — von der Mitte weg; in der Zahnheilkunde die von der Mittellinie abgewandte Seite; in Verbindungen: disto-,

Distalbiss — Angle-Klasse II; der distale Höcker des oberen Sechsjahrmolaren beißt in die mesiale Querfissur des unteren Sechsjahrmolaren, d. h. Rücklage des Unterkiefers um eine Prämolarenbreite = Prognathie; die unterschiedliche Frontzahnstellung führt zu den Unterteilungen: Angle-Klasse II/1 = Distalbiss mit Protrusion, Angle-Klasse II/2 = Distalbiss mit Retrusion; auch mandibuläre Retrognathie; siehe auch Okklusionsdiagnostik

Distal-end-cutter (engl.) — Schneidezange zum Abtrennen überschüssigen Drahtmaterials distal von Brackets

Distalisation — Eckzahnverschiebung im Oberkiefer nach mesial und im Unterkiefer nach distal, verursacht durch Lutschen

disto... — distal in Verbindung mit anderen Richtungsbezeichnungen

distobuccal — der nach hinten und wangenwärts gelegene Teil eines Zahnes; auch: distobukkal

distoexzentrisch — in der Röntgenlehre: die Einstellung des Zentralstrahles der Röntgenröhre abweichend von der Mittelachse zur Lokalisation von Fremd-

	körpern oder Wurzelfüllungen mehrwurzliger Zähne; Gegenteil = mesioexzentrisch
distolingual	nach hinten und zungenwärts gelegen
Distomolaren	auch Paramolaren und Retromolaren, überzählige Molaren, meist im Oberkiefer, auf Überproduktion der Zahnleiste zurückzuführen
distooral	nach hinten und mundwärts gelegen
distopalatinal	nach hinten und gaumenwärts gelegen
distovestibulär	nach hinten und wangenwärts gelegen, auch distobukkal
Distorsion	Verstauchung, Zerrung der Gelenkbänder
Distoversion	in der Kieferorthopädie: Zahnstellung distal seines eigentlichen Platzes
Distraktion	Auseinanderziehen frakturierter Knochen im Streckverband, Auseinanderziehen von Gelenken zwecks Einrenkung
Diurese	Harnausscheidung
Diuretika	harntreibende Mittel
divergieren	auseinandergehen, abweichen
divergent	auseinandergehend, widersprechend
Divergenz	Abweichung, Auseinanderlaufen
Divertikel	Ausbuchtung, Ausstülpung, blind endendes Anhängsel an Hohlorganen (Speiseröhre, Darmwand)
Divination	Ahnungsvermögen
divinatorisch	ahnend, ahnungsvoll, seherisch
Div. in part aequ.	auf Rezepten = Divide in partes aequales: zerlege in gleiche Teile
Dolichouranie	Schmalgaumen
DOC	Dateiendung des Textverarbeitungsprogramms „Winword", die Bestandteil des Dateinamens ist und die letzten drei Buchstaben des Namens bildet
Dolichozephalie	Langkopf
Dolor	Schmerz; Plural = Dolores
Dolor post extractionem	Wundschmerz nach Zahnextraktion, Nachschmerz
dolorus, -a, -um	schmerzhaft
Domestikation	Übergang des Menschen vom Naturzustand zur Zivilisation
dominant	überdecken

dominieren	vorherrschen, vorwiegen
dorsal	auf den Rücken bezüglich, rückenwärts, im Körper nach hinten gewandt
Dorsum	Rücken
Dorsum linguae	Zungenrücken
Dorsum manus	Handrücken
Dorsum nasi	Nasenrücken
Dorsum pedis	Fußrücken
Dorsum sellae	Rückwand der Hypophysengrube des Keilbeins
DOS	Abk. für „Disk Operating System"; als IBM-Betriebssystem für Personal-Computer im Einsatz
Dosimetrie	Lehre von der Messung der Röntgen- u. a. Strahlen
Dosis	Gabe, bestimmte Menge einer Arznei
dosieren	die Menge einer Arznei abmessen
Dowel-Pin	Dowel (engl.) = Dübel, Zapfen; veraltete Bezeichnung für konfektionierte Modellstifte für herausnehmbare Zahnstümpfe, unbeschliffene Zähne und zahnlose Kieferkammabschnitte in Modellen für den Kronen- und Brückenersatz, heute als Modell-Pins, Fix-Pins, Jet-Pins, Bi-Pins, Block-Pins usw. bezeichnet
Dränage	Ableitung der Exsudate und Wundsekrete (pathologische Flüssigkeitsansammlungen) aus Wunden
Droge	tierische, pflanzliche oder mineralische Rohstoffe für die Heilmittelherstellung
D.S.	auf Rezepten = Da Signa: gib ab und bezeichne
dubios, -us, -a, -um	zweifelhaft, unsicher
dublieren	verdoppeln; auch doublieren, von double (franz.) = doppelt; duplicare (lat.) = verdoppeln; auch duplizieren
Ductulus	kleiner Gang, Kanälchen
Ductus	Gang, Kanal, Verbindung
Ductus nasolacrimalis	Tränennasengang
Ductus parotideus	Ausführungsgang der Ohrspeicheldrüse
Ductus sublingualis major	großer Ausführungsgang der Unterzungenspeicheldrüse = Glandula sublingualis; mündet in der Caruncula sublingualis
Ductus submandibularis	Ausführungsgang der Unterkieferspeicheldrüse; mündet in der Caruncula sublingualis
Ductus venosus	bis zur Geburt direkte Verbindung zwischen Nabelvene und unterer Hohlader

duktil

duktil	ziehbar, streckbar, dehnbar, verformbar
Duktilität	Dehnbarkeit, Verformbarkeit
Duodenum	Zwölffingerdarm
duplicatus, -a, -um	verdoppelt, doppelt
Duplikat	Abschrift, Zweitausfertigung
Dura mater encephali	harte Hirnhaut
durus, -a, -um	hart
DVD	Abkürzung für Digital Versatile Disk (digitale vielseitige Scheibe); im Vergleich zur Audio-CD oder CD-ROM bis zu 25-mal höhere Speicherkapazität; zum Ab-. spielen benötigt man einen Computer mit DVD-Laufwerk oder einen Fernseher mit DVD-Player. Eine DVD lässt sich beidseitig nutzen, so dass insgesamt 17 Gigabyte auf die Scheibe passen, das entspricht der Speicherkapazität von 7 CD-ROMs. DVD-Audio: DVD-ROM mit komprimierten Sounddaten DVD-R: einmalig selbst zu beschreibende DVD DVD-RW: mehrfach wiederbeschreibbare DVD DVD-ROM: vom Hersteller beschriebene DVD DVD-Video: DVD-ROM, die komprimierte Videodaten enthält
Dynamik	Lehre von den Kräften und den durch diese erzeugten Bewegungen
dynamisch	auf Kräften beruhend
dynamische Okklusion	neuere Bezeichnung für Artikulation, um besonders die Höckerbewegung während der Funktion im Gegensatz zum statischen Zustand der Okklusionszentrik klar herauszustellen (K. H. KÖRBER)
dys..., Dys...	Vorsilbe mit der Bedeutung „miss-, un-, übel, fehlerhaft, krankhaft"; ein fehlerhafter Zustand, eine mangelnde Funktion
Dysarthrie	Sprachstörung infolge Nerven- und Gehirnerkrankung
Dysartikulation	in der Zahnheilkunde eine gestörte Artikulation der Zahnreihen
Dyschromasie	teilweise Farbenblindheit
Dysfunktion	gestörte Tätigkeit eines Organes
Dysgenese	Fehlentwicklung
Dysglossie	Sprechstörungen durch krankhafte Veränderungen der Sprechorgane

Dysgnathie	angeborene fehlerhafte Kiefer- und Bissstellung
Dyskinesie, orofaziale	Zungenpressen und Lippensaugen an den Zähnen
Dyskranie	Missbildung des Schädels
Dysodontie	Fehlbildungen in der Zahnanlage
Dysokklusion	fehlerhafte Schlussbissstellung
Dysontogenie	Lehre von den Entwicklungsstörungen
Dysostose	Wachstumsstörung des Knochens, mangelhafte Knochenbildung
Dysphagie	Schmerzen beim Schlucken
Dysphasie	Störung der Sprachfunktion
Dysphonie	Störung der Stimme, Heiserkeit
Dysplasie	Missbildung, Missgestalt
dysplastisch	missgebildet
Dyspnoe	Atemnot, Kurzatmigkeit
Dystonie	Störung des vegetativen Gleichgewichtes, besonders der Muskeln und Gefäße
Dystopie	Verlagerung von Organen, auch von Zähnen wie z. B. eine Eckzahndystopie
Dystrophie	Ernährungsstörung mit ihren Folgen

Raum für persönliche Ergänzungen

69

Raum für persönliche Ergänzungen

Ebur	Elfenbein
eburneus, -a, -um	elfenbeinern, weiß wie Elfenbein
Eckzahnführung	bei einer lateralen Grenzbewegung des Unterkiefers besteht nur Führungskontakt zwischen den Eckzähnen der Laterotrusionsseite, im Seitenzahnbereich kommt es dabei sofort zu einer Disklusion (engl.: „cuspid protected occlusion")
E-Commerce	allgemeine Bezeichnung für über Datennetze abgewickelten Geschäftsverkehr
Edentation	Zahnlosigkeit oder Entzahnung
Edgewise-arch (engl.)	Kantenbogen; aktiver Vierkantaußenbogen bei festsitzenden Regulierungen
Edgewise-Technik	Vierkantbogentechnik in der Kieferorthopädie; der vierkantige federharte Labialbogen findet seine Anwendung bei Multibandapparaten. Alle Edgewise-Brackets haben ein vierkantiges Slot mit den Slotgrößen: 0,45 x 0,63 mm, 0,55 x 0,71 mm, 0,48 x 0,76 mm, die letzte Slotgröße zur Aufnahme von 2 Bögen
EDV	Abkürzung für Elektronische Datenverarbeitung
EEG	Abkürzung für Elektroenzephalogramm
effektiv	wirklich, wirksam, tatsächlich, vorhanden
efferent	herausführend
efficax	nachhaltig
Effusion	Ausguss, Ausströmung
egal	gleich, gleichgültig
egalisieren	gleichmachen
egozentrisch	nach dem Maßstab des eigenen Ichs handelnd

Einfg-Taste

Einfg-Taste	Abkürzung für Einfügetaste; Taste auf der PC-Tastatur; sie dient dem Wechsel zwischen Einfüge- und Überschreibmodus. Um zusätzliche Zeichen in einen Text einzutragen, wird die Einfügetaste einmal gedrückt, darauffolgende Zeichen werden nach rechts geschoben; wird diese Taste ein zweites Mal bedient, so werden die schon vorhandenen Zeichen durch die neu geschriebenen Zeichen überschrieben
Einsteckauflage	intrakoronale Abstützung einer partiellen Prothese in einer Krone oder Brückenzwischenglied, auch als Kippmeiderfunktion; auch: precision rest (engl.) = Präzisionsauflage
Ekchondrom	Knorpeltumor, der sich nach außen entwickelt
EKG	Abkürzung für Elektrokardiogramm; s. dort
eklektisch	auswählend
Eklipse	Sonnen- oder Mondfinsternis
Ekstase	Begeisterung, Verzückung
Ektasie	Ausdehnung, Erweiterung von Kanälen und Hohlorganen
ekto..., Ekto... Ektoderm	Vorsilbe mit der Bedeutung „außen, außerhalb" das äußere Keimblatt der ersten Keimanlage (Gastrula), aus der sich die epithelialen Gebilde des Körpers entwickeln (Epidermis) sowie das periphere und zentrale Nervensystem; am Zahn ist der Zahnschmelz ektodermalen Ursprungs
ektodermal	vom äußeren Keimblatt abstammend
Ektodermose	Erkrankungen der vom äußeren Keimblatt abstammenden Gebilde, besonders die Haut
Ektomie	Ausschneidung; operatives Herausschneiden eines Organes (Totaloperation) im Gegensatz zur Resektion
ektomieren	operativ entfernen
Ektomolare	kephalometrischer Messpunkt am äußeren Alveolarrand des zweiten Oberkiefermolaren; siehe dazu auch bei: Endomolare
Ektopie	Ortsveränderung, Verlegung, Verlagerung von Organen
Ektoskopie	Krankheitserkennung ohne weitere diagnostische Hilfsmittel
ektoskopisch	äußerlich wahrnehmbar
Ektropium	Ausstülpung, z. B. der Lippen

Ekzem	Hautausschlag, nicht ansteckende Hautentzündung, häufig allergisch
elastisch	dehnbar, bieg- und schmiegsam
Elastizität	ist die Fähigkeit eines Stoffes oder Körpers, nach einer Krafteinwirkung seine ursprüngliche Form wieder anzunehmen
Elastizitätsgrenze	ist das Höchstmaß der Krafteinwirkung, die ein Stoff oder Körper erträgt, ohne eine bleibende Formveränderung zu erleiden
Elastomere	Sammelbegriff für elastomere Abformmaterialien auf Polysulfid-, Silikon- und Polyätherbasis
Elektion	Auswahl
elektiv	auswählend, nur bestimmte Teile heranziehend
elektro..., Elektro...	Vorsilbe mit der Bedeutung „auf Elektrizität beruhend, mit elektrischem Strom arbeitend"
Elektroden	die Pole einer galvanischen Leitung, Anode = +, Kathode = -
Elektrochemie	Lehre von den Beziehungen zwischen elektrischen und chemischen Prozessen, z. B. Elektrolyse
Elektrodiagnostik	medizinische Verfahren zur Funktionsprüfung von Nerven und Muskeln
Elektrodynamik	Lehre von den zeitlich veränderlichen elektromagnetischen Feldern
Elektroenzephalographie	EEG, diagnostische Methode zur Registrierung physiologischer und pathologischer Hirnrindenströme, um zerebrale Erkrankungen zu erkennen
Elektrokardiogramm	EKG, Aufzeichnung des Ablaufs der Aktionsströme am lebenden Herzen
Elektrokaustik	Zerstörung von Geweben mittels Hochfrequenzströmen
Elektrolyse	Auflösung oder Zersetzung chemischer Verbindungen durch elektrischen Strom
Elektron	negativ geladenes Elementarteilchen
elementar	ursprünglich, urwüchsig, grundlegend
Elemente	Stoffe, die sich auf chemischem Wege nicht weiter in einfachere Stoffe zerlegen lassen
Elevation	Hebung, Hochhebung, (lat. elevare - emporheben, hochheben), z. B. das Anheben des Unterkiefers als Mundschließen wird als Elevation bezeichnet
Elimination	Ausscheidung, Entfernen

eliminieren

eliminieren	unschädlich machen, aussondern
elitär	herausragend, der Oberschicht angehörend
Elongation	Verlängerung
elongierte Zähne	verlängerte Zähne infolge fehlenden Antagonisten kontaktes als häufige Ursache eines Vorkontaktes in der Mediotrusion; kann zu einer massiven Störung des gesamten stomatognathen Systems führen (MOTSCH); siehe auch: extrudierte Zähne
E-Mail	Kurzform für „Electronic Mail" = elektronische Post; populärster Dienst im Internet
E-Mail-Client	E-Mail-Programm, mit dem der Nutzer die elektronische Post schreibt, abholt und verwaltet
E-Mail-Server	Elektronisches „Postamt", das ausgehende Briefe entgegennimmt und eintreffende Mitteilungen zur Abholung bereithält
Embolie	Verstopfung eines Blutgefäßes durch einen Blutpfropf oder Fremdkörper, der sich in einer Gefäßenge festsetzt; z. B. versteht man unter einer Lungenembolie die Verstopfung einer Lungenarterie durch einen Embolus (siehe dort) als Folge einer Thrombose
Embolus	Gefäßpfropf; mit dem Blutstrom verschleppte körpereigene oder körperfremde Substanzen, z. B. Blutgerinnsel, Fetttröpfchen, Luftblase
Embryo	tierischer oder menschlicher Keim im Anfangsstadium der Entwicklung bis zum 3. Monat so genannt, von da ab Fetus
Embryologie	Lehre der Entwicklungsgeschichte des Individuums vor der Geburt
embryonal	zum Embryo gehörig
emeritiert	in den Ruhestand versetzt
Emeritus	in den Ruhestand versetzter Universitätsprofessor
Emesis	Erbrechen
Emetika	Brechmittel
Emigration	Auswanderung
eminent	hervorragend, ausgezeichnet, außergewöhnlich
Eminentia	Vorsprung, Hervorragung, Knochenerhöhung
Eminentia articularis	höchster Punkt des Tuberculum articulare im Kiefergelenk
Eminentia arcuata	Bogengangserhöhung in der Pyramidenvorderfläche des Os temporale

Eminentia cruciformis	kreuzförmige Knochenerhebung auf der Innenseite des Hinterhauptbeines
Emission	Ausstrahlung, Aussendung; medizinisch: Entleerung
Emotion	Gemütsbewegung
emotional	gefühlsmäßig
Emphysem	Aufblähung, übermäßige Erweiterung der Lungenbläschen
Empirie	Erfahrung
empirisch	erfahrungsgemäß
Emplastrum	Wund- und Heilpflaster
Emplastrum adhae-sivum extensum	Heftpflaster
Empyem	Eiteransammlung in einer Körperhöhle, z. B. das Kieferhöhlenempyem
emulgieren	eine Emulsion herstellen
Emulsion	Gemisch von zwei Flüssigkeiten ineinander, die gegenseitig nicht löslich sind
Enamelom	abnorme Schmelzbildung am Zahnhals
Enamelum dentis	Zahnschmelz
en bloc	im ganzen
Encephalon	Gehirn
enchondral	im Innern des Knorpels befindlich
Enchondrom	Knorpelgeschwulst an sonst knorpelfreier Stelle
Ende-Taste	Taste auf PC-Tastatur; sie dient zur Steuerung des Cursors; der Cursor rückt an das Ende der aktuellen Zeile, wenn diese Taste bedient wird. Das Ende einer Datei wird angezeigt, wenn die Ende-Taste und die Strg-Taste gemeinsam bedient werden
Endemie	Krankheit, die begrenzt vorherrscht
endermal	in der Haut
en detail	in kleinen Mengen
endo..., Endo... (griech.)	Vorsilbe mit der Bedeutung „innen, innerhalb, drinnen, inwendig"
Endodont	amerikanische Bezeichnung für Pulpa
Endodontie	Pulpa- und Wurzelkanalbehandlung
endodontisch (griech.)	im Wurzelkanal befindlich
endogen	im Körper selbst entstehend; Gegensatz: exogen

Endokard

Endokard	Herzinnenhaut, bildet auch die Herzklappen
Endokarditis	Herzinnenhautentzündung
endokrin	mit innerer Sekretion
Endokrinologie	Lehre von der inneren Sekretion
Endomolare	kephalometrischer Messpunkt am inneren Alveolar- rand des zweiten Oberkiefermolaren; siehe dazu auch bei: Ektomolare
endonasal	im Innenraum der Nase befindlich
endoneural	im Inneren der Nerven
Endoskop	Spiegelgerät mit elektrischer Lichtquelle zur Unter- suchung von Körperinnenräumen, z. B. das Bronchoskop zur Untersuchung der Luftröhrenäste
Endoskopie	Untersuchung von inneren Organen mit Hilfe von Spiegeln und Beleuchtung
Endost (griech.)	faseriges Bindegewebe, das die Knochen- innenwandungen auskleidet; Endosteum
Endothel	einschichtiges Plattenepithel an den Innen- flächen von Körperhöhlen und Gefäßen
endotherm	wärmebindend; endotherme Prozesse oder Reaktionen sind Vorgänge, bei denen von außen Wärme zugeführt werden muss
endotracheal	innerhalb der Luftröhre
Energie	Fähigkeit eines Körpers, mit Kraft eine Arbeit zu verrichten
enoral	veraltete Bezeichnung für innerhalb des Mundes; richtiger: intraoral
enorm	außergewöhnlich, übermäßig, außerordentlich
enossal	veraltete Bezeichnung für innerhalb des Knochens; richtiger: intraossal
Enostose	Knochenwucherung, die sich in die Spongiosa hineinentwickelt
Enter (engl.)	Eingabetaste einer PC-Tastatur, mit der das Bestätigen einer Eingabe vom Monitor in den Rechner erfolgt. Auffallend große Taste, die entweder mit einem abgeknickten Pfeil, mit „Enter" oder mit „Return" bezeichnet ist; auch „Wagenrücklauf"-Taste (Schreibmaschine)
enteral	auf den Darm bezüglich
Enteritis	Darmentzündung

enterogen	vom Darm ausgehend
Enteron	Darm
Entf-Taste	Abkürzung für Entfern- bzw. Löschtaste auf PC-Tastaturen; einzelne Zeichen bzw. Buchstaben, die rechts vom Cursor stehen oder markierte Bereiche auf dem Bildschirm können mit dieser Taste gelöscht werden
ento..., Ento... (griech.)	Bestimmungswort von Zusammensetzungen mit der Bedeutung „innen, innerhalb"
Entoderm	inneres Keimblatt
Entomologie	Insektenlehre
enukleiren	operative Ausschälung, z. B. einer Geschwulst, lat. enucleare = aus-, entkernen; Enukleation
Enzephalitis	entzündliche Erkrankung des Gehirns
Enzephalographie	röntgenologische Darstellung des Gehirnventrikelsystems sowie des Subarachnoidalraumes zu diagnostischen Zwecken
Enzyme	Fermente; durch die spezifische Wirkung der Enzyme wird der Stoffwechsel ermöglicht
eo ipso	von selbst, ohne weiteres, selbstverständlich
ephemer	eintägig, kurzfristig, vorübergehend
epi..., Epi...	Vorsilbe mit der Bedeutung „auf, darauf, über, darüber, daneben, durch, oben, nach"
Epidemie	in begrenztem Gebiet auftretende Seuche bzw. Infektionskrankheit
Epidemiologie	Lehre von den Epidemien
epidemisch	epidemieartig auftretend, auf Epidemien bezüglich
Epidermis	oberste Schicht des Hautorgans, Deckhaut, Oberhaut
Epiglottis	Kehldeckel
Epikard	seröser Überzug der Herzoberfläche
Epikrise	Entscheidung über den Verlauf einer Krankheit
Epilepsie	Fallsucht
Epiphyse	Gelenkende der Röhrenknochen
Epitaxis	Nasenbluten
Epithel	gefäßfreies Zellgewebe, das die äußeren und inneren Oberflächen des Körpers überzieht
epithelial	das Epithel betreffend
epitheloid	epithelähnlich

Epithelum mucosae

Epithelum mucosae	Schleimhautepithel, bildet zusammen mit dem Schleimhautbindegewebe und dem Unter-bindegewebe die drei Schichten der Schleimhaut
Epithese	prothetischer Ersatz einer fehlenden Gesichts-partie; Resektions- oder Defektprothese
Eprouvette	Reagenzglas
Epulis	Zahnfleischwucherung
erethisch	reizbar, überreizt
Erethismus	hochgradige Reizbarkeit
ergo..., Ergo... (griech.)	Bestimmungswort von Zusammensetzungen mit der Bedeutung „Arbeit, Arbeitsleistung, Funktionsleistung; „ergo" im sprachlichen Gebrauch gleichbedeutend mit „folglich, also"
Ergonomie	Lehre von den Faktoren, die die menschliche Arbeits-welt beeinflussen; die Anpassung der Arbeit an den Menschen und umgekehrt; Arbeitswissenschaft
Erosion	in der Zahnheilkunde: keilförmige Defekte an den Zähnen im Zahnhalsbereich; massive „Putz-erosionen", wie keilförmige Defekte, Stillmann-Spalten und McCall-Girlanden, haben ihre Ursache in zu kraftinvasiv durchgeführten Mundhygiene-maßnahmen, die durch die Putzmethode sowie Putzkraft und Putzzeit und natürlich auch Putzhäufigkeit beeinflusst werden
eruieren	ergründen, ermitteln
Eruption	Ausbruch, Auftreten eines Ausschlags
Eruptionszyste	charakteristisch ist eine schmerzlose, grau-blaue bis schwarze Schwellung, vor allem im Oberkiefer des temporären und des permanenten Gebisses auftretend. Sie ist eine periphere, follikuläre Zyste, wobei der betroffene Zahnkeim von einem vergrößerten Follikel umgeben ist
Erythem	rote Hautfärbung als Vorbote einer Entzündung infolge einer Hyperämie; Prothesendruckstelle im Gaumenbereich
erythro..., Erythro...	Bestimmungswort von Zusammensetzungen mit der Bedeutung „rot, rotgefärbt,rötlich", z. B. Erythrozyten (siehe dort)
Erythrodontie	rotbraun verfärbte Milchzähne
Erythrozyten	rote Blutkörperchen
Esc-Taste	Escape-Taste oder Abbruchtaste auf PC-Tastaturen

	meist oben links; durch das Arbeiten mit Maus und Schaltflächen, die dem Benutzer den aktiven Eingriff in das System ermöglichen, spielt diese Esc-Taste keine entscheidende Rolle
essentiell	wesentlich
ethmoidalis, -e	zum Siebbein gehörig
eu..., Eu... (griech.)	Vorsilbe mit der Bedeutung „gut, recht, schön, wohl"
Eufunktion	eu (griech.) = gut, schön; eine Prothese erfüllt dann die Bedingungen der Eufunktion, wenn sie vom Patienten angenommen, inkorporiert, d. h. unbewußt von ihm als Teil seines Körpers empfunden wird (HOFMANN)
Eugnathie	Bissart mit störungsfreiem Schleifkontakt
Euphorie	subjektives Wohlbefinden eines Schwerkranken
euphorisch	in gehobener Stimmung
Eurygnathie	mongolisches Rassenmerkmal eines breiten Oberkiefers
Euryprosopie	Breitgesichtigkeit
Eutektikum	heterogene Legierung, die einen Schmelzpunkt hat, der unter den Schmelzpunkten der beteiligten Legierungsbestandteile liegt
Eutopie	normale Lage der Organe
Evakuation	in der Medizin: Absaugung von Blutgerinnseln aus Körperorganen oder Körperhöhlen
evakuieren	luftleer machen, ein Vakuum herstellen, Luft aus einem geschlossenen Behälter (Anrührbecher) heraussaugen; absaugen
Evolution	Entwicklung
ex..., Ex...	Vorsilbe mit der Bedeutung „aus, heraus, weg"
Exaltation	krankhafte Aufregung
exaltiert	überreizt, überspannt, aufgeregt
Examina	Prüfung; auch: Examen
examinieren	prüfen
Exanthem	von innen kommender Ausschlag
Exartikulation	Abtrennung eines Gliedes im Gelenk, Gelenkverbindung lösen
excidieren	ausschneiden
Excision	Ausschneidung, z. B. eines Gewebestückes

Exhaustion

Exhaustion	Ermüdung, Erschöpfung
Exhumieren	Wiederausgraben einer Leiche
existent	vorhanden, wirklich
existentiell	auf das unmittelbare, wesenhafte Dasein bezogen
Exitus	tödlicher Ausgang, Ende
Exitus letalis	Tod
ex juvantibus	Diagnose aus den heilenden Mitteln
Exkavator	löffelförmige schneidende Instrumente zur Aushöhlung, z. B. zur Entfernung kariösen Dentins
exkavieren	ausschaben, z. B. von tiefliegendem kariösen Dentin mit dem Exkavator, einem Handinstrument, aus der Kavität, um die Pulpa mit einem rotierenden Schleifkörper nicht zu eröffnen
Exkursion	zahngeführte Unterkieferbewegung; auch Lehrfahrt oder Studienreise
Exmatrikulation	Löschung im Studentenverzeichnis
exogen	aus äußeren Ursachen; von außen her; Gegensatz: endogen
Exoglossie	Heraushängen der vergrößerten Zunge aus dem Munde
exorbitant	übermäßig, übertrieben, unerhört
Exostose	Knochenwucherung nach außen, z. B. Torus mandibularis; Gegensatz: Enostose
exotherm	wärmeentwickelnd; Gegensatz = endotherm
expandieren	ausdehnen
Expansion	Ausdehnung, Ausweitung
expansiv	sich ausbreitend, wachsend
experimentell	durch Versuche gewonnen
experimentieren	Versuche durchführen
Explantation	Entfernen (Explantieren) eines intraossalen Implantates; eine notwendige Entfernung eines Implantates wird umso schwieriger, je größer die funktionell wirksame Oberfläche großflächiger Ausläufer oder extremer Retentionen ist, wie z. B. bei Extensionsimplantaten. Das Implantat muss dabei unter Opferung erheblicher Knochensubstanz freigelegt werden, wobei Strukturen wie die des Sinus maxillaris oder des Nervus alveolaris inferior gefährdet sind
explizieren	erläutern, erklären

expressis verbis	ausdrücklich; mit ausdrücklichen Worten
Exspiration	Ausatmung
Exstirpation	Entfernung der Pulpa nach Anästhesie oder Devitalisation = Vital- oder Mortalexstirpation, auch Pulpektomie
exstirpieren	entfernen, herausholen
Exsudat	eiweißreiche Flüssigkeit, die bei Entzündungen aus den Gefäßen austritt
Exsudation	Absonderung eines Exsudates
exsudieren	ausschwitzen
extendieren	ausdehnen
Extension	Ausdehnung
extension for prevention (engl.)	Empfehlung von Prof. G. V. Black (1891), die man mit „Ausdehnen um zu verhüten" sinngemäß übersetzen kann, d.h. die präventive Ausdehnung der Kavitäten soll in gesunde Zahnsubstanz erfolgen; Kastenpräparation und 5 Kavitäten-Klassen nach Black; siehe auch bei: Slice-cut
Extensionsbrücke	diese Brücken haben an einem Brückenanker eines endständigen Brückenpfeilers noch ein angehängtes Brückenglied; solche Ausführungen wurden bis Mitte des vergangenen Jahrhunderts gefertigt und wurden auch als Freiendbrücke, Ausleger-, Anhänge- und Flügelbrücke sowie als Kragzahn (nach K. Ch. Koller) bezeichnet
Extensionsimplantate	Zylinderimplantate mit zusätzlichen Retentionsflügeln, bei denen nach einem Verlust des Implantates sehr große Knochendefekte entstehen, die eine weitere Therapie erschweren
Extensionsprothese	ist eine totale Unterkieferprothese, die bei ungünstigen Kieferverhältnissen und stark atrophiertem Alveolarkamm unter Heranziehung der Räume gefertigt wird, die durch aktive Muskelbewegungen nicht verkleinert werden
Extensometer	Gerät zur Messung der linearen Abbindeexpansion von Gipsen und Einbettmassen gemessen nach DIN 13919
extern	außen befindlich, äußerlich, auswärts
exterior, -us	der, die, das Äußere, weiter außen befindlich, an der Außenseite gelegen

externus, -a, -um

externus, -a, -um	außerhalb gelegen
extra..., Extra...	Vorsilbe mit der Bedeutung „außen, außerhalb, besonders"
extrahieren	herausziehen
extrakorporal	außerhalb des (menschlichen) Körpers
Extraktion	das Herausziehen, z. B. eines Zahnes
Extraktionstherapie	Entfernen von Zähnen aus kieferorthopädischen Gründen, z. B. bei extremem Engstand
extraoral	außerhalb der Mundhöhle; z. B. extraorale Registrierung, wie Achsiographie oder Pantographie
extravertiert	weltoffen; Gegensatz: introvertiert
extrazellulär	außerhalb der Zelle
extrem	äußerst, schrankenlos
Extremitäten	Gliedmaßen
Extrusion	Verlängerung, z. B. von Zähnen = extrudierte Zähne aufgrund fehlender Antagonisten oder infolge kieferorthopädischer Einwirkung; auch Elongation, siehe dazu auch: elongierte Zähne
exzentrisch	außerhalb der Mitte gelegen
exzessiv	übermäßig, maßlos, überschwenglich
exzidieren	ausschneiden
Exzision	Ausschneidung
Exzitantia	anregende Mittel

Raum für persönliche Ergänzungen

Raum für persönliche Ergänzungen

F.	Abk. für Foramen
Facette	geschliffene Schrägseite, schräge Schleifkante; in der Zahnheilkunde = Verblendschale oder ausgeschliffener Porzellan- bzw. Kunststoffzahn zu Verblendzwecken
facettieren	seitlich schrägschleifen, z. B. der Facettenschliff bei früher verarbeiteten Porzellanzähnen im Kronen- und Brückenersatz
facial	das Gesicht betreffend, zum Gesicht gehörig
Facialislähmung	Lähmung einer Gesichtshälfte bedingt durch eine Mandibularanästhesie, bei der das Anästhetikum in den Bereich des N. facialis gelangte; diese Lähmung ist harmlos und verschwindet von selbst
Facies	Gesicht, Antlitz, Aussehen, Fläche, Oberfläche
Facies anterior	Vorderfläche, Gesichtsfläche
Facies inferior linguae	Zungenunterfläche
Facies infratemporalis	Unterschläfenfläche
Facies nasalis	Nasenfläche
Facies orbitalis	Augenhöhlenfläche
Facies posterior	Rückfläche
Facing (engl.)	ästhetische Korrektur verfärbter Frontzähne mit keramischen Verblendschalen (Veneers); auch keramische Laminate genannt
Faksimile	getreue Nachbildung einer Zeichnung, eines Druckes oder einer Schrift
Faktum	Tatbestand; de facto = tatsächlich
Fakultas	Lehrbefähigung
fakultativ	freiwillig, möglich, nach eigenem Ermessen

fakultative Befunde

fakultative Befunde	Befunderhebung am Kauorgan, die nach eigenem Ermessen und zusätzlich zu den obligaten Befunden durchgeführt werden, z. B. der röntgenologische Befund der Kiefergelenke und die photographische Festhaltung der Schlussbisslage vor Beginn der Behandlung (FRÖHLICH/KÖRBER)
falciformis	sichelförmig
Falx	Sichel, sichelförmige Bindegewebsplatte
Falx cerebri	sichelförmiger Fortsatz der Dura mater encephali
Fascia	derbe Bindegewebshülle, die einzelne Organe umgibt
Fasciculus	Bündelchen; Muskelfaser- oder Nervenbündel
Fasciculus opticus	Sehnervenbündel
Fasciculus atrioventricularis	Bündel von Reizleitungsfasern zwischen Vorhofknoten und Papillarmuskeln = Reizleitungssystem des Herzens
Fauces	Schlund; Isthmus faucium = Rachenenge
Fausse route (franz.)	falscher Weg; in der Zahnheilkunde Bezeichnung für eine Perforation des Wurzelkanals, die nicht beabsichtigt war; siehe auch: Via falsa
FAX	Telefax; Fernkopieren. Übertragung von Schriftstücken als Fotokopien zwischen Telefax-Kopiergeräten über das Fernsprechnetz
Faxmodem	Modem, mit dem Faxe aus dem Computer versendet werden können, ohne dass diese erst auf Papier ausgedruckt werden müssen
fazial	das Gesicht betreffend; auch: facial
Fazialis	Kurzbezeichnung für N. facialis = Gesichtsnerv
F.D.I.-Zahnschema	Am 1. Januar 1971 international eingeführte Bezeichnung der Zähne des permanenten und temporären Gebisses nach dem „Zwei-Ziffern-System", 1970 von der Fédération Dentaire International empfohlen, siehe auch: Two-Digit-System
febril	fiebrig
Febris	Fieber
Fel	Galle
feminin	weiblich
femoralis	zum Oberschenkel gehörig
Femur	Oberschenkelknochen

Feststelltaste	Taste auf einer PC-Tastatur, die zur Verriegelung für Großbuchstaben dient. Die Umschalttaste (mit Pfeil nach oben) kann durch die Feststelltaste (dargestellt mit Pfeil nach unten) fixiert werden, so dass nur Großbuchstaben bzw. die obere Funktion einer Taste geschrieben werden
fetal	zum Fetus gehörig
Fetus	ungeborenes Kind
Fibra, Fibrae	Faser, Fasern
Fibrae circulares	zirkuläre Faserbündel um den Zahnhals; früher: Ligamentum circulare
Fibrae dentoalveolares	dento-alveoläre Faserbündel; auch Sharpeysche Fasern genannt
fibrillär	feinfaserig, fibrillenartig
Fibrillen	feine Fasern, besonders Muskel- und Nervenfasern
Fibrin	Blutfaserstoff, Eiweißstoff im Blut
fribrinös	fibrinhaltig, durch Bildung von Fibrin gerinnend
Fibrinogen	Eiweißsubstanz, aus der sich bei der Blutgerinnung das Fibrin bildet
Fibroblasten	Bildungszellen des Bindegewebes
Fibrocartilago	Faserknorpel
fibrös	aus festem Bindegewebe bestehend
Fibrom	gutartige Bindegewebsgeschwulst, in der Mundhöhle auftretend
Fibrose	allgemeiner Begriff für eine Bindegewebswucherung
Fibrozyten	aus den Fibroblasten hervorgegangene Zellen, die das faserige Bindegewebe bilden
Fibula	Wadenbein, äußerer Knochen des Unterschenkels
fibularis	zum Wadenbein gehörig
Fiktion	Annahme, Erdichtung, Traumbild
fiktiv	angenommen, erdichtet
Fila	Fasern; Singular: Filum
Filamentum	ein submikroskopisches Fäserchen
Fila olfactoria	Riechfäden; kleine Faserbündel aus marklosen Neuriten der Riechzellen, treten durch die Siebbeinplatte und laufen zum oberen Nasenabschnitt in die Riechschleimhaut
filiformis	fadenförmig, z. B. Papilla filiformis der Zunge

Filum

Filum	Faden; in der Anatomie: fadenförmige Gebilde
Fimbria	Franse
fimbriatus, -a, -um	mit Fransen versehen, z. B. Plica fimbriata = Unterzungenfalte, sägezahnförmige Falte seitlich vom Frenulum linguae
finieren	glätten, polieren; siehe: Finierer
Finierer	Hartmetall-Schleifkörper mit feinen Längsrillen in den Ausführungen rund, konisch, spitz, zylindrisch, flammen-, birnen- und torpedoförmig u. v. a., zum Finieren, Glätten und Polieren von Gussobjekten des Kronen- und Brückenersatzes; in der Zahnheilkunde zum Finieren von Füllungsrändern und Glätten bzw. Nacharbeiten von präparierten Zahnstümpfen
Finis	Ende
Fischer-Winkel	so bezeichnet wird der Winkel zwischen der sagittalen Kondylenbahn und der Bewegungsbahn des schwingenden Kondylus (Leerlaufkondylus) in der Sagittalebene; in einer Pantographie ist der Fischer-Winkel (5 bis 10°) zwischen aufgezeichneter Mediotrusion und Protrusion zu erkennen
Fissur	Spalte, Spaltbildung, Furche in den Kauflächen der Prämolaren und Molaren; fissura, fissurae
Fissura orbitalis inferior	Spalte zwischen großem Keilbeinflügel und Pars orbitalis des Oberkiefers für den Durchtritt des Nervus infraorbitalis und N. zygomaticus und der Arteria infraorbitalis
Fissura pterygomaxillaris	Knochenfuge zwischen Oberkiefer und der äußeren Lamelle des Flügelfortsatzes des Keilbeins
Fistel	Röhrengang; fistula = Röhre, verbindet ein Organ des Körpers mit der Oberfläche oder nach innen zu anderen Organen der Körperhöhlen, leitet Sekrete ab, wonach die Fistel meist bezeichnet wird
Fistula buccalis	Wangenfistel
Fistula colli	Halsfistel
Fistula dentalis	Zahnfistel
Fistula gingivalis	Zahnfleischfistel
Fistula salivalis	Speichelfistel
Fixation	Befestigung
Fixationsabformung	auch Überabformung mittels verwindungssteifer

	individueller Löffel, um die räumliche Zuordnung von Primärteilen oder Abdruckpfosten bei kombiniertem oder implantatgetragenem Zahnersatz entsprechend der Mundsituation nach der Einprobe auf das Modell zu übertragen
Fixator	vertikal verstellbarer Okklusionshalter mit einstellbarer Bisssperre zur Herstellung kieferorthopädischer Geräte, mit denen u.a. die Bisslage verändert werden soll
Fixturen	1965 setzte Prof. Per-Ingwar Branemark die ersten Fixturen in Form von Schrauben-Implantaten bei einem zahnlosen Patienten; der Standard-Durchmesser betrug 3,75 mm, heute beträgt er 3,25 bis 5 mm
FKO	Abkürzung für Funktionskieferorthopädie, auch verwendet für funktionskieferorthopädische Geräte
FKO-Geräte	z. B. Aktivatoren; Bionator nach BALTERS. Kinetor nach STOCKFISCH, Funktionsregler nach FRÄNKEL, Gebissformer nach BIMLER
flavus, -a, -um	gelb, blond, goldgelb
Flexetten	Wachs- oder Kunststoffprofile zum rationellen Modellieren von Modellgussprothesen für Klammern und Bügel sowie Abschlussleisten und Sattelretentionen
flexibel	biegsam
Flexura	Biegung, Krümmung, gebogener Abschnitt
Flora	Pflanzenwelt; gebraucht auch für die Mikrobien in der Mundhöhle = Mundflora
florid	lat.: floridus = blühend; voll entwickelt, stark ausgeprägt, rasch fortschreitend, z. B. floride Karies
flottieren	flattern; Verwendung in der Zahnheilkunde für die starke Beweglichkeit des Zahnfleisches beim Schlotterkamm, besonders im Oberkiefer
Flügelunterkiefernaht	siehe bei: Plica pterygomandibularis
fluid	flüssig
Fluidum	Flüssigkeit
Fluktuation	die Bewegung einer Flüssigkeitsansammlung im Gewebe beim Betasten, z. B. bei einem Abszess
fluktuieren	schwanken, wechseln, wogen, in Zu- und Abgang in Erscheinung treten
Fluoreszenz	das Leuchten mancher Stoffe während der Dauer ihrer Belichtung, z. B. beim Flussspat

Fluoridierung

Fluoridierung	Anwendung von Fluorverbindungen, z. B. die Fluoridierung des Trinkwassers als Fluor-Prophylaxe
Fluxion	Blutandrang, Wallung
Foetor	schlechter Geruch, Gestank
Foetor ex ore	schlechter Mundgeruch
fokal	auf einen Herd bezüglich
Fokalinfektion	Herdinfektion; von einem Infektionsherd (Zähne, Mandeln, usw.) ausgehende Weiterleitung der Infektion auf abgelegene Organe (Herz, Nieren, Gelenke)
Fokus	in der Optik: Brennpunkt; in der Röntgenröhre: bestimmte Stelle an der Anode, an der die Röntgenstrahlen entstehen; in der Medizin: meist chronische Entzündungsherde mit weitreichender Wirkung auf ferne Organe
Folia	Blätter; folium = Blatt
Folliculi lingualis	Zungenbälge; die Gesamtheit der unregelmässig über den Zungengrund verteilten lymphatischen Gewebshaufen (Folliculi lingualis) bilden die Tonsilla lingualis
Folliculus	Bläschen, kleiner Schlauch
Folliculus dentis	Zahnsäckchen
Follikel	schlauchförmige Drüse, besonders der Haut
follikulär	schlauchartig; in der Zahnheilkunde auf das Zahnsäckchen bezogen
Fontanelle	häutige Verbindung der einzelnen Schädelknochen beim neugeborenen Kinde, die große Fontanelle liegt zwischen Stirn- und Scheitelbeinen, die Verknöcherung tritt erst 12 bis 18 Monate nach der Geburt ein
Foramen	Loch; Plural = Foramina; F.: Abk. für Foramen
Foramen apicale	gebräuchliche Bezeichnung für Wurzelspitzenloch
Foramen apicis dentis	Öffnung des Wurzelkanals an der Wurzelspitze
Foramen caecum (dentis)	blindes Loch auf den Palatinalflächen oberer Lateraler; kariesanfällige Zone
Foramen incisivum	Schneidezahnloch hinter den oberen Zentralen im Zwischenkiefer
Foramen infraorbitale	Unteraugenhöhlenloch; vordere Mündung des Canalis infraorbitalis

Foramen jugulare	großes Loch zwischen Os temporale und Os occipitale
Foramen magnum	großes Hinterhauptloch
Foramen mandibulae	Unterkieferloch; an der Innenseite des aufsteigenden Unterkieferastes, Eingang zum Unterkieferkanal
Foramen mentale	Kinnloch; an der Außenfläche des Unterkieferkörpers unter dem zweiten Prämolaren, Austrittsstelle des Nervus mentalis
Foramen ovale	ovales Loch in der Wurzel des großen Keilbeinflügels für den Durchtritt des Nervus mandibularis
Foramen palatinum majus	großes Gaumenloch am Hinterrand des knöchernen Gaumens zwischen Gaumen- und Oberkieferbein, Ende des Canalis palatinus major
Foramen rotundum	rundes Loch im großen Keilbeinflügel für den Nervus maxillaris
Foramen sphenopalatinum	auch Foramen pterygopalatinum; Öffnung oben in die Flügelgaumengrube, führt in die Nasenhöhle
Foramen stylomastoideum	Griffelwarzenloch, liegt zwischen Griffel- und Warzenfortsatz des Schläfenbeins
Foramen vertebrale	Wirbelloch; die Foramina vertebralia bilden in ihrer Gesamtheit den Wirbelsäulenkanal
Foramina palatina minora	kleine Gaumenlöcher, Öffnungen der Canales palatini minores
forensisch	gerichtlich, das Gericht betreffend
Formation	Bildung, Gestaltung
formativ	gestaltend
Fornix	Gewölbe
Fornix pharyngis	Schlunddach; Dach des Cavum pharyngis unter dem Keilbein
Fornix vestibuli	Umschlagfalten; Grenze zwischen unbeweglicher und beweglicher Schleimhaut im Mundvorhof des Ober- und Unterkiefers; eine Funktionsabformung kann den genauen Verlauf der Umschlagfalte festhalten, so dass der Prothesenrand beim Sprechen und Kauen nicht stört bzw. die Prothese nicht anhebt
forte	stark, laut
Fossa	Grube, Graben, Vertiefung, Einbuchtung
Fossa canina	Eckzahngrube; Grube unterhalb des Foramen infraorbitale an der Außenfläche des Oberkiefers, Ursprung des Musculus caninus bzw. M. levator anguli oris (Mundwinkelheber)

Fossa cranii anterior

Fossa cranii anterior	vordere Schädelgrube; sie reicht von der Stirnwand bis zum kleinen Keilbeinflügel, dient zur Aufnahme des Frontallappens des Gehirns; früher: Fossa cranii frontalis
Fossa cranii media	mittlere Schädelgrube; reicht vom kleinen Keilbeinflügel bis zur oberen Kante der Felsenbeinpyramide; Aufnahme des Temporallappens des Gehirns
Fossa cranii posterior	hintere Schädelgrube; reicht bis an die hintere Schädelwand, Aufnahme des Kleinhirns; früher Fossa cranii occipitalis
Fossa digastrica	erbsengroße Grube am vorderen unteren Rand der Unterkieferbasis unterhalb der Spina mentalis, als Ansatzstelle des vorderen Bauches des M. digastricus; früher: Fossa musculi biventeris; Zweibauchmuskelgrube
Fossa infratemporalis	Unterschläfengrube; untere Fortsetzung der Fossa temporalis; sie enthält den Processus coronoideus, den Musculus pterygoideus lateralis und den unteren Teil des Musculus temporalis
Fossa glandulae lacrimalis	Grube für die Tränendrüse im seitlichen Augenhöhlenwinkel
Fossa jugularis	Grube neben der Incisura jugularis des Schläfenbeins
Fossa mandibularis	Grube am Schläfenbein für das Gelenkköpfchen des Unterkiefers
Fossa pterygoidea	Grube zwischen der mittleren und äußeren Lamelle des Flügelfortsatzes des Keilbeins
Fossa pterygopalatina	Flügelgaumengrube, zwischen Flügelfortsätzen des Keilbeins, Gaumen- und Oberkieferbein
Fossa temporalis	Schläfengrube
fossil	urzeitlich, versteinert ausgegraben
Fossula	Grübchen, kleiner Graben
Fovea	Grube, leichte Vertiefung, Mulde
Fovea pterygoidea	Grube an der Vorderfläche von Gelenkkopf und Gelenkhals des Unterkiefers, Ansatzstelle für den Musculus pterygoideus lateralis
Fovea sublingualis	Grube vorne oberhalb der Linea mylohyoidea für die Glandula sublingualis
Fovea submandibularis	Grube hinten unterhalb der Linea mylohyoidea für die Glandula submandibularis

Foveola	Grübchen, Verkleinerung von Fovea
Foveola palatina	Gaumengrübchen dorsal am harten Gaumen neben der Mittellinie
fragil	zerbrechlich
Fragment	Bruchstück, Überbleibsel
fraktioniert	aufgeteilt, unterteilt, in Bruchteilen erfolgend
Fraktur	Knochenbruch
frakturiert	abgebrochen
Frankfurter Horizontale	1882 auf dem Anthropologen-Kongress in Frankfurt/Main eingeführt zur Vereinheitlichung kraniometrischer Methoden: verläuft vom oberen Rand des Porus acusticus externus zum tiefsten Punkt des unteren Augenhöhlenrandes (Orbitalpunkt)
Freedom in centric (engl.)	Freiheit in Zentrik; siehe auch Okklusionsfeld
Freedom of movement (engl.)	Bewegungsfreiheit; Freiheit in der Zentrik; okklusaler Bewegungsspielraum für die tragenden Höcker in sagittaler und transversaler Richtung zwischen RKP und IKP
Freeway space (engl.)	2 bis 4 mm Abstand zwischen oberer und unterer Zahnreihe in der Ruhelage, früher Ruheschwebelage; auch Interokklusalabstand
Frenektomie	chirurgische Ausschneidung oder Durchtrennung des Lippenbändchens, besonders im Oberkiefer; auch Frenulektomie
Frenula buccae	die Wangenbändchen; Einzahl: Frenulum buccae
Frenulum	das Bändchen; Mehrzahl: Frenula
Frenulum labii inferioris	unteres Lippenbändchen
Frenulum labii superions	oberes Lippenbändchen
Frenulum labii superioris anomale	bis zur Papilla incisiva durchgewachsenes Lippenbändchen u. a. Entstehungsursache eines Diastema
Frenulum linguae	Zungenbändchen
frequent	häufig
Frequenz	Häufigkeit, Schwingungszahl, Besucherzahl
Friction grip (engl.)	Reibungshaftung; FG-Schleifkörper in der Zahnheilkunde für Turbinen mit einer Schaftstärke von 1,6 mm

frikativ

frikativ	durch Reibung haftend
Friktion	Reibung, Haftreibung, Gleitreibung, Reibungshaftung eines parallelwandigen Geschiebes oder Teleskopes bzw. deckungsgleich ineinandergleitender Körper
Fritten	Schmelzen keramischer Massen, z. B. bei der Mineralzahnherstellung
frontal	die Vorderseite betreffend, parallel zur Stirn
Frontalebene	eine von drei Hauptebenen des menschlichen Körpers, die senkrecht, aber quer zur Blickrichtung verläuft; außerdem eine Horizontal- und eine Sagittalebene
frontalis	auf die Stirn bezüglich, zur Stirn gehörig
Frontotemporale	kephalometrischer Messpunkt; der am weitesten mesial gelegene Punkt der Linea temporalis superior; zwischen den beiden Fronto-temporalia wird die kleinste Stirnbreite gemessen
Frontzahnführung	siehe dazu Inzisalführung
Frontzahn-Jig	Frontzahnreiter; siehe bei Jig
Frontzahntorque	torquere, lat. = drehen; ein Frontzahntorque wird mit Hilfe quadratischer und rechteckiger Drahtstärken (siehe bei: Torquezangen), die in Brackets mit größtmöglicher Gleitmechanik laufen, in kürzester Behandlungszeit erreicht
Frontzahntreppe	Aufstellung der Oberkiefer-Frontzähne zur Kauebene, wobei die Schneidekanten der seitlichen Schneide-zähne höher als die der mittleren und auch die Eckzähne höher als die mittleren Schneidezähne aufgestellt werden; auch Ackermann-Stufe genannt
Frustration	Versagung, Enttäuschung, Vereitelung
Fuligo	dunkelbrauner Belag auf Zähnen und Mund-schleimhaut bei langanhaltendem, schwerem Fieber
Functio laesa	gestörte Funktion eines entzündeten Organs; nach den vier klassischen Entzündungssymptomen Hitze – Rötung – Schwellung – Schmerz – folgt die gestörte Funktion
Fundus	Boden, Grund
Fungi	Pilze; Fungus = Pilz, Schwamm
fungiformis	pilzförmig
fungistatisch	das Pilzwachstum hemmend
fungizid	die Pilze abtötend

Funiculus	kleiner Strang
Funktion	Tätigkeit eines Organes, Gewebes oder einer Zelle
funktionell	die Tätigkeit betreffend
Funktionsanalyse	auch funktionelle Gebißanalyse; unterteilt in instrumentelle und klinische F.; die instrumentelle F. wird mittels Artikulatoren durchgeführt, z. B. bei Rehabilitationen mit Wiederaufbau von mindestens zwei Stützzonen, bei Neueinstellung der habituellen Interkuspidation sowie bei Parodontopathien mit erforderlicher systematischer Befunderhebung und Behandlung; die klinische F. sollte grundsätzlich vor jeder zahnärztlichen Behandlung und in jedem Falle vor einer instrumentellen F. durchgeführt werden und dabei einen Muskel- und Gelenkbefund sowie eine optische Kontrolle der habituellen Interkuspidation umfassen; sie ist die Grundlage für Diagnose und Therapie
Funktionskiefer-orthopädie	Norwegisches System nach Andresen/Häupl (1935); Muskelreflexmethode der Kieferorthopädie, die unter Vermeidung mechanisch wirkender Hilfsmittel die kaufunktionell wirkenden Kräfte, durch den Aktivator übertragen, zur Bewegung der Zähne benutzt
fusiform	spindelförmig
Fusion	fusio (lat.) = Gießen, Schmelzen; z. B. Vereinigung der Bilder des rechten und linken Auges zu einem einzigen Bild. Vereinigung oder Verschmelzung von Kapitalgesellschaften
fusionieren	verschmelzen
Futurologie	Zukunftsforschung, Zukunftsdeutung

Raum für persönliche Ergänzungen

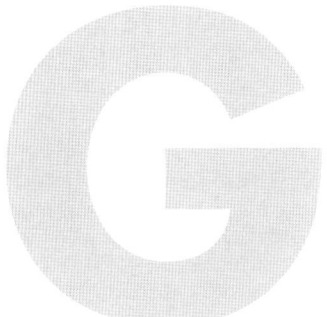

galakto..., Galakto...	Bestimmungswort von Zusammensetzungen mit der Bedeutung „Milch, milchartige Flüssigkeit"
Galea	Haube, Helm; Kopfschwarte
Galea aponeurotica	Sehnenhaube des Schädeldaches
Galvanisation	Anwendung elektrischen Gleichstromes zur Behandlung,1789 von GALVANI für die Behandlung gelähmter Muskeln entdeckt
galvanisieren	auf elektrischem Wege mit einer Metallschicht überziehen, z. B. Verkupfern
Galvanometer	Gerät zum Messen geringer Stromstärken
Galvanotechnik	eine Technik von überwiegend Galvano-keramischen Einzelkronen, auch kleinen Brücken, spannungsfreien Implantat-Suprastrukturen sowie Inlays und Onlays. In der Doppelkronentechnik können auf die Primär-kronen in direkter Technik galvanische Sekundär-kronen gefertigt werden. Die Kronenbasis ist ein Gerüst aus ca. 0,2 mm reinem Gold (99,9 % Gold), das elektrolytisch über mehrere Stunden auf einen mit Leitsilber beschickten Gipsstumpf abgeschieden wird. Eine Gerüsteinprobe im Munde ist möglich, da die stabilen Gerüste eine Härte von ca. 100 HV aufweisen
Ganglienzellen	Nervenzellen
Ganglion	Nervenknoten, Anhäufung von Nervenzellen im Verlauf der Nervenbahnen; Plural = Ganglia, Ganglien
Ganglion ciliare	Augennervknoten, ca. 2 cm hinter dem Augapfel, gehört in den Nervenbereich des Nervus ophthalmicus
Ganglion geniculi	sensibles Ganglion am Facialisknie im Felsenbein
Ganglion oticum	unter dem Foramen ovale gelegenes Ganglion,

Ganglion pterygopalatinum

	zum N. mandibularis gehörend, schickt sekretorische Fasern zur Glandula parotis
Ganglion pterygopalatinum	am Foramen sphenopalatinum gelegenes parasympathisches Ganglion
Ganglion submandibulare	Unterkieferganglion, gehört zum N. lingualis, liegt über oder vor der Glandula submandibularis
Ganglion trigeminale	früher auch Ganglion semilunare oder G. gasseri, Ganglion des N. trigeminus (sensibler Teil), liegt an der medialen Felsenbeinvorderfläche in der mittleren Schädelgrube
Gangrän	fauliger, brandiger Zerfall infolge Gewebsein-schmelzung; Gangrän der Pulpa = Zersetzung der devitalen Pulpa
gangränös	brandig zerfallen, jauchig riechend
Gaster	Magen; auch Ventriculus
gastrisch	gastro-, zum Magen gehörig
Gastritis	Magenschleimhautentzündung
gastro..., Gastro...	Bestimmungswort von Zusammensetzungen mit der Bedeutung „Magen, den Magen betreffend, Bauch, bauchig"
Gastroenteritis	Magen-Darmentzündung, Brechdurchfall
gastrogen	vom Magen ausgehend
gastrointestinal	Magen und Darm betreffend
Gastroskopie	Magenspiegelung
Gastrotomie	operative Magenöffnung
Gastrospasmus	Magenkrampf
Gebissanalyse	auch Funktionsanalyse, siehe dort
Gel	gallertartige elastische Masse, die in der Zahnheilkunde als thermoplastische Abformmasse (Hydrokolloid) und in der Zahntechnik als Dubliermasse verwendet wird; bei Temperaturen über 70° als dünnflüssiges Sol, das bei Abkühlung auf ca. 45-37° (Gelationstemperatur) zu einem elastischen Gel erstarrt; der Vorgang ist reversibel; Gel = Abkürzung von Gelantine
Gemelli	Zwillinge; auch Gemini
Geminatio dentis	Zwillingsbildung von Zähnen
Gen	Erbfaktor, Erbgut, Erbeinheit, im Zellkern bzw. in den Chromosomen enthalten; Plural: Gene

Generika	Generikum (Singular) ist ein Arzneimittel, das im Gegensatz zum eingetragenen Warenzeichen als Handelsname die chemische Kurzbezeichnung trägt; nicht geschützte und nicht schutzfähige Kurzbezeichnung; Arzneimittel, die man „Generika" nennt, sind erheblich preiswerter für den Endverbraucher, da keine Forschungs- und Entwicklungskosten anfallen
Genese	Entstehung, Entwicklung
Genetik	Lehre von der Entstehung und Entwicklung der Arten, Lehre von der Vererbung
genetisch	die Entstehung betreffend, entwicklungsgeschichtlich, erblich bedingt
genioglossus	vom Kinn zur Zunge ziehend; Musculus genioglossus = Kinnzungenmuskel
geniohyoideus	vom Kinn zum Zungenbein ziehend; Musculus geniohyoideus = Kinnzungenbeinmuskel
Genitalien	Geschlechtsorgane
Genotypus	die Summe aller Gene ist der Genotypus; siehe auch Phänotypus
Genu	Knie; Geniculum = kleines Knie
genuin	angeboren, unverfälscht, natürlich
Genus	Geschlecht, Gattung
Geriatrie	Lehre von den Krankheiten des alten Menschen
Germektomie	Entfernung eines Zahnkeimes als Teil einer kieferorthopädischen Notwendigkeit
Gerontologie	Lehre vom Altern
Gerontostomatologie	Lehre von der Zahnheilkunde des Alters; auch Gerodontologie
Gesichtsbogen	siehe Transferbogen
Giga… (griech.)	in Zusammensetzungen: das Milliardenfache (der betr. Einheit)
GIGA	Maßeinheit für 1000 Mega, z. B. 1024 Mega-BYTE
GIGABYTE	Abkürzungen: GB oder GBYTE Es betragen: 1 GB = 1024 MB (MEGABYTE), 1 MB = 1024 KB (KILOBYTE), 1 KB = 1024 BYTE Die genaue Menge beträgt 1 073 741 824 Einheiten (BYTE)

Gigantismus

Gigantismus	Riesenwuchs
Gingiva	Zahnfleisch
Gingiva mucosa vestibularis	beweglicher und weicher Teil der Schleimhaut, des Mundvorhofs und der Umschlagfalte
Gingiva propria	unbewegliche Schleimhaut auf dem Alveolarkamm, unverschieblich, sehr gut belastbar, auch Kammhaut genannt
Gingivadehiszenz	Zurückweichen des Gingivalrandes und Freilegen der Zahnhälse, besonders vestibulär, infolge traumatisierender Okklusion, meist irreparable Schäden im marginalen Parodont einzelner Zähne, auch mit entzündlichen Erscheinungen verbunden
Gingivahyperplasie	Gewebsvermehrung, die sich aus dem Approximalraum entwickelt; einzelne oder zahlreiche Papillen sind vergrößert, in deren Folge sich Pseudotaschen ausbilden
gingival	das Zahnfleisch betreffend
Gingivalsulkus	Zahnfleischfurche, Sulcus gingivae
Gingivalrand-retraktion	zurückgezogener Gingivalrand als Gingivadehiszenz sowie lokale mechanische Traumen durch Einwirkung von Halteelementen partieller Prothesen, aber auch die Zerstörung marginaler Parondontalgewebe durch direkte Druckeinwirkung von Prothesenrändern, die direkt dem Zahn angelegt sind = unzureichende Parodontienfreiheit
Gingivalrand-proliferation	girlandenförmige Wulstbildungen des Gingivalsaumes infolge eines zu geringen Abstandes von Bügel- oder Skeletträndern partieller Prothesen; der chronisch-mechanische Reiz führt dabei zu einer Gewebshyperplasie
Gingivamaske	siehe Zahnfleischmaske
Gingivektomie	chirurgische Abtragung der Gingiva bis zum Boden der Zahnfleischtasche, wobei die tiefste Stelle der Tasche zum höchsten Punkt der Gingiva wird
Gingivitis	oberflächliche Entzündung des Zahnfleischsaumes ohne vertiefte Zahnfleischtaschen und ohne röntgenologisch erkennbaren Knochenabbau
Gingivitis gravidarum	Schwangerschaftsgingivitis
Gingivitis ulcerosa	geschwürbildende Form der Zahnfleischentzündung
Glabella	Glatze; Teil des Stirnbeins zwischen den Augenbrauen; vorspringender Punkt am unteren

	Rande des Stirnbeins = kraniometrischer Messpunkt; siehe auch: Nasion
Glabellastütze	Teil eines arbiträren Gesichtsbogens; wird unter Druck gegen das Nasion verschraubt, nachdem dessen olivenförmige Enden in die äußeren Gehörgänge eingeführt wurden
glandotrop	auf Drüsen einwirkend
Glandula	Drüse
Glandulae buccales	kleine Speicheldrüsen an der Innenseite der Wangen, Wangendrüsen
Glandulae labiales	kleine Speicheldrüsen an der Innenseite der Lippen, Lippendrüsen
Glandula lacrimalis	Tränendrüse
Glandulae linguales	eine Vielzahl von mukösen, serösen und gemischten Drüsen an Seiten- und Hinterfläche der Zunge
Glandula lingualis anterior	gemischte Drüse in der Zungenspitze mit mehreren Ausführungsgängen an der Zungenunterseite; früher: Glandula apicis linguae
Glandulae mucosae	Schleimhautdrüsen
Glandulae oris	Drüsen des Mundes
Glandulae palatinae	Schleimdrüsen der Gaumenschleimhaut, zwei größere Pakete rechts und links der Mittellinie, Gaumendrüsen
Glandula parathyroidea	hinter der Schilddrüse gelegenes Epithelkörperchen
Glandula parotis	Ohrspeicheldrüse
Glandula pituitaria	Hypophyse; im Türkensattel gelegene Hirnanhangdrüse
Glandulae salives	Speicheldrüsen
Glandulae sebaceae	Talgdrüsen der Haut
Glandula sublingualis	Unterzungenspeicheldrüse
Glandula submandibularis	Unterkieferspeicheldrüse
Glandulae sudoriferae	Schweißdrüsen
Glandulae suprarenales	Nebennieren
Glandula thyroidea	Schilddrüse
glandularis	drüsenartig, zu einer Drüse gehörig
glenoidalis	zur Gelenkgrube gehörend; z. B. die microglenoiden Kaugruben der unteren zweiten Prämolaren und

Globularschicht

	Molaren der Condyloform-Backenzähne nach GERBER sind von der Zahnmitte nach lingual und damit zum Prothesenzentrum hin verlagert
Globularschicht	Gewebsschicht in der Dentin-Zementgrenze
Glossa (griech.)	Zunge; anatomisch selten verwendete Bezeichnung für Lingua (lat.) = die Zunge
Glossalgie	Zungenschmerz, Zungenneuralgie
Glossitis	Zungenentzündung
Glossitis traumatica chronica	durch Prothesendruck entstandene Zungenentzündung
glosso..., Glosso... (griech.)	Bestimmungswort von Zusammensetzungen mit der Bedeutung „Zunge"
Glossodynie	Zungenbrennen; an den Zungenrändern und der Spitze
glossopharyngeus	Zunge und Schlund betreffend
Glossoplegie	halbseitige Zungenlähmung
Glossoptose	Zurücksinken der Zunge, besonders bei Bewusstlosigkeit
Glossoschisis	Längsspaltung der Zunge
Glossospasmus	Zungenkrampf
Glossotomie	völlige oder teilweise operative Entfernung der Zunge
Glottis	aus den beiden Stimmlippen bestehender, stimmbildender Teil des Kehlkopfes
Glykämie	Blutzuckerkonzentration
Gnathion	Kinnpunkt; tiefste Stelle an der Kinnmitte am knöchernen Unterkieferrand
gnathisch	auf den Kiefer bezogen
Gnathodynamometer	Kaudruckmesser
gnathogen	vom Kiefer ausgehend
Gnathologie	ist die Wissenschaft der funktionellen Beziehungen des stomatognathen Systems und ihre Beachtung in der zahnmedizinischen Therapie
Gnathomat	kaubahnbezogener Bewegungssimulator (Firma Ivoclar Dental AG,1977); der fehlende Inzisalstift macht ein kaubahnbezogenes Vorgehen möglich, in dem die Führungsfacetten der Zähne zu Führungselementen der dynamischen Okklusion werden
Gnathometrie	kieferorthopädische Ausmessung des Gebisses

Gnathoschisis	angeborene Spaltung des Oberkiefers
Gonaden	Geschlechtsdrüsen
Gonion	Messpunkt; der am weitesten unten, hinten und außen gelegene Punkt am Unterkieferwinkel
Gotischer Bogen	ist die Aufzeichnung der lateralen und protrusiven Grenzbewegungen des Unterkiefers in der Horizontalebene; auch Pfeilwinkelregistrat genannt, siehe auch dort
graduell	stufenweise, allmählich
graduiert	in Grade einteilen; eine Hochschulwürde erteilen
Granulation	Körnung, Körnchenbildung
Granulationsgewebe	neu gebildetes Narbengewebe
Granulom	in der Zahnheilkunde = apicales Granulom: bindegewebige Kapsel um ein bakterienhaltiges Granulationsgewebe an der Wurzelspitze als Folge einer aus dem Wurzelkanal austretenden Infektion
granulös	körnig
Granulozyten	sie stellen den größten Anteil der Leukozyten des Blutes, entstehen im blutbildenden Knochenmark
Granulum	Körnchen; Plural: Granula
gravid	schwanger
Gravida	die Schwangere
Gravidität	Schwangerschaft
gravierend	erschwerend
grazil	zierlich, schlank
grossus, -a, -um	grob
Gruppenkontakt	dynamische Okklusion zwischen mehreren Zähnen des Ober- und Unterkiefers auf der Laterotrusionsseite; wird auch als Gruppenführung bezeichnet
Gutta	Tropfen
Guttapercha	in der Zahnheilkunde ein provisorisches Verschlussmittel für Kavitäten und Wurzelkanäle; wird durch Erwärmung plastisch
Guttur	Kehle
guttural	die Kehle betreffend
gynäko..., Gynäko... (griech.)	Bestimmungswort von Zusammensetzungen mit der Bedeutung „Frau, Frauen"

Gynäkologe

Gynäkologe	Frauenarzt
Gynäkologie	Lehre von den Frauenkrankheiten
Gysi, Alfred	Prof. der Zahnheilkunde/Zürich (31.8.1865 – 6.11.1957); Begründer der klassischen Artikulationslehre; entwickelte mehrere Artikulatoren, wie den Simplex-Artikulator und 1925 den ersten individuell einstellbaren Gysi-Trubyte-Artikulator mit einem Gesichtsbogen; 1912 fertigte er die Anatoform-Zähne und gab dazu Aufstellregeln an; auf Vortragsreisen ernennen ihn 26 zahnärztliche Gesellschaften zu ihrem Ehrenmitglied

Raum für persönliche Ergänzungen

Raum für persönliche Ergänzungen

Raum für persönliche Ergänzungen

Habilitation	Erwerb der Lehrbefugnis an einer Hochschule
Habits	Angewohnheiten; schädlich wirkende Gewohnheiten, wie Lutschen, Lippenbeißen, Zungenpressen sowie falsche Schluckgewohnheiten
habituell	oft wiederkehrend, üblich
Habituelle Interkuspidation	Zusammenschluss der Oberkiefer- mit den Unterkieferzähnen im maximalen Vielpunktkontakt, aus dem Begriff Interkuspidationsposition abgeleitet und deshalb als IKP bezeichnet; früher Schlussbissstellung; heute als habituelle Okklusion bezeichnet, eine gewohnheitsmäßig eingenommene statische Okklusion; auch maximale Interkuspidation genannt
habituell saubere Zone	Ausdehnung der Kavitäten in die h. s. Z. (n. WANNENMACHER) zur Vermeidung neuer Ansatzpunkte einer sekundären Randkaries
Habitus	Körperbeschaffenheit, äußere Erscheinung
Hämagogum	Mittel, das Blutungen herbeiführt oder fördert
Hämangiom	gutartige Blutgefäßgeschwulst, Blutschwamm
hämatogen	aus dem Blut entstanden
Hämatogramm	Blutbild
Hämatologie	Lehre vom Blut und den Blutkrankheiten
Hämatom	Blutgeschwulst, Bluterguss; blau-rote Verfärbung der Weichgewebe, Entstehung infolge von Trauma, auch nach Injektionen durch Gefäßverletzung
hämo..., Hämo...	vor Selbstlauten: häm..., Häm... Bestimmungswort von Zusammensetzungen mit der Bedeutung „blut-, Blut"
Hämoglobin	Blutfarbstoff; in den roten Blutkörperchen enthalten

Hämophilie

Hämophilie	Bluterkrankheit; Fehlen der Gerinnungsfähigkeit des Blutes
Hämoptyse	auch Hämoptysis; Blutspucken, Bluthusten infolge einer Lungenblutung
Haemorrhagia	Blutung, Bluterguss, Austritt von Blut aus den Gefäßen, durch die Gefäßwand
hämorrhagisch	zu Blutungen führend
hämorrhagische Diathese	angeborene Anlage zu Blutaustritten aus Haut und Schleimhaut; u. a. Skorbut
Hämostatika	blutstillende Mittel
hämostatisch	blutstillend
Halitus	Atem, Dunst, Hauch
Hallux	Großzehe
Halluzination	Wahnbild, Sinnestäuschung
Halogene	Salzbildner; Fluor, Chlor, Brom und Jod bilden mit Metallen ohne Sauerstoff direkt Salze = Halogenide
haloniert	von einem Hof umgeben, umrändert
Hamulus	Häkchen
Hamulus pterygoideus	hakenförmiger Fortsatz der mittleren Lamelle des Flügelfortsatzes des Keilbeins, umschlungen vom M. tensor veli palatini (Gaumenspanner), der den weichen Gaumen spannt; Ursprung der Raphe pterygomandibularis
haplo..., Haplo...	Bestimmungswort von Zusammensetzungen mit der Bedeutung „nur einmal vorhanden, einfach"
Haplodontie	primitive, kegelförmige Zahnform aus Spitze und Wurzel bestehend, bei Reptilien
Hardware (engl.)	alle Module von Computer-Systemen sowie die maschinentechnische Ausstattung des Computers, also alle technischen Einrichtungen von EDV-Anlagen, auch als „harte Ware" bezeichnet. Die Computer-Programme nennt man im Gegensatz dazu Software (weiche Ware); EDV-Kürzel für Hardware = HW
Hard-wire-cutter (engl.)	Schneidezange zum Schneiden von Ligaturen und Drähten bis 0,4 x 0,55 mm (rechteckig)
Hauptantagonist	gleichnamiger Zahn im Gegenkiefer beim Schließen der Zahnreihen in IKP (siehe auch Antagonisten)
HCN	Horizontale Condylenbahn-Neigung; früher Gelenkbahnneigung

Headgear (engl.)	Kopfgestell; kieferorthopädische Apparate mit extra-oraler Befestigung an einer Kopf-Kinnkappe; man unterscheidet einen indirekten Headgear, einen direkten und einen umgekehrten Headgear
heatless (engl.)	nichterhitzend
Heatless-Steine	hitzelos schleifende Schleifkörper
hektisch	krankhafter Zustand; hohes Fieber verbunden mit fleckiger Wangenröte
hekto..., Hekto...	Bestimmungswort von Zusammensetzungen mit der Bedeutung „hundertfach", z. B. Hektoliter, 1 hl = 100 l
Hemeralopie	Nachtblindheit; starke Verminderung der Sehkraft des Auges bei dämmerigem Licht oder bei plötzlichem Hell-Dunkel-Wechsel
hemi ..., Hemi ...	Vorsilbe mit der Bedeutung „halb, halbseitig, zur Hälfte"
Hemiglossitis	Entzündung einer Zungenhälfte
Hemignathie	Fehlen einer Unterkieferhälfte
Hemisektion	Zerteilung eines devitalen Molaren bis zur Bifurkation und Entfernung eines Wurzelteiles; auch Dissektion
hemisezierte Zähne	geteilte und teilweise entfernte Zähne bzw. Zahnwurzeln; siehe auch bei: prämolarisiert
Hemisphäre	Halbkugel
Hepar	Leber
Hepatitis	Leberentzündung
hepatogen	in der Leber gebildet; von der Leber ausgehend
Hepatologie	Lehre von der Leber, ihrer Funktion, ihren Erkrankungen und deren Behandlung
Herbivoren	Pflanzenfresser; siehe auch Ruminantia
hereditär	erblich, vererbt
Heredität	Erblichkeit, Vererbung
Heredopathie	Erbkrankheit
Herpes (griech.)	Bezeichnung für entzündliche Haut- und Schleimhauterkrankungen, die durch Bildung kleiner Hautbläschen charakteristisch sind
Herpes labialis	Bläschenausschlag auf den Lippen, verbunden mit Fieber, Grippe, Angina
Herpes simplex	Bläschenflechte, Virusinfekt
Herpes zoster	Gürtelrose

Hertz	Physikalische Maßeinheit für die periodische Frequenz von Schwingungen, Abk. Hz, nach dem Physiker Heinrich Rudolf Hertz
hetero..., Hetero...	Vorsilbe mit der Bedeutung „anders, fremd, abweichend, ungleich, verschieden"
Heterodontie	Gebiß mit verschiedenartigen Zähnen ausgestattet
heterogen	verschiedenartig
heterolog	abnorm, ungleichartig
heteromer	aus verschiedenartigen Teilen bestehend
heteronom	ungleichwertig
Heterotopie	Anwesenheit von normalem Gewebe an einem dafür ungewöhnlichen Ort; häufig liegt der Gewebsverlagerung eine entwicklungsgeschichtliche Ursache zugrunde; Gewebsentstehung an falscher Stelle, auch verlagerte Zähne
hex..., Hex...	Bestimmungswort von Zusammensetzungen
hexa..., Hexa... (griech.)	mit der Bedeutung „sechs..., Sechs..."
Hexadaktylie	sechs Finger an einer Hand
Hexagon	Sechseck; in der Zahntechnik verwendet bei Implantaten mit Rotationsschutz. Dieser Rotationsschutz garantiert, dass der Implantatpfosten und somit die Restauration gegen Drehungen gesichert wird. Man unterscheidet dabei zwischen einem Implantatkopf mit außenliegendem Hexagon (z. B. Branemark) und einem Implantat mit innenliegendem Hexagon (z. B. Frialit 2), sprich Rotationsschutz. Der Rotationsschutz eines Implantates ist bei der Herstellung von Einzelzahnersatz unerlässlich. Implantat-Systeme ohne Rotationsschutz, jedoch mit Adapter oder einer speziellen Pfostenbefestigung (Ankylos-System), sind ebenfalls rotationsstabil und für Einzelkronen anwendbar.
hexagonal	sechseckig; in der Zahntechnik gebraucht bei Implantaten, wenn es heißt: „die hexagonale Formgebung der Distanzhülse bietet eine garantierte Rotationssicherung bei Einzelkronen"
Hiatodontie	offener Biß, obere und untere Schneidezähne berühren sich nicht
Hiatus	Öffnung
Hiatus maxillaris	große Öffnung in der medialen Knochenwand der Oberkieferhöhle

high speed (engl.)	schnell hochfahren, beschleunigen, schnell aufheizbar; z. B. Speed- oder High-Speed-Einbettmassen für Edelmetall- und Modellgusstechnik, auch als Shock-Heat-Massen bezeichnet, die 15 min ab Anrühren in den aufgeheizten Vorwärmofen gebracht werden können; auch gebraucht bei Bohrmaschinen mit 80.000 – 120.000 Umdrehungen pro Minute
hilär	ein Hilum betreffend
Hilum	Gefäßeintrittsort, Vertiefung an der Oberfläche des Organs; z. B. Hilum renalis = grubenförmige Schlitze an den Nieren, Ein- bzw. Austrittsstelle des Harnleiters und der Nierengefäße und Nierennerven
hinge-axis (engl.)	Scharnierachse; 1921 von McCOLLUM erstmals als „terminal hinge axis" bezeichnet
histioid	gewebsähnlich
histo..., Histo...	Vorsilbe mit der Bedeutung „Körpergewebe" (des menschlichen und tierischen Körpers) gelegentlich auch: histio
Histologie	Gewebelehre; Lehre vom mikroskopischen Bau der Gewebe
Histolyse	Gewebsauflösung; Gewebseinschmelzung bei pathologischen Prozessen
Histopathologie	Lehre von den krankhaften Gewebsveränderungen bei Mensch, Tier und Pflanze
HIV	Abk. für Human Immunodeficiency Virus; Überträger von AIDS
Höcker, zentrische	im Oberkiefer die palatinalen und im Unterkiefer die bukkalen Höcker; auch Arbeits-, Stampf-, Stütz- oder okkludierende Höcker; Gegenteil siehe: Scherhöcker
Höckerabhänge, äußere	die Abhänge, die sich in bukko-lingualer Richtung an der Außenseite der Zähne befinden
Höckerabhänge, innere	die Abhänge, die sich in bukko-lingualer Richtung zur Zahnmitte hin befinden
Homepage	1. Einstiegsseite im World Wide Web (www), auf die ein Interessent zuerst stößt und die der Browser beim Programmstart lädt; 2. eigene Seite eines www-Benutzers, auf der er Informationen verbreiten kann
Homo	der Mensch
homo..., Homo...	Bestimmungswort von Zusammensetzungen mit der Bedeutung „gleich, gleichartig, ähnlich"; auch homöo- oder homoio-

Homodontie

Homodontie	mit gleichartigen Zähnen versehenes Gebiß
Homöopathie	Heilverfahren mit stark verdünnten Mitteln, die in stärkeren Dosen bei Gesunden ähnliche Symptome hervorrufen wie die Krankheit; von Samuel HAHNEMANN (1755-1843) eingeführt
homogen	gleichartig
Homogenisieren	als Wärmebehandlung von Dentallegierungen = Ausgleichsglühen
homolog	gleichwertig; Gegensatz: heterolog
horizontal	waagerecht
Horizontalebene	eine von drei Hauptebenen des menschlichen Körpers, die waagerecht verläuft; auch als Transversalebene bezeichnet; außerdem noch eine Frontal- und eine Sagittalebene
hormonal	auf Hormone bezüglich
Hormone	organische Stoffe, die in den innersekretorischen Drüsen gebildet und über Blut, Lymphe oder nerval in den Körper überführt werden
Hotline (engl.)	engl. = heißer Draht; ein Service vieler Computerhersteller für ihre Kunden, wenn Probleme mit dem Computer oder einem Programm entstehen oder ein Defekt vorliegt. Der Kunde kann dann über Telefon einen Spezialisten des Herstellers befragen
human	menschlich, menschenfreundlich
Humanität	Menschlichkeit, Menschenliebe, Geist der Wohltätigkeit
humanistisch	altsprachlich, Latein und Griechisch betreffend
Humerus	Oberarmknochen
humidus	feucht, nass
humoral	in Körperflüssigkeiten enthalten
Humoralpathologie	die Lehre, dass alle Krankheiten durch fehlerhafte Beschaffenheit der Körpersäfte entstehen; Gegensatz: Zellularpathologie
hybrid	zusammengesetzt, gemischt
Hybridprothese	totale Ober- oder Unterkieferprothese, unter der noch natürliche Zahnreste vorhanden sind und somit diese totale Prothese parodontal-gingival getragen wird
hydraulisch	durch Wasserkraft bewegt, auf Wasser bezüglich
hydro..., Hydro...	Vorsilbe mit der Bedeutung „Wasser, wässrige Flüssigkeit, Feuchtigkeit"

Hydrokolloid	thermoplastische Abformmasse als gelartige elastische Masse in Stangenform, bildet bei Erhitzen ein dünnflüssiges So, s. a. Gel
Hydrolyse	die durch Wasser hervorgerufene Spaltung chemischer Verbindungen
hydrophil	wasseraufsaugend, wasseranziehend; Gegensatz: hydrophob
hydrophob	wasserabstoßend; Gegensatz: hydrophil
hydrostatisch	den Wasserdruck betreffend
Hydrotherapie	Heilbehandlung durch Wasser, Bäder
Hydroxylapatit	a) überwiegender Bestandteil im Schmelzkristall des Zahnschmelzes b) HA-Beschichtung von Implantaten
Hygiene	Gesundheitslehre
hygro..., Hygro...	Bestimmungswort von Zusammensetzungen mit der Bedeutung „Feuchtigkeit, Wasser", z.B.: Hygrometer = Messgerät für Luftfeuchtigkeit
hygroskopisch	wasseranziehend
hyoideus	zum Zungenbein gehörig
Hypästhesie	herabgesetzte Empfindung
Hypalgesie	Herabsetzung der Schmerzempfindung
Hyper..., Hyper...	Vorsilbe mit der Bedeutung „über-, hinaus"; das Übermaß bezeichnend; Gegensatz: hypo
Hyperämie	Blutfülle in einem Körperteil; aktive oder arterielle Hyperämie entsteht durch vermehrten Zustrom des Blutes; passive oder venöse Hyperämie entsteht durch verringerten Blutabfluss; auch Stauungshyperämie
Hyperämie der Pulpa	arterielle Blutüberfüllung der Pulpa, bedingt durch bakterielle, mechanische oder thermische Reize
hyperämisch	blutüberfüllt
Hyperalgesie	gesteigerte Schmerzwahrnehmung
hyperazid	übersäuert, übernormal säurehaltig, z. B. hyperazide Erfrischungsgetränke wie Cola- und Zitrusmixgetränke können die Ursache für Kariesläsionen an Zahnhälsen und Glattflächen der Oberkieferfrontzähne bilden; auch superazid
Hyperbalance	totale Überbalance auf der Mediotrusionsseite (Balanceseite); sie ist eine Folge zu steiler Balanceführungen an den Molaren; jede Hyperbalance

113

	beansprucht die Kiefergelenke dysfunktionell, wodurch Parafunktionen stimuliert werden und Schäden am Parodont entstehen können (GERBER)
hyperchrom	übermäßig gefärbt
Hyperfunktion	Überfunktion
Hyperglobulie	vermehrte Ansammlung von roten Blutkörperchen
Hyperglykämie	erhöhter Zuckergehalt des Blutes, z. B. bei Diabetes mellitus; Gegenteil: Hypoglykämie
Hyperkinese	Bewegungsstörung
Hyperlink	siehe bei: Link
Hypermotilität	Überbeweglichkeit, Bewegungsdrang
Hyperodontie	Überzahl von Zähnen
Hyperostose	diffuse Knochenwucherung, nach außen als Exostose, nach innen als Enostose
Hyperpituitarismus	Erkrankung durch Überfunktion der Hypophyse
Hyperplasie	krankhafte Vermehrung der Zellzahl
hyperpyretisch	höchste, meist tödliche Körpertemperatur
Hypersekretion	übermäßige Drüsenabsonderung, z. B. von Speichel
hypersensibel	überempfindlich
Hypertonie	Bluthochdruck
Hypertrophie	Überernährung, krankhafte Vergrößerung eines Organs durch Vergrößerung der Zellen
Hyperventilation	Beschleunigung der Atmungstätigkeit
Hyperzementose	Wurzelzementverdickung; speziell apikal
hypno..., Hypno...	Vorsilbe mit der Bezeichnung „Schlaf-"
Hypnose	schlafähnlicher Zustand durch Suggestion
Hypnotika	Schlafmittel
Hypo..., Hypo...	Vorsilbe mit der Bedeutung „unter, zu wenig"; eine Verminderung darstellend; Gegensatz hyper-
hypochrom	zu schwach gefärbt
Hypodontie	Unterzahl von Zähnen
Hypogenie	Unterentwicklung des Unterkiefers
hypoglossus	unter der Zunge gelegen
Hypoglykämie	stark herabgesetzter Zuckergehalt des Blutes, auch Unterzuckerung genannt; das Auslassen einer Mahlzeit oder nicht geplante körperliche Anstrengungen können bei einem Diabetiker eine Hypoglykämie verursachen; Gegenteil: Hyperglykämie

Hypognathie	Unterentwicklung des Oberkiefers; auch Pseudoprogenie
Hypomochlion	Drehpunkt; Abstützungspunkt eines Hebels
Hypophyse	Hirnanhang, endokrine Drüse, Glandula pituitaria, Hypophysis cerebri
Hypoplasie	unvollkommene Ausbildung von Geweben oder Organen, z. B. bei Zähnen = Schmelzhypoplasie
hypoplastisch	unterentwickelt, verkümmert
Hypothermie	Unterkühlung
Hypothese	unbewiesene Annahme
hypothetisch	mutmaßlich
Hypothyreose	Unterfunktion der Schilddrüse
Hypotonie	Blutdruckverminderung
Hypotrophie	Unterernährung
Hypoxämie	Verminderung des Sauerstoffs im Blut infolge Beeinträchtigung der Atmung oder als Folge von Kreislaufstörungen; auch Hypoxie
hypoxisch	auf Sauerstoffmangel beruhend
Hysterie	krankhafte Reizbarkeit, Psychoneurose
Hysterisch	übermäßig reizbar, überspannt

Raum für persönliche Ergänzungen

Raum für persönliche Ergänzungen

iatrogen	durch ärztliche Einwirkung entstanden
IBS	Inkrementale Biegeschablonen; verwendet in der Kieferorthopädie; siehe dazu auch: inkrementieren
Icon	grafisches Symbol auf dem Bildschirm, das mit der Maus angeklickt werden kann, um eine Funktion oder ein Programm zu aktivieren
Idealisator	der Idealisator nach Sergl ist ein elastisches funktionskieferorthopädisches Gerät in der Form eines Aktivator-Monoblocs mit einem exakt anliegenden Labialbogen für die oberen Frontzähne (Definition nach K. Frass)
identisch	übereinstimmend
Ideogramm (griech.)	Schriftzeichen, das für einen Begriff steht; Ideographie = eine aus Ideogrammen gebildete Schrift
ignorieren	nicht beachten, unwissend sein
Ignoranz	Unwissenheit
IKP	Interkuspidationsposition, auch Habituelle Interkuspidation genannt; maximaler Vielpunktkontakt zwischen oberer und unterer Zahnreihe; wichtigste Beziehung des UK zum OK bei sagittalen Schließbewegungen; früher: Okklusion oder Schlussbissstellung; bei ca. 10 bis 20 % der Bevölkerung ist die IKP mit der RKP identisch und wird dann Habituelle Interkuspidation in Zentraler Relation, also IKP = RKP oder IKP in Zentrik genannt
Ikterus	Gelbsucht
Ileum	unterer, in den Dickdarm übergehender Abschnitt des Dünndarms
illegal	ungesetzlich

Illusion

Illusion	Trugbild, Wunschbild
illusorisch	trügerisch, vergeblich
Image (engl.)	Eindruck, Leitvorstellung
imaginär	eingebildet, vermeintlich, gedacht
Imitation	Nachahmung, unechtes Ergebnis
immediat	unmittelbar
Immediatprothese	Sofortprothese, die unmittelbar nach Extraktion der natürlichen Zähne eingesetzt wird
Immediate Side Shift (engl.)	unmittelbare Seitwärtsbewegung, ISS, nach LUNDEEN; auch Initiale Bennett-Bewegung genannt; der gesamte Unterkiefer führt hier primär eine seitliche, parallel zur Scharnierachse verlaufende Bewegung durch, bevor sich der Mediotrusions-kondylus vorwärts-abwärts-einwärts bewegt
immobil	unbeweglich, unverschieblich; Gegensatz: mobil
Immobilisierung	Ruhigstellung beweglicher Sachen; in der Prothetik = primäre Schienung präparierter Restzähne als absolute Zwangsverblockung
immun	unempfänglich gegenüber Infektionskrankheiten; auch gerichtlich unantastbar
Immunität	Unempfindlichkeit des Körpers gegen Ansteckung
Immunisierung	Schutz vor Krankheiten durch Impfung mit immunisierenden Stoffen
impaktiert	eingeklemmt, eingekeilt
impaktierte Zähne	infolge Platzmangel nicht durchgebrochene Zähne
imperfectus	unvollendet, unvollständig, unvollkommen
impermeabel	undurchlässig, undurchdringlich
Implantat	in den Körper eingepflanztes Stück aus körperfremdem Material, in der Zahnheilkunde als intraossale Implantate bekannt, wie Schrauben-, Zylinder-, Hohlzylinder- und Blattimplantate, u.v.a.; Einteilung der Implantate noch nach dem Material (Al2O3-Keramik, med. Reintitan), nach der Beschichtung (Titan- oder Hydroxyl-Apatit-(HA)-Beschichtung) und dem Zeitpunkt des Implantierens bzw. der Herstellung implantatgetragener Suprakonstruktionen (Sofort- und Spätimplantat); siehe auch „Osteointegration"; siehe auch bei: Fixturen
Implantat, endodontisches	mit diesem subapikalen Stiftimplantat wird die kurze, lockere Pfeilerwurzel künstlich versteift

Das zylindrische Stiftimplantat mit Schraubengewinde wird durch den vorbereiteten Wurzelkanal hindurch (perkanalär) im subapikalen Kieferknochen verschraubt. Dieses endodontisch-intraossale Stiftimplantat dient zur apikalen Verlängerung und Festigung der Pfeilerwurzel im Kieferknochen (WIRZ)

Implantatangulation | angulus (lat.) = der Winkel; viele Implatatsysteme bieten Pfosten mit unterschiedlichen Neigungswinkeln zum Ausgleich der Implantatangulation. Achsdivergenzen der Implantate können durch die Angulation (15°) und durch die Konusform der Pfosten (5°) aufgefangen werden. Bei stärker divergierenden Implantaten ist es notwendig, die Disparallelität durch eine Mesostruktur auszugleichen

Implantation | Einpflanzung von Fremdkörpern in den menschlichen Organismus; siehe auch: Replantation und Transplantation

implantieren | einpflanzen, einsetzen

Implantologie | Lehre über das Einpflanzen von Fremdmaterial in Ober- und Unterkiefer zur Aufnahme von Zahnersatz

implizieren | einbeziehen

Imponderabilien | Unwägbarkeiten, Gefühls- und Stimmungswerte

imprägnieren | wasser- oder luftdicht oder auch feuerfest machen

Impression | Eindruck; in der Prothetik = adaptierte Impressionen, d. h. angedeutete Höcker- und Inzisalkanteneindrücke in Wachsregistraten beim Registrieren der terminalen Scharnierachsenposition

improvisieren | ohne Vorbereitung oder aus dem Stegreif etwas vortragen, im unvorhergesehenen Augenblick etwas regeln

Impuls | Antrieb, Anregung, Anstoß

impulsiv | lebhaft, leidenschaftlich

in..., In... | Vorsilbe mit der Bedeutung „ein..., hinein, ohne, nicht, un..."

inadäquat | nicht passend, unangemessen

inaktiv | untätig, unwirksam

inaktuell | unzeitgemäß

inaktzeptabel | unannehmbar

Inauguraldissertation | wissenschaftliche Abhandlung zur Erlangung der Doktorwürde

inaugurieren

inaugurieren	einweihen, feierlich eröffnen
incipiens	lat. = incipio: anfangen, beginnen
Incisivus	Schneidezahn; Dens incisivus
Incisura	Einschnitt
Incisura mandibulae	Einbuchtung zwischen Processus condylaris und Processus coronoideus des Unterkiefers
Incisura mastoidea	Warzeneinschnitt am Schläfenbein
Incisura pterygoidea	Einschnitt zwischen Lamina lateralis und medialis des Processus pterygoideus
Incus	der zwischen Hammerkopf und Steigbügel eingefügte Amboß; Gehörknöchelchen
Incisura pterygoidea	Verzeichnis; auch Preisstand; Lebensindex
indifferent	unerheblich, bedeutungslos, neutral
Indigestion	Verdauungsstörung, Magenverstimmung
Indikation	Heilanzeige, Anwendungsgrund; Gegensatz = Kontraindikation
indirekt	mittelbar; in der Prothetik = indirekte Gussfüllung als Wachsmodellation in einem Modellstumpf entstanden
indiskret	nicht verschwiegen, schwatzhaft
indiskutabel	ohne Erörterung abzulehnen
indisponiert	missstimmig, nicht aufgelegt, unpässlich
individuell	auf den einzelnen bezüglich
Individuum	Einzelmensch, einzelner
indiziert	angezeigt; siehe auch Indikation
indolent	teilnahmslos, schmerzlos, gleichgültig
in dubio	im Zweifel
in dubio pro reo	im Zweifelsfall für den Angeklagten
in duplo	doppelt, in Zweitschrift
induriert	verhärtet
induzieren	hervorrufen, auslösen (z. B. eine Krankheit und dgl.); lat. inducere = hineinführen
in effectu	nach der Wirkung zu schließen
ineffektiv	unwirksam
inegal	ungleich
inexakt	ungenau
in extenso	ausführlich, ungekürzt
in facto	wirklich

infantil	kindlich
Infantilismus	Abbruch der geistigen oder körperlichen Entwicklung auf der Stufe des Kindes
Infarkt	Durchblutungsstörungen infolge Arterienverschluss
Infekt	Kurzbezeichnung für Infektion
Infektion	Ansteckung, Eindringen von pathogenen Bakterien in den Organismus
infektiös	ansteckend
inferior	weiter unten gelegen, Gegenteil: superior
Infiltration	das Eindringen fremdartiger Substanzen in normales Gewebe
infiltrieren	eindringen, einsickern, durchtränken
in finitum	bis ins Unendliche, ohne Aufhören, unbegrenzt, grenzenlos, unendlich
infizieren	anstecken, befallen
Inflammation	Entzündung
Influenza	Bezeichnung für Grippe
infra..., Infra...	Vorsilbe mit der Bedeutung „unterhalb, unter"
Infradentale	Schnittpunkt der Vorderkante des unteren Alveolarfortsatzes mit der Mediansagittalebene zwischen den mittleren Schneidezähnen
Infraktion	unvollständiger Knochenbruch; siehe auch: Kroneninfraktion
infraokklusal	unter dem Okklusionsniveau, z. B. ein unterer Weisheitszahn, der durch einen darüberliegenden Schleimhautlappen am endgültigen Durchbruch gehindert wird
infraorbitalis	unterhalb der Augenhöhle gelegen; N. infraorbitalis
Infraorbitalpunkt	tiefster Punkt am unteren knöchernen Augenhöhlenrand; siehe dazu auch: Orbitalpunkt
Infrastruktur	Unterbau; medizinisch: z. B. der innere Aufbau einer Zelle; wirtschaftlich: Gesamtheit der Anlagen und Einrichtungen einer Volkswirtschaft, die mittelbar der Gütererzeugung dienen
Infrawölbung	unter sich gehender Bereich eines Zahnes vom Äquator nach zervikal, in der Klammertechnik auch Retentionsgebiet genannt
Infusion	Eingießung; Einführung von Flüssigkeit in den Darm, unter die Haut, in Venen oder Körperhöhlen

Ingestion

Ingestion	Nahrungsaufnahme
Ingrediens	Mischungsbestandteil, z. B. eines Medikamentes; auch Zutat
inhalieren	einatmen
inhibieren	untersagen, verhindern
inhomogen	ungleichartig
inhuman	unmenschlich
Inion	äußerste Spitze der Protuberantia occipitalis externa; kephalometrischer Messpunkt
Initia	Anfänge, Anfangsgründe
initial	anfänglich, am Anfang auftretend
Initiale Bennett-	siehe dazu: Immediate Side Shift Bewegung
initiale Kariesläsionen	Anfangsstadium einer Karies in Form von Schmelzaufrauhungen infolge Entmineralisierung des Zahnschmelzes; auch Initialkaries
Initialsymptome	Anfangserscheinungen einer Krankheit
Initiative	Anstoß, selbständiges Vorgehen, geistiger Antrieb
initiieren	den Anstoß geben, einführen
Injektion	Einspritzung, z. B. intramuskuläre, intravenöse oder subcutane Injektion von Flüssigkeiten oder gelöster Arzneimittel unter Druckanwendung
injizieren	einspritzen
Inklination	Neigungsgrad einer gedachten Körperlinie oder -achse oder einer bestimmten Körper- bzw. Organfläche, z. B. in bezug auf die senkrechte Körperachse
inkognito	unerkannt, unter fremden Namen
inkohärent	unzusammenhängend
inkompatibel	unverträglich, z. B. Arzneimittel
inkompetent	unzuständig
inkongruent	ungleich, nicht übereinstimmend
Inkongruenz	Formverschiedenheit, z. B. des Ober- und Unterkiefers
inkonsequent	folgewidrig
Inkonsequenz	innerer Widerspruch
inkonstant	unbeständig
Inkorporation	Eingliederung, z. B. einer Prothese
inkorporieren	eingliedern
Inkrement	aus lat. incrementum = Wachstum, Zunahme,

	Zuwachs (einer Größe); Gegensatz: Dekrement = Abnahme, Verminderung
inkrementieren	um einen bestimmten Wert erhöhen; in der Kieferorthopädie: inkrementale Biegeschablonen (IBS) zum schrittweisen Herstellen eines Loops; die inkrementalen Biegeanweisungen geben an, an welchen Stellen des Drahtes in welcher Reihenfolge Biegungen angebracht werden sollen. Für jede Biegung werden Richtung, Winkel und Biegeradius angegeben (nach Schmuth, Holtgrave, Drescher)
Inkrete	Hormone, die von einer innersekretorischen Drüse in das Blut abgegeben werden; Drüsenabsonderungen
Inkubation	Zeitspanne zwischen Ansteckung und Ausbruch einer Infektionskrankheit
inkurabel	unheilbar
Inlay (engl.)	Einlagefüllungen aus verschiedenen Werkstoffen, wie Gussfüllung und Keramikinlay; siehe auch bei: Galvanotechnik und bei Machinable Ceramics
in loco	am Orte; in loco specifico = notwendige Handgriffe situations- und funktionsbezogen erlernen
in margine	am Rande
in medias res	zur Sache selbst, direkt in das eigentliche Anliegen hinein
in memoriam	zum Andenken
Innervation	Versorgung eines Gewebes oder Körperteiles mit Nerven
innervieren	mit Nerven versorgen, mit Nerven durchziehen
Innovation	Erneuerung, Verbesserung an technischen Produkten oder Verfahren
inoffiziell	nicht amtlich
inoffiziös	halbamtlich
Inokulation	Einimpfung, Einpflanzung, Einbringen eines Krankheitserregers in den Organismus
inoperabel	durch Operation nicht heilbar; Gegensatz: operabel
inopportun	unzweckmäßig
in persona	persönlich
in petto	in Bereitschaft, auf Vorrat
in pleno	in voller Versammlung
in praxi	in der Praxis, in Wirklichkeit, praktisch

Input (engl.)

Input (engl.)	Eingabe; Übertragung von Daten in den Arbeitsspeicher eines PC. Eine Form der Eingabe von Daten ist die manuelle Eingabe über eine Tastatur, deren Kontrolle über einen Bildschirm erfolgt. Andere Eingaben können über eine Maus, einen Trackball oder einen Scanner erfolgen
Insektizide	Insekten abtötende Stoffe
insensibel	unempfindlich
inserieren	an einem Knochen ansetzen, lat. inserere, insertum = hineinfügen; z. B. Implantate, die in einem Zeitraum von... bis... inseriert wurden
Insertio	Ansatz; Ansatzstelle eines Muskels am beweglichen Knochenteil
Insertion	in fachsprachlichen Fügungen: Ansatz, Befestigungsart; in der Zahnheilkunde z. B. Insertionsort eines Implantates; Plural = Insertionen
insipidus	geschmacksfrei, geschmacklos
in situ	in bestimmter Lage; in der Prothetik = in Ruhelage auf dem Gipsmodell, nicht in Funktion
inskribieren	in eine Liste aufnehmen; in die Studentenliste eintragen
Inskription	Aufnahme als Mitglied einer Hochschule
insolent	ungebührlich
insolubel	unlöslich
Insomnie	Schlaflosigkeit
in spe	künftig, z. B. Meister in spe = angehender bzw. künftiger Meister
Inspektion	Besichtigung
Inspiration	Einatmung; auch Eingebung, Erleuchtung
inspizieren	besichtigen, beaufsichtigen, prüfen
instabil	unbeständig
in statu nascendi	in der Entwicklung, im Entstehen
Instinkt	unbeirrbares Gefühl, Reaktionsbereitschaft
instinktiv	unwillkürlich
Instabil	Unzulänglichkeit, ungenügende Funktion eines Organs
Insult	plötzlicher Krankheitsanfall
in summa	insgesamt
intakt	unversehrt, wohlerhalten
Intarsien	Einlegearbeit mit andersfarbigen Hölzern, Elfenbein, Metall usw. in Holz

Intarsienklammer	Klammer, die einer Krone erst ihre eigentliche anatomische Form gibt, also in die oralen und vestibulären Flächen der Krone eingelegt ist, z. B. Ankerbandklammer; breitflächiger oraler Umlauf an Krone als Verankerungselement eines herausnehmbaren Zahnersatzes, der die Krone erst zu ihrer eigentlichen anatomischen Form vollendet
Integration	Zusammenschluss, Vereinigung
integrieren	ergänzen, ein Ganzes bilden
Integumentum commune	die aus drei Schichten bestehende äußere Haut (Ober- und Lederhaut und das Unterhautfettgewebe), bedeckt eine Fläche von ca. 1,8 qm; siehe auch Cutis
Intellekt	Verstand, Urteilsvermögen, Denkvermögen
intensiv	kräftig, wirksam, durchdringend
intensivieren	verstärken, steigern
Intention	Absicht, Zweck, Bemühung
inter..., Inter...	Vorsilbe mit der Bedeutung „zwischen-,"
Interalveolarlinie	Verbindende der Kieferkammmitte von Ober- und Unterkiefer; Ober- und Unterkiefermodell werden dabei von dorsal betrachtet. Sie bildet mit der Kauebene intraoral den Kammstellungswinkel
Interceptor	Aufbissbehelf nach SCHULTE zur Ausschaltung von Parafunktionen; auch Aufbissklammer genannt; je eine übergreifende Klammer rechts und links zwischen Eckzahn und erstem Prämolar im Oberkiefer führen zu einer geringen Bisssperrung
interdental	zwischen den Zähnen
Interdentalpapille	Bestandteil des marginalen Parodonts, füllt den Interdentalraum aus
Interdentalraum	oraler und vestibulärer Raum zwischen zwei nebeneinanderstehenden Zähnen
interdigital	zwischen den Fingern oder Zehen
Interferenzen, okklusale	störende Kontakte zwischen Ober- und Unterkieferzähnen, welche die harmonischen Bewegungsabläufe im Sinne der organischen Okklusion stören und den einzelnen Zahn extraaxialen Belastungen aussetzen (GUTOWSKI)
interferieren	aufeinander einwirken
interim	einstweilen, vorübergehend
Interimsprothese	Prothese, die angefertigt wird, um die Zeit bis zur

Interinzisalwinkel

	Eingliederung des definitiven Zahnersatzes zu überbrücken
Interinzisalwinkel	bei Okklusionskontakt der unteren mittleren Schneidezähne mit den Palatinalflächen der oberen mittleren Schneidezähne stehen die Achsen dieser Zähne im Idealfall in einem Winkel von 135° zueinander
Interkondylarabstand	Entfernung von der Gelenkkopfmitte der einen Kieferseite bis zur Gelenkkopfmitte der gegenüberliegenden Kieferseite; auch als gedachte Interkondylarachse bezeichnet
Interkondylarachse	die durch den geometrischen Mittelpunkt beider Kondylen verlaufende Verbindungslinie
interkostal	zwischen den Rippen
interkurrent	dazukommend, hinzutretend
Interkuspidation, habituelle	Zusammenschluß der Oberkiefer- mit den Unterkieferzähnen im maximalen Vielpunktkontakt (früher: Habituelle Okklusion, Zentrische Okklusion, Schlussbissstellung); auch Interkuspidationsposition oder IKP; heute : maximale Interkuspidation
Interkuspidation, maximale	statische Okklusion mit maximalem Vielpunktkontakt
interlock (engl.)	ineinandergreifen, ineinanderhaken; in der Prothetik: individuell gefertigte Geschiebefräsung im Approximalbereich nebeneinander stehender Primärkronen; auch Zwillings-RS-Geschiebe
intermaxillär	zwischen Ober- und Unterkiefer, z. B. in der Kieferbruchschienung verwendete intermaxilläre Ligaturenverbindungen
intermaxillar	zwischen den beiden Hälften des Oberkiefers gelegen, z. B. Sutura intermaxillaris
intermediär	dazwischenliegend, vermittelnd
Intermedium	Zwischenzeit
intermittierend	zeitweilig aussetzend, unregelmäßig arbeitend; in der Kieferorthopädie: intermittierend einwirkende Kräfte geben durch gewisse Pausen dem Parodontium die Möglichkeit, sich zu erholen; im Gegensatz dazu die kontinuierlichen Kräfte bei festsitzenden Kiefer orthopädischen Apparaten
intern	innen, innerdienstlich, vertraulich
Internet	siehe bei: World Wide Web
Internist	Facharzt für innere Krankheiten

interokklusal	zwischen den Zahnreihen
Interokklusalabstand	Zahnreihenabstand mit einem individuellen Zwischenraum von 2 bis 4 mm in der Ruhelage des Unterkiefers; auch als free-way space bezeichnet
interpretieren	auslegen, vortragen, erläutern, übersetzen
interprismatische Substanz	Unter dem Mikroskop erkennbare Zone zwischen den Prismen des Zahnschmelzes
interproximal	zwischen den seitlichen Berührungsflächen liegend, z. B. die Gestaltung interproximaler Kontakte bei Inlaystraßen
interpunktieren	Satzzeichen setzen
interradikulär	zwischen den Zahnwurzeln liegend, z. B. interradikuläres Septum
Interregnum	Zwischenregierung, Zwischenherrschaft
Interruption	Unterbrechung, Störung
Intervall	Zwischenzeit, Pause, Abstand
intervenieren	vermittelnd eingreifen
intervertebralis	zwischen den Wirbeln liegend
in toto	im ganzen
Intoxikation	Vergiftung
intra…, Intra…	Vorsilbe mit der Bedeutung „innerhalb"
intraalveolär	innerhalb der Alveole; siehe auch Desmodontium
intraartikulär	innerhalb der Gelenkkapsel
intrakanalär	innerhalb eines Wurzelkanals
intrakardinal	innerhalb des Herzens
intrakoronal	innerhalb der Krone, z. B. ein Geschiebe innerhalb einer Metallkrone für eine Brückenteilung oder zur Befestigung eines herausnehmbaren Zahnersatzes
intrakraniell	innerhalb der Schädelhöhle
intrakutan	innerhalb der Haut, in der Haut
intraligamental	in das Ligamentum circulare; siehe auch Anästhesie intraligamentale
intramaxillär	innerhalb eines Kieferbogens
intramobil	innerhalb beweglich; in der Implantat-Prothetik so bezeichnet ein „Intramobiler Connector (IMC)" von Friadent GmbH, ein stabiler, spaltfreier Verbund zwischen Implantat und Suprastruktur

intramolekulär

intramolekulär	innerhalb eines Moleküls
intramukös	innerhalb der Schleimhaut; intramuköse Zwischenglieder waren Ausführungen mit angebrannten Keramikwurzeln zwischen 1920 und 1940, sogenannte Pontopin-Anbrände an Platin-Langstiftzähne, die bei noch nicht verheilten Extraktionswunden im Frontzahnbereich gefertigt wurden. „Die Morphologie der Brückenzwischenglieder" wurde zu dieser Zeit unterteilt in intramuköse, kontramuköse und supramuköse Zwischenglieder bei festsitzenden Brücken
intramuskulär	innerhalb des Muskels
intraoklulär	innerhalb des Auges
intraoperativ	während einer Operation auftretend
intraoral	innerhalb der Mundhöhle
intraossal	innerhalb des Knochens
intrapulpär	innerhalb der Pulpa
intrasulculär	innerhalb der Zahnfleischfurche, z. B. Metallkeramik-Kronen mit intrasulculären Metallrändern
intravaskulär	innerhalb der Gefäße
intravelar	innerhalb des Gaumensegels
intravenös	innerhalb der Venen
intravital	während des Lebens
intrazellulär	innerhalb einer Zelle
Introitus	Eingang
introvertiert	nach innen gekehrt
intrudierte Zähne	als Unfallfolge bei Milchzähnen oder durch übermäßige axiale Belastung und Knochenresorption in den Alveolarfortsatz gedrängte Zähne; Gegensatz: extrudierte Zähne
Intrusion	Eindringen, Hineintreiben, Versenken
Intuition	Erkenntnis, unmittelbare Anschauung
intuitiv	unmittelbar erkannt
invers	umkehrbar, umgekehrt; invertere (lat.) = umkehren, umdrehen; z. B. ein invers verlagerter Zahn 18, der mit seiner Krone in der Kieferhöhle liegt
invertieren	umkehren; invertierte Zähne = gekippte Zähne
in vitro	im Glase, im Versuch, im Reagenzglas
in vivo	im Leben, im Körper

Involution	normale Rückbildung eines Organs als Alterungs-vorgang, z. B. die vorwiegend vertikal gerichtete Involution des Kieferkammes im Unterkiefer
involvieren	enthalten, einschließen, in sich schließen
inzidieren	einschneiden
inzisal	in Richtung Schneidekante gelegen
Inzisalführung	eine Führung des Unterkiefers durch Gleiten der Unterkieferfrontzähne an den Oberkieferfrontzähnen während einer reinen Protrusion; auch sagittale Schneidezahnführung; heute Frontzahnführung
Inzisalpunkt	mesialer Berührungspunkt der Schneidekanten der unteren mittleren Schneidezähne; vorderer Referenzpunkt des Bonwill-Dreiecks
Inzisalstift	Schneidezahnführungsstift; in Artikulatoren, meist mit Millimetereinteilung
Inzisalpunkt	auch Inzisaltisch, Frontzahnführungsteller bzw. Frontzahnführungstisch; in Mittelwertartikulatoren entsprechend der Höckerneigung der Backenzähne mit 10° oder 15° oder sagittal individuell verstellbar am Artikulatorunterteil zur Führung des Inzisalstiftes angebracht; individuell aus einem Kaltpolymerisat her-gestellter Inzisalteller durch front- und eckzahnge-führte Unterkieferbewegungen im Artikulator aus der IKP über die Protrusion bis zur Laterotrusion; einstell-barer Inzisaltisch im Artikulatoroberteil (SAM 2) liegt in der Achs-Orbital-Ebene: sinngemäß ist damit die Führung (analog dem oberen Frontzahn) im Arti-kulator-Oberteil und die Abtastung (analog dem unteren Frontzahn) im Unterteil angeordnet
Inzisalzeiger	waagerechter Zeiger am Inzisalstift; er wird nach dem Einartikulieren unbezahnter Modelle in einen Mittel-wertartikulator auf das Schneidezahnkreuz (Schnitt-punkt aus Lippenschlusslinie und Mittellinie) der Bissschablone eingestellt, die Zähne 31 und 41 werden auf die Position des Inzisalzeigers ausgerich-tet; die Spitze des Inzisalzeigers zeigt somit auf den Inzisalpunkt
Inzision	Einschnitt
Ionophorese	elektrochemische Methode zur Sterilisation keimhaltiger Wurzelkanäle
Iris	Regenbogenhaut; individuell verschieden gefärbte runde Scheibe mit einer zentralen Öffnung = Pupille

irisieren

irisieren	in Regenbogenfarben schillern
irrational	nicht vernunftgemäß
irreal	unwirklich
irregulär	unregelmäßig
irreparabel	unersetzlich, unheilbar
irreponibel	nicht an die richtige Stelle zurückzubringen
irreversibel	nicht umkehrbar, z. B. Abformmaterialien
Irritation	Reizung, z. B. eine minimale Irritation stimuliert Pulpenzellen zur Bildung von Sekundärdentin, starke Irritationen (Wärme) lösen eine Hyperämie aus und können zum Pulpentod führen
Ischämie	lokale Blutleere
ISO	Abk. für International Organisation for Standardization (engl.); deutsch: Internationale Normenvereinigung, die einheitliche Maßstäbe erarbeitet, z. B. rotierende Werkzeuge für das zahntechnische Labor; die ISO-Nummer gibt Auskunft über den Werkstoff des Arbeitsteils, die Schaftart, die Gesamtlänge, Form und Ausführung des Arbeitsteils sowie über den größten Kopfdurchmesser des Instruments
iso..., Iso... (griech.)	Vorsilbe mit der Bedeutung „gleich"
isobar (griech.)	nennt man Flüssigkeiten mit dem gleichen spezifischen Gewicht; gleichen Druck aufweisend
isochrom	gleichmäßig gefärbt, den Farbstoff gleichmäßig aufnehmend
isochron	gleichzeitig
isognath	gleich große obere und untere Zahnbögen; häufig bei Raubtieren
Isolation	Abdichtung, Umhüllung
Isolyse	Gewebsauflösung
isomorph	gleichgestaltig
isotherm	die gleiche Wärme behaltend
isotonisch	von gleichem osmotischem Druck
ISS	Abkürzung für: Immediate Side Shift, siehe dort
Isthmus	verengte Stelle
Isthmus faucium	Rachenenge
...itis	spezifische Wortendung für entzündliche Erkrankungen; z. B. Gingivits, Gastritis, Parodontitis, Pulpitis, Rachitis, usw.

Raum für persönliche Ergänzungen

Raum für persönliche Ergänzungen

Jacketkrone	Mantelkrone aus Keramik; Zahnarzt Charles H. LAND, USA nannte 1895 seinen gebrannten Porzellanüberzug für einen natürlichen Zahn erstmals „jacket"
jejunal	das Jejunum betreffend, zu ihm gehörend
Jejunum	Leerdarm; mittlerer Anteil des Dünndarms
Jenaer Nomenklatur	1936 in Jena von der Anatomischen Gesellschaft für die bisherige Baseler Nomenklatur eingeführte Neufassung anatomischer Bezeichnungen; 1955 dann durch die Pariser Nomenklatur abgelöst
Jig	Frontzahn-Jig nach LUCIA, Frontzahnreiter; Kunststoffschiene auf oberen Schneidezähnen, auf die alle unteren Schneidezähne gleichmäßig ca. 10 min lang aufbeißen und gleichzeitig im Seitenzahngebiet eine minimale Disklusion entsteht, um eine Orientierung des Unterkiefers in retraler Kontaktposition zu erreichen und zentrische Vorkontakte einschleifen zu können. Empfohlen bei Patienten mit neuro-muskulären Störungen sowie bei stark gelockerten Seitenzähnen (MOTSCH)
Jodismus	Jodvergiftung
Joule	Einheit für den Energiewert der aufgenommenen Nahrung; ab 1.1.1978 statt Kalorie jetzt 1 cal = 4,1868 J; engl. Physiker J. P. JOULE (1818 – 1889)
Joystick	Steuerknüppel oder Steuerhebel, ein PC-Zusatzgerät zum Steuern des Cursor; wird besonders bei Computerspielen verwendet
Juga alveolaria	durch die Alveolen hervorgerufene Vorwölbungen an den vestibulären Flächen der Kiefer
jugularis	die Drosselgrube betreffend

Jugulum

Jugulum	Drosselgrube; grubenförmige Vertiefung am Hals über dem Brustbein
Jugum	Joch, Erhabenheit; Plural: Juga
Junctura	Naht, Verbindung
Junctura synovialis	gelenkige Knochenverbindung
justieren	einstellen, eichen, zurichten, halbjustierbare (Whip-Mix, Dentatus, SAM u.v.a.) und volljustierbare (Stuart, Denar, TMJ) Artikulatoren
juvenil	jugendlich, jung, unerwachsen
juxtaartikulär	neben einem Gelenk liegend; lat. iuxta = dicht daneben, nahe bei

Raum für persönliche Ergänzungen

134

Raum für persönliche Ergänzungen

Raum für persönliche Ergänzungen

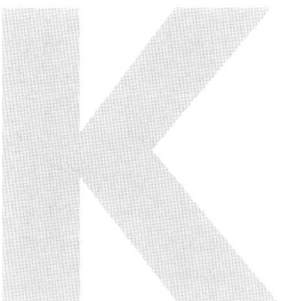

Kachexie	schlechter körperlicher Zustand mit Kräfteabbau; griech. = Cachexia
kako..., Kako... (griech.)	Bestimmungswort von Zusammensetzungen mit der Bedeutung „schlecht, übel, übelriechend, miß..."
Kakogeusie (griech.)	übler Geschmack im Munde
kalibrieren (franz.)	auf das richtige Maß bringen; Messgeräte eichen
Kallus	Callus; nach Knochenbrüchen entsteht aus dem Bindegewebe des Periostes Kallus; es umschließt die Bruchenden von außen
Kalorie	Einheit der Wärmemenge; Maßstab des menschlichen Energieumsatzes; siehe auch: Joule
Kalotte	Ausschnitt einer Kugeloberfläche; in der Zahntechnik: Aufstellhilfe für Totalersatz in Mittelwertartikulatoren, wobei die Kalotte je nach Artikulatorfabrikat zu einem Kugelradius von 100 bis 160 mm gehört; siehe dazu auch Monson-Kalotte
Kalzifikation	Verkalkung
Kalzination	in Kalk umwandeln = kalzinieren
Kammstellungswinkel	wird in der Mundhöhle gebildet aus Interalveolarlinie und Kauebene; Gysi empfahl, bei einem Kammstellungswinkel von 80° und mehr einen Normalbiss und bei einem Winkel von weniger als 80° einen Kreuzbiss aufzustellen
kanalikulär	einen kleinen Kanal betreffend, z. B. Wurzelkanal
Kanüle	Fachbezeichnung für Injektionsnadel, d. h. Hohlnadel für Injektionen
kanzerogen	krebserzeugend; auch: karzinogen
Kapillaren	Haargefäße; feinste Blutgefäße, verbinden das arterielle mit dem venösen System

Kapuze

Kapuze	Schleimhautlappen über einem unteren Weisheitszahn; siehe auch Zahnfleischkapuze
kardial	das Herz betreffend
Kardialgie	allgemeine Bezeichnung für Schmerzen im Bereich des Herzens
kardiogen	durch das Herz verursacht
Kardiologie	Lehre vom Herzen und seinen Erkrankungen
kardiovaskulär	Herz- und Blutgefäße betreffend
Karenz	Sperr- oder Wartezeit; Entbehrung
Karies	Zahnfäule; siehe auch Caries dentium
kariesanfällige Zonen	sind alle Grübchen und Fissuren und habituell unsauberen Räume, wie approximale und zervikale Bereiche
kariesimmune Zonen	alle Zahnhöcker, Kanten und Randwülste, die der automatischen Reinigung durch den Speisefluss unterliegen, sind kariesimmun
Kariesprophylaxe	Kariesvorbeugung durch regelmäßige, gründliche Zahnreinigung
kariesprotektiv	vor Karies schützend
kariesresistent	widerstandsfähig gegenüber Karies
kariogen	Karies hervorrufend; kariogene Stoffe sind Zucker in konzentrierter und klebriger Form, z. B. in Bananen, Weintrauben, Honig, Hustensaft, Cola, Eiscreme, Trockenobst und Schokolade usw.
Kariologie	Lehre von der Zahnkaries
kariös	von Karies befallen
Karnivor	Fleischfresser; Plural: Karnivoren, z. B. der Hund; der Unterkiefer kann nur Scharnierbewegungen zum Öffnen und Schließen ausführen, das Caput mandibulae hat die Form einer quer stehenden Walze
Károlyi-Effekt	unphysiologisch hebelnde Belastung der natürlichen Zähne beim nächtlichen Knirschen, deren schädliche horizontale Schubkräfte zu einer Parodontopathie führen können; Zahnarzt Moritz Károlyi, Wien (1865-1945), wies erstmals 1901 auf diese heute als Parafunktionen bezeichneten Muskelaktivitäten hin
Karyolyse	Zellkernauflösung
karzinogen	krebserzeugend; auch kanzerogen
Karzinogene	krebserzeugende Substanzen
Karzinologie	Lehre von der Krebskrankheit

Karzinom	Krebs, bösartiger Tumor; siehe auch: maligne
Kastenpräparation	siehe dazu bei : Black, G.V.
Kasuistik	Beschreibung von Krankheitsfällen aus der Praxis
Katalepsie	Starrsucht, Muskelstarre
kataleptisch	starrsüchtig
Katalysator	chemischer Stoff, der eine chemische Reaktion auslöst bzw. beeinflusst
Kataplasie	Rückbildung eines Organs
kategorisch	gebieterisch, unbedingt, bestimmt
Kathode	negative Elektrode
Kauapparat	unter dem Kauapparat versteht man die Mundhöhle sowie die angrenzenden Gewebeteile, die beim Kauprozess mit einbezogen werden (nach Prof. Dr. U. Lotzmann)
kaudal	steißwärts; siehe auch caudalis
Kauebene	sie verläuft im Frontzahnbereich parallel zur Bipupillar linie und im Seitenzahnbereich parallel zur Camper- schen Ebene; Prof. GYSI gab den Zähnen der OK- Totalprothese ein bestimmtes und kontrollierbares Verhältnis zur Kauebene; auch Bissebene oder Bissplattenebene
kauinaktiv	kauuntätig; die Speisen und ihre Zubereitung heutiger Prägung wirken auf das Kauorgan nicht mehr kaufördernd, sondern vernachlässigen durch diese Kauinaktivität die natürliche Selbstreinigung des Gebisses einschließlich der kariesimmunen Zonen der Zähne und begünstigen die Kariesbildung
kausal	ursächlich
Kaustik	Gewebszerstörung durch Brenn- oder Ätzmittel
kaustisch	ätzend
kauterisieren	Gewebszerstörung durch elektrisches Ausbrennen
Kauzentrum	als Kauzentrum einer Prothese wird der Ort bezeichnet, an dem die Prothese sicher und ohne Gefährdung ihrer Stabilität mit der größten Kraft- entfaltung belastet werden kann; im natürlichen vollbezahnten Gebiss liegt das Kauzentrum unter physiologischen Bedingungen in der Gegend des zweiten Prämolaren und ersten Molaren. Sowohl mesial als auch distal von dieser Stelle nehmen die gemessenen maximalen Kräfte ab

Kaverne

Kaverne	Hohlraum, entstanden durch krankhafte Einschmelzung von abgestorbenem Gewebe; Lungenkaverne, tuberkulöse
kavernös	mit Höhlen versehen, hohlräumig
Kavität	cavum = Loch, Hohlraum; Zahnhöhle bedingt durch Karies. Bezeichnung auch für Hohlraum nach Entfernung aller kariösen Massen; Aufteilung der Kavitäten in Klassen nach BLACK
Kavitation	kariöser Einbruch in die Zahnhartsubstanz, Kavitätenbildung durch Karies
Kelly-Zapfen	parallelwandiger Aufbau auf Wurzelstiftkappe; älterer Anker abnehmbarer Brücken; auch teleskopierender Ringstiftzahn genannt
Kennedy-Klassen	Einteilung der Lückengebiss-Fälle in vier Klassen mit Definition der Zahnlücke und Bezeichnung des zu fertigenden partiellen herausnehmbaren Zahnersatzes: Kennedy-Klasse I: a) beidseitig verkürzte Zahnreihe b) bilaterale Freiendprothese Kennedy-Klasse II: a) einseitig verkürzte Zahnreihe b) unilaterale Freiendprothese Kennedy-Klasse III: a) unterbrochene Zahnreihe b) Schaltprothese Kennedy-Klasse IV: a) Schaltlücke im Frontzahnbereich b) Schließungsprothese
kephalo-	das Kopfende betreffend
Kephalometrie	Kopfvermessungskunde am Lebenden; in der Kieferorthopädie eingeteilt in Kraniometrie und Gnathometrie
kephalometrische Diagnostik	schädelbezügliche Diagnostik in der Kieferorthopädie mit Hilfe der Photostatik und Gnathostatik nach SIMON
Keratin	Hornstoff in Haaren und Nägeln
keratoid	hornartig
Kerspin	Kerspintechnik, auch Magnet-Resonanz-Tomographie (MRT) oder Kernspinresonanztomographie; dieses Verfahren arbeitet nicht mit Röntgenstrahlen. Kerspin eignet sich besonders zur Untersuchung des

ZNS, des Herz- und Gefäßsystems samt Strömungseigenschaften sowie von Muskeln, Gelenken und Sehnen. Weichteilkontraste sind mit diesen Schichtbildern, die denen der Computertomographie gleichen, besonders klar darstellbar. Kernspinaufnahmen für eine präimplantologische Diagnostik, auf denen die Weichteile abgebildet werden, lassen den Mandibularkanal und die den Knochen umgebende Gingiva gut erkennen

Kieferklemme	Ankylostoma; Behinderung der Mundöffnung durch Veränderung der Kaumuskulatur; häufigste Ursache ist eine fortgeleitete Entzündung vom erschwert durchbrechenden unteren Weisheitszahn ausgehend
Kieferorthopädie	Lehre von der Erkennung und Behandlung fehlerhafter und regelwidriger Entwicklungen des Kauorgans
Kieferrelationsbestimmung	dreidimensionale Zuordnung des Unterkiefers zum Oberkiefer
Kinetik	Lehre von der Bewegung durch Kräfte
kinetisch	auf Bewegung beruhend
Kinetor	kieferorthopädisches Gerät nach STOCKFISCH
Kinetose	Krankheit durch Schaukeln und Bewegung des Körpers wie Seekrankheit
Kippmeider	indirektes Halteelement, speziell bei unilateralen Freiendprothesen
kleido-	das Schlüsselbein betreffend
Kleptomanie	Stehlsucht
Klinik	Krankenhaus
klinische Zahnkrone	ist der Teil des Zahnes, der in der Mundhöhle frei sichtbar ist; Gegensatz: anatomische Zahnkrone
klinische Zahnwurzel	ist der Teil des Zahnes, der vom Gingivalsaum bis zur Wurzelspitze reicht; Gegensatz: anatomische Wurzel
Klinodontie	Kippung der Zähne bei koronaler Protrusion
Klinognathie	maxilläre Protrusion, Kiefervorneigung
Koagulation	Gerinnung; Blutgerinnung
Koagulum	Blutgerinnsel
Koeffizient	Verhältniszahl, Wertziffer
Koexistenz	gleichzeitiges Bestehen mehrerer Dinge trotz Gegensätzlichkeit
Kofferdam	siehe Cofferdam

Kohäsion

Kohäsion	ist die Kraft, die die Moleküle eines Stoffes zusammenhält
kohäsiv	zusammenhaftend
Kokken	kugelförmige Bakterien
Kolik	Leibschmerz
kollabieren	schwach werden, Zusammenfall, ohnmächtig werden
Kollagen	Grundsubstanz des Bindegewebes, leimgebende Substanz
kollagene Fasern	charakteristische Fasern des Bindegewebes, die beim Kochen verquellen und Leim geben
Kollaps	Zusammenbruch, Ohnmacht
kollateral	seitlich gelegen
Kollateralanämie	Blutleere an einer Stelle des Organismus
Kollateralkreislauf	Umwegmöglichkeiten, auf denen das Blut in ein bestimmtes Gebiet gebracht werden kann
kollidieren	zusammenstoßen
Kollision	Zusammenstoß
Kollumwinkel	auch Zahnhalswinkel, stumpfer Winkel im Zahnhalsbereich zwischen Wurzelachse und Kronenachse bei unteren Seitenzähnen, wenn diese Zähne von approximal betrachtet werden
Koma	tiefe Bewusstlosigkeit
komatös	tief bewusstlos
Kombination	Vermutung, Zusammenfassung
kombinieren	aus Wahrnehmungen Schlüsse ziehen; verbinden, verknüpfen
Komedikation	Behandlung mit verschiedenen Arzneimitteln
komestibel	essbar; comedo = aufessen, verzehren
komfortabel	behaglich
kommun	gemeinsam
Kommunikation	Mitteilung, Verbindung
kommunizieren	mitteilen, miteinander in Verbindung stehen
Kompakta	Rindenschicht des Knochens, Substantia compacta
kompatibel	verträglich, vereinbar; in der Zahntechnik: Legierungen und keramische Massen in der Metallkeramik; in der konservierenden Zahnheilkunde: chemisch kompatibel sollen Füllungsmaterialien (Adhäsive) mit säurevorbehandeltem Schmelz sein; siehe auch: biokompatibel

Kompatibilität	Vereinbarkeit
Kompendium	Handbuch, Grundriss; kurzes zusammen-gefasstes Lehrbuch
Kompensation	Ausgleich, Gegenleistung
Kompensationskurve	Ausgleichskurve, okklusale Verbindung der Seiten-zähne in sagittaler und transversaler Richtung
kompensieren	ausgleichen
kompensierter Gebissschaden	wenn keine Kippungen der die Zahnlücke begrenzenden Zähne und kein Antagonisten-wachstum in die Zahnlücke zu erwarten sind; Gegensatz: unkompensierter Gebissschaden = Zahnkippung bewirkt Artikulationsblockade sowie lokale Parodontose infolge Überbelastung (STRACK)
kompetent	zuständig, sachkundig
komplementär	ergänzend
komplett	vollständig, vollzählig
komplettieren	vervollständigen
Komplex	Gesamtbestand, Gesamtgebiet
Komplikation	Verschlimmerung, Verwicklung; hinzutreten erschwerender Umstände zu einer bereits vorhandenen Krankheit
komplizieren	erschweren, verwickeln
Komponente	Bestandteil
Kompresse	feuchter Umschlag
Kompression	Verdichtung
Kompressionsabdruck	Funktionsabformung unter Druck bei geschlossenem Mund, z. B. der Aktivabdruck nach MARXKORS und der biodynamische Kompressionsabdruck nach SINGER-SOSNOWSKI
komprimieren	verdichten, zusammenpressen
Konator	Gerät zum Herstellen von Konuskronen, auf dem ein Modelltisch eingespannt werden kann. Durch einen stufenlos einstellbaren Schwenkbereich von 0° bis 6° wird nur noch ein Konusfräser benötigt, die Winkel-übergänge der Konuskronen werden dadurch fließend angelegt
Kondensation	Verdichtung; physikalisch: das Verflüssigen von Gasen und Dämpfen durch Abkühlung; chemisch: die Aneinanderlagerung mehrerer Moleküle zu einem neuen Stoff

kondensieren

kondensieren	verdichten, eindicken
Kondition	körperliches Befinden
Kondylus	Gelenkkopf; Plural = Kondylen; lat. = Caput mandibulae
Kondylenbahn	dreidimensionale Bewegungsbahn(en) des Kondylus im schädelbezogenen Koordinatensystem
Kondylenbahnwinkel	früher Gelenkbahnneigungswinkel (mittlerer Wert 33 bis 35° zur CE, nach GYSI, mittlerer Wert zur FH = 40°); heute ein Winkel, der durch folgende Geraden gebildet wird: a) durch die Verbindung zweier Punkte der Kondylenbahn (der 1. Punkt ist der Ausgangspunkt der Kieferbewegung = terminale Scharnierachsenposition bzw. Zentrik, der 2. Punkt liegt als Endpunkt dieser Geraden weiter anterior und kaudal) und b) durch eine Parallele zu einer durch Schädelbezugspunkte festgelegten Geraden, die anzugeben ist wie: Campersche Ebene, Frankfurter Horizontale oder Scharnierachsen-Orbitalebene. Der Kondylenbahnwinkel wird an individuell einstellbaren Artikulatoren durch ein Protrusionsbissregistrat eingestellt
Kondylenhyper-mobilität	der Kondylus bewegt sich bis vor das Tuberculum articulare
Kondylenposition, zentrische	kranio-ventrale, nicht seitenverschobene Position beider Kondylen bei intakter Kondylus-Diskus-Relation und physiologischer Belastung der beteiligten Gewebe (Nomenklaturkommission der Arbeitsgemeinschaft für Funktionsdiagnostik in der DGZMK 1991)
Kondylusluxation	der Kondylus tritt vor das Tuberculum articulare und bleibt in dieser Stellung; früher Kondylussubluxation
Konfiguration	Gestaltung
konfigurieren	gestalten
Konfluenz	Zusammenlauf, Zulauf
konfluierend	zusammenfließend
konform	gleichförmig, übereinstimmend
konfrontieren	gegenüberstellen
konfundieren	vermengen
konfus	verwirrt, zerstreut
kongenital	angeboren; auch konnatal
Konglomerat	Zusammenballung, Häufung

konglomerieren	zusammenballen
kongruent	deckungsgleich, übereinstimmend
Kongruenz	Formengleichheit, Gleichförmigkeit, Übereinstimmung
konisch	kegelförmig, rund und zu einem Ende hin verjüngend
konkav	ausgehöhlt, hohlrund, nach innen gekrümmt, z. B. die nach innen gekrümmten palatinalen Führungsflächen oberer Frontzähne; Gegensatz: konvex; (lat.) concavus = gewölbt, gekrümmt
konkludieren	folgern, schließen
Konklusion	Schlussfolgerung
konklusiv	folgernd, schließend, auf einer Konklusion beruhend
Konkremente	subgingivale Konkremente sind harte Ablagerungen an der Zementoberfläche der Zahnwurzel, fest anhaftende Ablagerungen
konkret	anschaulich, wirklich
konsekutiv	abgeleitet, darauf folgend, folgernd; z. B. kann ein nicht eingeheiltes Implantat durch den konsekutiven Knochenverlust, verursacht durch eine Infektion, zu einem Misserfolg führen
Konsens	Zustimmung
konsequent	grundsatztreu, folgerichtig
konservativ	überlieferungstreu
konservieren	erhalten, haltbar machen
konservierende Zahnheilkunde	Zahnerhaltungskunde; statt konservierender Zahnheilkunde wäre richtiger: rekonstruierende Zahnheilkunde
Konsilium	Beratung mehrerer Ärzte über einen unklaren Krankheitsfall
konsistent	fest, haltbar
Konsistenz	Zustand eines Körpers oder einer Flüssigkeit: fest, dickflüssig, dünnflüssig, wässrig usw.
konsolidieren	festigen, sicherstellen
Konsolidierung	Festigung, z. B. einer Knochenfraktur
konstant	unveränderlich, beständig
Konstante	feste Größe, die immer denselben Wert hat
konstatieren	feststellen
Konstitution	Verfassung; medizinisch: Unterscheidung der Körperbautypen nach KRETSCHMER in leptosom, athletisch, pyknisch

konstituieren

konstituieren	gründen, anordnen, festsetzen
Konstriktion	Zusammenziehung, z. B. eines Muskels
Konsultation	Beratung, ärztliche
kontagiös	ansteckend
Kontakt	Berührung
Kontaktposition, retrale	siehe bei: RKP
Kontamination	Verschmelzung, Vermischung, Verseuchung, Ansteckung
kontaminieren	in Berührung bringen, z. B. ein mit Bakterien und Viren kontaminierter Zahnersatz
kontinuierlich	zusammenhängend, lückenlos
Kontinuität	Zusammenhalt, Fortdauer
kontra..., Kontra...	Vorsilbe mit der Bedeutung „gegen, gegenüber, gegenüberliegend"
konträr	entgegengesetzt, gegenteilig, widrig
kontrahieren	zusammenziehen
Kontraindikation	Gegenanzeige, Nichtanwendung
kontraindiziert	nicht anwendungsbereit, nicht anwendungsmöglich
Kontraktion	Zusammenziehung, z. B. die Muskelkontraktion
kontralateral	auf der entgegengesetzten Seite befindlich
kontramukös	gegenüber bzw. auf der Schleimhaut; kontramuköse Zwischenglieder nannte man in der 1. Hälfte des 20. Jhdts. die Konstruktionen der Tangential- und Sattelbrücken (siehe dazu auch bei: intramukös und supramukös)
Kontrast	auffallender Gegensatz
Kontrollsockelmethode	der Kontrollsockel ist immer ein Bestandteil des Oberkiefermodells; nach der Modellmontage wird mittels der Kontrollsockelmethode nach LAURITZEN und zentrischen Registraten diese auf ihre schädelbezügliche Lage im Artikulator überprüft. Mit dem Kontrollsockel können somit mehrere Zentrikregistrate auf ihre Übereinstimmung überprüft werden; siehe dazu auch bei: Split-Cast-Methode
kontrovers	strittig
Kontur	Umriss
Kontusion	Quetschung, Prellung
Konus	Kegel; kegel- oder kegelstumpfförmiger Körper; Plural: Konusse

Konuskrone	Doppelkrone mit konisch gestalteter Innenkrone nach Prof. K. H. KÖRBER; bei einem Konuswinkel von 6° entstehen Extrusionskräfte, die für ein gesundes Parodont unschädlich sind
Konuslibelle	lat. Libelle = kleine Waage; Hilfsteil (Dosenlibelle) in der Konuskronentechnik, das auf dem Gipsmodell fixiert wird. Ein Konusprotokoll sowie der Einsatz von Konometriegeräten wird dadurch überflüssig
Konusschlitten	Gerät zur Herstellung von Konuskronen ohne Umsetzen der Zahnstümpfe. Modelltisch oder Eingipsteller im Aufnahmeteller des Wieland-Konusschlittens; Vermessen der einzelnen Zahnstümpfe mit der 6-, 4- oder 2-Grad-Messlehre
Konuswinkel	ist der Winkel zwischen Werkstückoberfläche und Bezugsschneide, auch Bearbeitungswinkel; er ist immer die Hälfte des zur Spitze ergänzten Kegelwinkels und wird darum als $\alpha/2$ bezeichnet
Konvaleszenz	Genesung
konvergent	sich schneidend
konvergieren	aufeinander zulaufen, z. B. konvergierende endständige Zähne zu einer Zahnlücke; typisch im Unterkiefer nach Verlust des ersten Molaren ist mit einer Mesialneigung des zweiten Molaren zu rechnen; konvergierende Brückenpfeiler erfordern einen Divergenzausgleich durch ein Geschiebe, auch durch Teleskopierung zu beheben
konvex	gewölbt, hochrund; Gegensatz: konkav
Konvolut	Zusammenballung, Knäuel, Bündel
Konvulsion	Krampf, Zuckung
konvulsiv	krampfartig
konzedieren	zugestehen
Konzentration	Verdichtung, Zusammendrängung
konzentrisch	mit demselben Mittelpunkt
Konzeption	Entwurf
konzipieren	entwerfen
Kooperation	Zusammenarbeit
Koordination	Zuordnung, Zusammenwirken
koronal	die Zahnkrone betreffend
koronar	kranzförmig, die Herzkranzgefäße betreffend
Koronararterien	Herzkranzgefäße

korpulent	beleibt, füllig
korpuskulär	aus kleinsten Teilen bestehend
korrekt	einwandfrei
Korrektur	Fehlerberichtigung, Verbesserung
Korrekturabformung	zweizeitige Abformung, um mit dünnflüssigem Abformmaterial zu korrigieren; weitere Abformungen sind als Doppelabformung, Doppelmischabformung, Elnphasenabformung, Hydrokolloidabformung usw. bekannt
Korrekturtaste	auch Rücktaste; Taste auf einer PC-Tastatur, durch deren Betätigen der Cursor um eine Stelle nach links bei gleichzeitigem Löschen des dort stehenden Zeichens wandert; die rechteckige Korrekturtaste liegt rechts oben auf der Tastatur und trägt einen nach links weisenden Pfeil
Korrelation	Wechselbeziehung
Korrigentien	geschmacksverbessernde Zusätze, z. B. in Arzneimitteln
Korrosion	Oberflächenzerstörung, Verwitterung
kortikal	die Rinde betreffend
kostal	die Rippen betreffend; costa (lat.) = die Rippe
Krampons	Befestigungsstifte der konfektionierten Porzellanfrontzähne
kranial	schädelwärts
Kraniometrie	Schädelvermessungskunde; früher nur am Skelettschädel möglich, heute durch Fernröntgenaufnahmen auch am Lebenden
Krise	Krisis; entscheidender Wendepunkt einer Krankheit
Kronenbasis	siehe dazu bei: Prothetikbasis
Kronenflucht	Neigung der Unterkiefer-Seitenzähne nach lingual, siehe dazu auch Kollumwinkel
Kroneninfraktion	unvollständige Fraktur der natürlichen Zahnkrone eines Seitenzahnes; dritthäufigste Ursache für einen Zahnverlust
Krümmungsmerkmal	betrachtet man einen Front- oder Seitenzahn von inzisal bzw. okklusal, so erkennt man eine stärkere Krümmung des mesialen Teiles der Vestibulärfläche
Kryochirurgie	Gewebszerstörung durch niedrige Temperaturen (-160°C) mittels flüssigem Stickstoff; fast jede Leukoplakie der Mundhöhle kann kryochirurgisch behandelt werden

Krypten	Einbuchtungen, Nischen, z. B. in den Mandeln
kubital	zum Ellenbogen gehörig
Kürettage	Ausschabung, z. B. subgingivaler Konkremente
Kulmination	Gipfel- oder Scheitelpunkt
Kurvatur	Krümmung; früher Kurvaturlinie; als Zahnäquator bei der Klammervermessung bezeichnet
kutan	die Haut betreffend
Kybernetik	Lehre von der Lenkung, den Steuerungsvorgängen; medizinisch: im Organismus die Zusammenfassung aller Organfunktionen
Kybernetor	modifiziertes zierliches FKO-Gerät nach Prof. SCHMUTH, Bonn, mit allen Vor- und Nachteilen eines FKO-Apparates, mit Coffin-Feder, dem Bionator nach BALTERS sehr ähnlich, kann Tag und Nacht getragen werden

Raum für persönliche Ergänzungen

149

Raum für persönliche Ergänzungen

labial	lippenwärts, an der Lippenseite
Labidodontie	Kopfbiss; auch Kanten- oder Zangenbiss; Übergangsform zur Dysgnathie; Schneidekanten der oberen und unteren Schneidezähne treffen wie bei einer Beißzange aufeinander
labil	unbeständig, schwankend, leicht beeinflussbar
labiobukkal	auf Lippen- und Wangenseite bezüglich; auch vestibulär
Labium	Lippe; Plural = labii
Labium inferius	Unterlippe
Labium leporium	Lippenspalte
Labium superius	Oberlippe
Laboratorium	Werkstatt, Versuchsanstalt, Arbeits- oder Forschungsraum für chemische, medizinische oder technische Arbeiten, Kurzform: Labor
Laborimplantat	siehe dazu bei: Modellimplantat
Labyrinth	anatomisch: Hohlräume im Innenohr
Lac	Milch
lacer, -a, -um	zerfetzt, zerrissen
Lacrima	Träne
lacrimalis, -e	auf Tränen und deren Organe bezüglich
Lacuna	Vertiefung, Spalte
lacunaris	Buchten bildend; auch lakunär
lädieren	verletzen, beschädigen
Läsion	Verletzung, Störung
lakunär	buchtig, höhlenartig
Lambdanaht	Knochennaht; trennt Hinterhauptbein von den Scheitelbeinen

Lamelle

Lamelle	Blättchen, Plättchen
lamellös	aus Lamellen bestehend
Lamina	dünne Knochenplatte
Lamina cribrosa	längliche Knochenplatte zwischen Nasen- und Stirnhöhle mit vielen Löchern für den Durchtritt der Geruchsfasern (Nervi olfactorii)
Lamina dura	Alveolar-Innenkortikalis
Lamina horizontalis	waagerechte Platte des Gaumenbeins als hinterer Abschnitt des harten Gaumens und damit des Nasenhöhlenbodens
Lamina lateralis	äußere Lamelle (Knochenplatte) des Flügelfortsatzes des Keilbeins, Ursprung des unteren Bauchs des seitlichen Flügelmuskels, M. pterygoideus lateralis
Lamina medialis	innere Lamelle (Knochenplatte) des Flügelfortsatzes des Keilbeins
Lamina perpendicularis	vertikale Platte, Teil der medialen Oberkieferhöhlen-wand, bildet den oberen Teil des Nasenseptums
Lamina propria mucosae	Schleimhautbindegewebe, siehe auch Epithelum mucosae
Laminate, keramische	Facetten mit einer durchschnittlichen Stärke von 0,5 mm, mit denen ein Zahn korrigiert und verblendet wird; auch keramische Inlays und Onlays nach dem Lamina-System; siehe auch „Facing"
Lanzette	zweischneidiges Messerchen, chir. Instrument
lanzinierend	stichartig; blitzartig auftretende Schmerzen
Laptop	tragbarer Personal-Computer mit flachem Bildschirm
larvatus, -a, -um	versteckt, verborgen, bei Krankheiten ohne die gewöhnlichen Symptome
Laryngitis	Kehlkopfentzündung
laryngo-	in Verbindung Kehlkopf-
Larynx	Kehlkopf
Laser	Light Amplification by Stimulated Emission of Radiation, wie „Lichtverstärkung durch angeregte Aussendung von Strahlung"; Gerät zum Erzeugen stark gebündelter Lichtstrahlen, Laser-Schweißen als Verbindungstechnik in der Zahntechnik; erster Laser 1960 von Maiman als Rubinlaser
latent	versteckt, verborgen, hintergründig
Latenz	Verborgenheit, z. B. von Krankheiten
lateral	seitlich, seitwärts

Latero...	in fachsprachlichen Fügungen = „Seitwärts-", wie z. B. Lateroposition: Seitwärtsverlagerung eines Organes
Latero-Detrusion	Verlagern des Laterotrusionskondylus (Bennettbewegung) zur Seite und nach unten
Laterognathie	dysgnathe Kieferentwicklungen, die durch eine Seitenabweichung des Unterkiefers aus der Median-Sagittal-Ebene gekennzeichnet sind, bezeichnet man als Laterognathie
Latero-Protrusion	Verlagern des Laterotrusionskondylus (Bennettbewegung) zur Seite und nach vorn; kombinierte Seitwärts- und Vorschubbewegung des Unterkiefers
Latero-Retrusion	Verlagern des Laterotrusionskondylus (Bennettbewegung) zur Seite und zurück
Latero-Surtrusion	Verlagern des Laterotrusionskondylus (Bennettbewegung) zur Seite und nach oben
Laterotrusion	die Bewegung, bei der der Unterkiefer von der Medianebene nach lateral schwenkt; Seitwärtsbewegung, Arbeitsbewegung
Laterotrusionskondylus	der Kondylus auf der Laterotrusions- bzw. Arbeitsseite; Bewegungen die der Laterotrusionskondylus durchführen kann: Latero-Retrusion = zur Seite und zurück Latero-Protrusion = zur Seite und nach vorn Latero-Detrusion = zur Seite und nach unten Latero-Surtrusion = zur Seite und nach oben
Laterotrusionsseite	Arbeitsseite; die Seite des Unterkiefers, die sich bei einer Lateralbewegung von der Medianebene wegbewegt
laterotrusiv	Bewegung von der Mitte (Medianebene) zur Seite, nach lateral
latus,-a,-um	breit
Laudatio	Lobrede
Layout (engl.)	der graphische Entwurf für Text- und Bildgestaltung eines Buches oder einer Zeitschrift; Layouter = Graphiker, der Layouts herstellt
Lazeration	Zerreißung
Leerlaufkondylus	der Kondylus auf der Nichtarbeitsseite, Mediotrusionsseite; auch als der schwingende Kondylus bezeichnet, dessen Bewegungsablauf als vorwärts - abwärts - einwärts bezeichnet wird
Leerlaufseite	Nichtarbeitsseite, siehe Mediotrusionsseite

Leertaste

Leertaste	längliche Taste in der unteren Reihe einer PC-Tastatur, die Leerzeichen erzeugt, d.h. den Cursor um je ein Leerzeichen pro Anschlag nach rechts bewegt
legal	ordnungsgemäß, rechtmäßig
lege artis	kunstgerecht, vorschriftsmäßig; nach den Regeln der ärztlichen Kunst
legieren	zusammenschmelzen; eine Legierung herstellen
legislativ	gesetzgeberisch
legitim	gesetzlich, rechtmäßig
Leitungsanästhesie	Injektion eines Anästhetikums an einem Nervenstrang, so dass an dieser Stelle, entfernt von der Endverzweigung des betreffenden Nerves, eine Leitungsunterbrechung und dadurch von dieser Injektionsstelle eine Empfindungslosigkeit entsteht; L. im Oberkiefer am Tuber maxillae zur Ausschaltung der Rami alveolares superiores posteriores; L. im Unterkiefer am Foramen mandibulae zur Unterbrechung des N. alveolaris inferior
Lens	Linse
lentus, -a, -um	langsam
leptosom	schmalwüchsig, schlankwüchsig; Konstitutions- oder Körperbautypen nach Kretschmer: leptosomer Typ
letal	tödlich
Letalität	Tödlichkeit, Sterblichkeit
Lethargie	Schlafsucht, Trägheit
Leukämie	Weißblütigkeit; Erkrankung der blutbildenden Organe, Vermehrung der Zahl der weißen Blutkörperchen
leuko..., Leuko...	Vorsilbe mit der Bezeichnung „weiß, glänzend"
Leukoplakie	weiße Mundschleimhautveränderung; Vorschlag der Weltgesundheitsorganisation (WHO, 1978): Die Leukoplakie ist definiert als scharf begrenzte weiße Verfärbung der Mundschleimhaut, welche nicht wegwischbar und keiner anderen Krankheit zuzuordnen ist
Leukozyten	weiße Blutkörperchen; Anzahl als Normwert von ca. 3840 bis 10100 pro mm^3 im Blut vorkommend
Leukozytose	pathologische Vermehrung der weißen Blutkörperchen
Levator	Heber; siehe auch M. levator veli palatini
Ligamentum	Band; sehnige Verbindung aus festem Bindegewebe

Ligamentum circulare	mitunter noch gebrauchter Ausdruck für das supraalveoläre Bindegewebe, das radiär den physiologischen Abschluss der Wurzelhaut im marginalen Parodont bildet; auch Fibrae circulares genannt
Ligamentum laterale	Band zwischen Schläfenbein und Gelenkfortsatz des Unterkiefers; früher: Ligamentum temporomandibulare; Schläfenbeinunterkieferband
Ligamentum periodontale	der intraalveoläre Faserapparat; auch: Desmodontium
Ligamentum sphenomandibulare	Band an der Innenseite des Ramus mandibulae von der Spina ossis sphenoidalis zum Foramen mandibulae; Keilbeinunterkieferband
Ligamentum stylomandibulare	Band zwischen Processus styloideus des Schläfenbeins und dem Unterkieferwinkel; Griffelunterkieferband
Ligamentum vocale	Stimmband zwischen Processus vocalis des Stellknorpels und Schildknorpels
Ligatur	Draht- oder Seidenschlinge zum Anbinden eines Zahnes oder Unterbinden eines Blutgefäßes
Light-wire-Technik (engl.)	festsitzende kieferorthopädische Apparatur mit dünnen Außenbögen an antomisch geformten Bändern, wobei mit schwachen kontinuierlichen Kräften ein therapeutischer Erfolg erzielt wird
ligieren	anbinden, unterbinden
Limbus	Saum, Rand
Limbus alveolaris	Alveolensaum; oberer Rand einer Alveole
Limen	Schwelle, Grenze
Limen nasi	Nasenschwelle; vom Rand des Flügelknorpels verursachte Leiste am Ende des Vestibulum nasi
limitans	begrenzend
Limitation	Einschränkung der physiologischen Unterkieferbewegung
Linea	Linie, Knochenleiste
Linea mylohyoidea	Mundbodenleiste; Ursprungslinie des Musculus mylohyoideus
Linea obliqua	schräge Linie bzw. Knochenleiste auf der Außenseite des Unterkieferkörpers
linear	linienförmig
Lingua	Zunge
lingual	nach der Zungenseite, zungenwärts

Lingua plicata

Lingua plicata	Faltenzunge; angeborene Anlage, Auftreten nach dem vierten Lebensjahrzehnt
Lingualbügel	siehe Sublingualbügel
Lingula	kleine Zunge, Zünglein; Bezeichnung für verschiedene zungenförmig aussehende Knochenplättchen
Lingula mandibulae	Knochenplättchen vor dem Foramen mandibulae
Link	Verknüpfung; Bezeichnung für einen Querverweis von einer Information zu einer anderen Information im Internet, d.h. von einer Web-Seite zu einer anderen. Links werden durch unterstrichene Wörter markiert, sie können auch aus einer Grafik oder Bildern, Tabellen, Texten und anderen Symbolen bestehen, die der PC-Benutzer anklicken kann, um weitere Informationen zu erhalten. Viele Querverweise nennt man dann ein Hyperlink
Lipom	gutartige Geschwulst aus Fettgewebe
Lippenschild	auch Lippenpelotte, engl. = Lip-bumper; konfektioniert, aus einem Draht und daran befestigten Kunststoff-Pelotten bestehend; die Drahtenden werden in Headgearröhrchen eingeführt, 6-Jahr-Molaren müssen bebändert sein; das Lippenschild steht von den Zähnen ab, Lage des Schildes im unteren und oberen Vestbulum
Lippenschlusslinie	horizontale Linie auf Bissschablonen nach Handbissnahme, die bei Lippenschluss markiert wird; sie bildet mit der Mittellinie das Schneidezahnkreuz; siehe auch Inzisalzeiger und Okklusionsebene
Linguistik	Sprachwissenschaft
L. I. O. S.	Laterale Interkuspidale Okklusions-Stellung (LAURITZEN); zentrische Störung, die das Schließen in terminaler Scharnierachsenrelation verhindert und den Unterkiefer symmetrisch nach lateral in seine habituelle Interkuspidation ablenkt
Liq.	auf Rezepten = liquor; liquidus = flüssig
Liquefaktion	Verflüssigung
liquefactus	verflüssigt
liquidus, -a, -um	flüssig
Liquiduspunkt	obere Begrenzung des Schmelzintervalls, kennzeichnet die Temperatur, bei der die Legierung völlig verflüssigt ist bzw. die Temperatur, bei der die Legierung bei der Erstarrung in den breiartigteigigen Zustand übergeht; siehe auch Soliduspunkt

Liquor	Flüssigkeit
Liquor cerebrospinalis	Gehirn-Rückenmarkflüssigkeit
LKG	in der Kieferorthopädie Abkürzung für Lippen-Kiefer-Gaumenspalte
lobär	einen Lappen betreffend
lobatus, -a, -um	gelappt
lobulär (griech.)	einzelne Organläppchen betreffend
Lobulus	Läppchen
Lobulus auriculae	Ohrläppchen
Lobus	Lappen
localisatus, -a, -um	örtlich begrenzt
Locus	Ort, Stelle
Logopädie	Sprachheilkunde; Lehre von den Sprachstörungen und deren Heilung, z. B. Stottern
logopädisch	die Logopädie betreffend
lokal	örtlich
Lokalanästhesie	örtliche Betäubung zur Schmerzverhütung; zur Vermeidung schmerzbedingter Reflexe bei konservierenden und prothetischen Behandlungen und zur Schmerzverhütung bei chirurgischen Eingriffen in der Zahnheilkunde; auch Plexusanästhesie
Lokalisation	Beschränkung auf eine bestimmte Stelle örtlich
lokalisieren	festlegen, auf eine bestimmte Stelle beschränken
Long centric (engl.)	erreicht der Unterkiefer in retraler Kontaktposition seinen ersten Zahnkontakt, dann gleitet er beim weiteren Zubeißen unter Führung der Retrusionsfacetten nach vorwärts und oben in die Habituelle Interkuspidation, also aus der RKP in die IKP; diesen Gleitweg nennt man Long centric, wenn er exakt in der Sagittalebene verläuft und nicht länger als 1 mm ist
longitudinal	länglich verlaufend, der Längsrichtung nach
Loop (engl.)	Schlinge, Schleife, Schlaufe; in der Kieferorthopädie sind Loops speziell gebogene Drahtschlaufen im Labialbogen, um die effektive Drahtlänge zwischen Zähnen oder Zahngruppen zu vergrößern (das offene und das geschlossene U-Loop, das horizontale und vertikale Loop, das T-Loop, das L-Loop, das Box-Loop und das Bull-Loop sowie kombinierte Loops). Ihre Aufgabe dient dem Ausgleich größerer Niveaudifferenzen zwischen Zähnen bzw. Zahngruppen sowie als aktive Elemente

	zur Erzeugung von Kräften und Drehmomenten (nach Schmuth, Holtgrave, Drescher)
Lumbago	Hexenschuss
lumbal	zu den Lenden gehörig, die Hüfte betreffend
Lumbus	Lende
Lumen	lichte Weite; Innendurchmesser eines röhrenförmigen Hohlorgans oder Gebildes, z. B. einer Arterie, eines Hauptbronchus oder des Darms, auch einer Kanüle; intraluminal = innerhalb der lichten Weite, z. B. eine intraluminale Brachytherapie
Lumineszenz	Leuchten eines Stoffes ohne gleichzeitige Temperaturerhöhung; kaltes Leuchten, z. B. Phosphor im Dunklen
lunaris, -e	mondförmig
lunatus	halbmond-, sichelförmig
Lunker	bläschenförmige Hohlräume in gegossenen Werkstücken wie Kronen, Brücken und Einstückgussprothesen; Erstarrungslunker, Sauglunker
Luxation	Verrenkung, Lockerung, Verschiebung, z. B. Luxation des Kiefergelenkes oder traumatisch luxierte Zähne
luxieren	verrenken, lockern, aus der Lage bringen
luxurians	wuchernd
Lymphe	Gewebsflüssigkeit
lymphogen	auf dem Lymphwege entstanden
Lymphozyten	besondere Form der weißen Blutkörperchen, Lymphzellen, Gewebszellen, basophile Rundzellen
Lyssa	Tollwut, auf den Menschen übertragbare Viruskrankheit bei Tieren

Raum für persönliche Ergänzungen

Raum für persönliche Ergänzungen

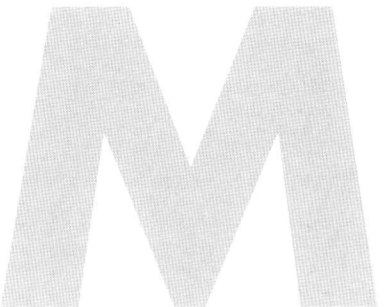

M.	Abk. für Musculus der Muskel
Mm.	Abk. für Musculi = die Muskeln
M.	auf Rezepten = misce: mische
Machinable Ceramics (engl.)	die Machinable Ceramics (MC) sind Feinpartikel-Feldspatkeramikblöcke für die Systeme CEREC, CELAY und DCS. Die VITA MC decken ein Indikationsgebiet zur computergestützten Herstellung direkter Keramikinlays, -onlays und -veneers in einer Behandlungssitzung ab. Außerdem können Vollkeramikkronen für den Front- und Seitenzahnbereich sowie bis zu dreigliedrige Front- und Seitenzahnbrücken hergestellt werden; siehe dazu auch: CEREC
Macula	Fleck, Hautfleck, Schleimhautfleck
madeszent	nässend; madesco = nass werden
madidus, -a, -um	nass, feucht, triefend
magnus, -a, -um	groß
Mailbox	elektronischer Briefkasten für E-Mails = Kurzform für Electronic Mail = elektronische Post
major	größer; der, die Größere; majus = das Größere; Plural: majores
MAK	Maximale Arbeitsplatz-Konzentration; Grenzwert der zumutbaren Belastung durch schädliche Gase, Dämpfe und Stäube am Arbeitsplatz
makro…, Makro…	Vorsilbe mit der Bedeutung „groß, lang"; Gegensatz: mikro
Makrobiose	Langlebigkeit
Makrobiotik	Lehre von der Lebensverlängerung
Makrocheili	Vergrößerung und Verdickung der Lippen

Makrodontie

Makrodontie	stark vergrößerte Zähne, Anomalie
Makrogenie	starke Vergrößerung des Untergesichts
Makroglossie	abnorme Vergrößerung der Zunge
Makrognathie	überentwickelter Oberkiefer zum normal entwickelten Unterkiefer; in Angle-Klasse II,1 einzuordnen
Makromelie	Riesenwuchs; auch Makrosomie
Makroplasie	übermäßige Entwicklung einzelner Körperteile
makroskopisch	mit bloßem Auge erkennbar
Makrostoma	verbreiterte Mundöffnung
Makrotie	übermäßige Größe der Ohren
Makrozephalie	angeborene Vergrößerung der Kopfform
Makrulie	Verdickung des Zahnfleisches
Mala	die Wange, Kinnbacke, Kinnlade
malakotische Zähne	weiche Zähne; Malazie = Erweichung
Malaria	Wechselfieber, Infektionskrankheit
malaris	zur Wange gehörend (Anatomie)
Malformation	Missbildung
maligne	bösartig; Gegensatz: benigne = gutartig
Malignität	Bösartigkeit
Malnutrition	falsche Ernährung, die zu charakteristischen Krankheitsbildern führt; Malnutrition des Säuglings = Milchnährschaden; Malnutrition im Alter = Vitamin- oder Ballaststoffmangel
Malokklusion	eine Mal- oder Fehlokklusion ist eine Kontakt- beziehung von Kauflächen, welche zu einer Funktionseinschränkung des Kauvorgangs geführt hat (nach Prof. U. Lotzmann)
Mamelon (franz.)	rundlicher Hügel, hügelig; Dentinmamelons oder Schneidezahnhöckerchen in natürlichen Front- zähnen und keramischen Verblendungen, nach inzisal spitz zulaufend, bei oberen mittleren Schneidezähnen drei und bei oberen seitlichen Schneidezähnen zwei Mamelons; durch die Position der Mamelons kann die Breite eines Schneidezahnes optisch beeinflusst werden und die farblich betonten Täler zwischen ihnen, mit Schmelz- und Transpamasse überzogen, dem Zahn eine lebendige Transluzenz vermitteln
Mandibula	Unterkiefer
Mandibularanästhesie	Leitungsanästhesie einer Unterkieferseite infolge

	Ausschaltung des Nervus alveolaris inferior am Foramen mandibulae
Mandibular-Position-Indikator	der MPI (SAM) ist ein Zusatzgerät zur Diagnostik der Gelenksituation im Artikulator; damit wird die von der habituellen Okklusionsstellung erzwungene Position der Kondylen mit der Stellung der Position der Kondylen durch das zentrische Registrat verglichen
mandibularis	zum Unterkiefer gehörend
Mandrell	in der Zahntechnik ein Werkzeugschaft zum Montieren von Schleifsteinen, Gummipolierern, Schleif- und Trennscheiben für den Gebrauch in Handstücken; für große Trennscheiben sollten nur Mandrelle mit einem Kopfdurchmesser von 6 bis 8 mm plus Unterlagscheibe verwendet werden. Beim Schleifen und Trennen mit höheren Drehzahlen, z. B. im Schnellschleifer, müssen Mandrelle mit verstärktem Schaft zum Einsatz kommen
Manie	Wahnsinn, Irresein
manifest	offensichtlich, deutlich erkennbar
manipulieren	beeinflussen, handhaben
Manipulierimplantat	siehe dazu bei : Modellimplantat
Manometer	Druckmesser für Gase und Flüssigkeiten
manuell	mit der Hand, von Hand hergestellt; Gegensatz: mechanisch
Manus	Hand
marginal	am Rande gelegen, zum Rande gehörig
Marginalie	geschriebene oder gedruckte Randbemerkung, Randnotiz; Kurzkommentar
Margo	Rand
Margo alveolaris	richtiger: Arcus alveolaris = bogenförmiger freier Rand des Alveolarfortsatzes
Margo infraorbitalis	unterer Augenhöhlenrand
Margo supraorbitalis	oberer Augenhöhlenrand
Margo linguae	seitlicher Zungenrand
Marylandbrücke	Ätzbrücke oder Komposit-Klebebrücke mit extrem geringer Präparation der Pfeilerzähne; Versorgung einer Zahnlücke mittels oraler Retentionsflügel an den Pfeilerzähnen
maskulin	männlich

massetericus	zum Masseter (M. masseter) gehörig
Mastikation	das Kauen, der Kauvorgang
Mastikationsfläche	Kaufläche; veralteter Begriff
mastikatorisch	auf das Kauen bezüglich
Mastikatorisches System	Kauorgan, Kauapparat, stomatognathes System
mastoideus	warzenförmig, zum Warzenfortsatz gehörig
Mater	die Umhüllende; Bezeichnung für die Hüllen des Gehirns
Matrize	Negativform eines abgeformten Körpers; in der Zahntechnik u. a. eine Geschiebematrize
Maus	Dateneingabegerät für den Dialog mit Personal-Computern; die Bewegungen der Maus steuern einen Zeiger (Cursor) auf dem Bildschirm, der die Position kennzeichnet, in die ein Zeichen eingegeben werden soll. Die Maus ist mit zwei oder drei Tasten ausgestattet, die zum „Klicken" oder „Anklicken" dienen
maxi..., Maxi...	Bestimmungswort von Zusammensetzungen mit der Bedeutung „sehr groß, am größten"
Maxilla	Oberkiefer
maxillaris, -e	den Oberkiefer betreffend
Maxillofaziales System	siehe dazu: Stomatognathes System
Maxillotomie	operative Eröffnung des Oberkieferknochens
maximal	sehr groß, größt-, höchst-; Gegensatz: minimal
maximus, -a, -um	der, die, das größte
McCall-Girlanden	fibröse Verdickungen, die zu typischen wulstigen Gingivarändern führen
Meatus acusticus externus	äußerer Gehörgang
Meatus acusticus internus	innerer Gehörgang
Meatus nasi inferior	unterer Nasengang
Meatus nasi medius	mittlerer Nasengang
Meatus nasi superior	oberer Nasengang
Mechanik	Lehre vom Zusammenhang der Kräfte und der Körper; Teilgebiet der Physik
Media	die Mitte; die mittlere Gefäßwandschicht
medial	nach der Mittellinie des Körpers zu liegend;

	lat. medius, ..ia, ..ium = in der Mitte liegend; Gegensatz: lateral
median	in der Mitte des Körpers liegend
Medianebene	Sagittalebene, die genau durch die Körpermitte verläuft, sie teilt den Körper in eine rechte und eine linke Hälfte; wird auch als Mediansagittalebene (MSE) bezeichnet
Mediastinum	Mittelteil des Thoraxinnenraumes, der zwischen den beiden Pleurasäcken liegt und das Herz, die großen Gefäße, die Luftröhre und die Speiseröhre enthält
Medicus	Arzt
Medikament	Heilmittel
medikamentös	unter Verwendung von Arzneimitteln erfolgend; durch Medikamente bewirkt, hervorgerufen
Medikation	Arzneiverordnung
Mediotrusion	die Bewegung, bei der der Unterkiefer auf einer Seite zur Medianebene schwenkt; Leerlaufbewegung
Mediotrusionskondylus	siehe dazu: Leerlaufkondylus
Mediotrusionsseite	die Seite des Unterkiefers, die sich bei einer Lateralbewegung zur Medianebene hinbewegt; Nichtarbeitsseite; früher: Leerlaufseite, Balanceseite
mediotrusiv	zur Mitte hin; die Bewegung der Mediotrusionsseite des Unterkiefers zur Medianebene
Meditation	Nachdenken
meditieren	nachdenken, sinnend betrachten
Medulla	Mark
Medullitis	Rückenmarkentzündung
Mega... (griech.)	in Zusammensetzungen Groß .... Millionen.... millionenmal, Abk.: M, z. B. Megawatt (MW) eine Million Watt
Megabyte	EDV-Kürzel MBYTE, 1 MBYTE = 1024 KBYTE, siehe auch GIGABYTE
Megadontie	übermäßig große Zähne; auch Makrodontie
Megagnathie	Großkiefrigkeit
Melancholie	Schwermut
melano..., Melano...	Bestimmungswort von Zusammensetzungen mit der Bedeutung „dunkel, schwarz, pigmenthaltig"
Membran	Haut, Häutchen
Membrum, Membra	Extremität, Glied, Gliedmaßen

Membrum inferius

Membrum inferius	untere Extremität
Membrum superius	obere Extremität
Meninges	Hirn- und Rückenmarkshäute; Einzahl: Meninx
meningeus	zu den Hirnhäuten gehörend
Meningitis	Hirnhautentzündung
Meninx, meningis	Hirnhaut
Meniskus	halbmondförmiger Schaltknorpel; Bezeichnung nur für das Kniegelenk üblich
mental	geistig
mentalis, -e	auf das Kinn bezüglich
Mentalität	Denkart, geistige Einstellung
Mentalpunkt	siehe dazu bei: Pogonion
Mentum	das Kinn; Teil des Gesichtes, der durch die Protuberantia mentalis (Kinnvorsprung) des Unterkieferknochens gebildete Bereich
Menü	eine Menüleiste am oberen Bildschirmrand mit Begriffen wie „Datei", „Bearbeiten", „Ansicht", „Format" usw. bringt dem Anwender per Mausklick ein Menü mit weiteren Menüpunkten, d.h. Funktionen, mitunter auch Untermenüs
Merkurialismus	Quecksilbervergiftung
Mesenchym	embryonales Bindegewebe
mesial	der Mitte zu; nur in der Zahnheilkunde verwendete Bezeichnung für im Zahnbogen nach vorn gelegen, in Richtung der Mittellinie; griech. mesialis = nach der Mitte zu gelegen oder gerichtet
Mesialbiss	Angle-Klasse III; Progenie, die Sechsjahrmolaren des Unterkiefers beißen vor die Sechsjahrmolaren des Oberkiefers; siehe dazu auch unter: Okklusionsdiagnostik
mesio...., Mesio...	mesial in Verbindung mit anderen Richtungsbezeichnungen
mesiobukkal	vorn-wangenwärts
Mesiodens	überzähliger Zahn im Zwischenkiefer
mesiolabial	vorn-lippenwärts
mesiolingual	vorn-zungenwärts
mesiopalatinal	vorn-gaumenwärts
meso..., Meso... (griech.)	Bestimmungswort von Zusammensetzungen mit der Bedeutung „zwischen, mittlere, mittel..., in der Mitte zwischen"

Mesoderm	mittleres Keimblatt, zwischen Ektoderm und Entoderm, daraus das Mesenchym hervorgehend
Mesodontie	mittelgroße Zähne
Mesostruktur	auch Mesiostruktur, Zwischengerüst; bei stark divergierenden Implantatpfosten (siehe dazu auch: Implantatangulation) ist es notwendig, die Disparallelität durch eine Mesostruktur auszugleichen. Die Gestaltung der Mesostruktur erfordert ein komplettes Wax-Up. Silikonschlüssel für Lage und Größe des Trennungsgeschiebes – Einschubrichtung festlegen – Verschraubung des Geschiebes für die Handhabung durch den Zahnarzt in einem günstigen Winkel nach oral legen – Mesostruktur wird nach dem Guss ausgearbeitet, nachgefräst und poliert – anschließend Sekundär- bzw. Suprakonstruktion
meta .... Meta... (griech.)	Bestimmungswort von Zusammensetzungen mit der Bedeutung „zwischen, inmitten, nach, hinter"
metabolisch	umgestaltend, veränderlich
Metabolismus	Stoffwechsel; Gesamtheit aller Vorgänge, die die Aufnahme und den Einbau der Nahrungsstoffe in den Organismus sowie den Abbau, die Verbrennung oder Ausscheidung dieser Substanzen betreffen
Metacarpus	Mittelhand
metachron	nacheinander
metakarpal	die Mittelhand betreffend
Metamorphose	Umgestaltung, Verwandlung von Zellen und Geweben
Metaphase	zweite Phase bei der indirekten Kernteilung; siehe auch: Mitose
Metaphylaxe	Gesamtheit aller gesundheitlichen, medizinischen und sozialen Maßnahmen mit dem Ziel der Erhaltung bzw. Verbesserung des Behandlungseffektes; Teil der Rehabilitation
Metaphyse	an die Epiphyse grenzendes Diaphysenende der Röhrenknochen
Metastase	Tochtergewächs; Verschleppung von Krankheitskeimen auf dem Blut- oder Lymphwege in andere Körpergebiete; bösartige Tumormetastasen; metastasieren = Tochtergeschwülste bilden
Metatarsus	Mittelfuß
Meteorologie	Lehre von den Witterungserscheinungen
Metodontie	unvollständige Zahnentwicklung

M. f.

M. f.	auf Rezepten: misce fiat = mische und stelle her
Michigan-Schiene	Entlastungsschiene in der Diagnostik und Therapie bei Patienten mit Funktionsstörungen im Kausystem nach RAMFJORD und ASH (1968); Schiene aus glasklarem Kunststoff im Oberkiefer mit dominanter Eckzahnführung und Disklusion der Seitenzähne; sie bezweckt die Elimination okklusaler Interferenzen und Stabilisierung der Okklusion; Tragedauer ein bis sechs Monate
Migräne	halbseitiger Kopfschmerz
migrans	wandernd
mikro..., Mikro...	Vorsilbe mit der Bedeutung „klein, kurz, gering"; Gegensatz: makro
mikro (griech.)	Kurzzeichen μ mit der Bedeutung vor Maßeinheiten: 1 Millionstel, z. B. für Länge = μm
Mikroben	tierische oder pflanzliche Kleinlebewesen, Bakterien und Viren
Mikrocheili	Verkürzung der Lippen
Mikrodontie	abnormal kleine Zähne, Entwicklungsstörung
Mikrogenie	erblich bedingte Unterentwicklung des Unterkiefers; in Angle-Klasse II,1 einzuordnen
Mikroglossie	sehr kleine Zunge
Mikrognathie	sehr kleiner Oberkiefer = Pseudoprogenie
Mikrometer	Abk. μm = 1 Millionstel Meter, 1 Mikron, 0,001 mm
Mikron	Abk. μ, My, Mikrometer, 1 Millionstel Meter
Mikroskopie	Verwendung des Mikroskops zu wissenschaftlichen Untersuchungen
mikroskopisch	nur mit dem Mikroskop zu erkennen
Mikrotom	Schneidinstrument für mikroskopische Präparate
Mikrozephalie	abnorme Kleinheit des Schädels
miliar	hirsekorngroß
Milli...	Bestimmungswort von Zusammensetzungen mit der Bedeutung „ein Tausendstel"; Zeichen in Zusammensetzungen: m, z. B. Milliliter = ml
mimetisch	bewegend, nachahmend
Mimik	Gebärdensprache, Ausdrucksbewegungen des Gesichts
Mineralogie	Gesteinskunde
mini..., Mini...	Bestimmungswort von Zusammensetzungen mit der Bedeutung „sehr klein, sehr kurz", z. B. Miniatur, Minigolf

minimal	winzig, sehr klein, sehr gering
minimus, -a, -um	der, die, das kleinste
Minimum	Mindestmaß
Miniplast-Schiene	Kunststoff-Aufbissschiene, auch DRUM-Schiene
M.I.O.S.	Mediane Interkuspidale Okklusions-Stellung (LAURITZEN); zentrische Störung, die das Schließen in terminaler Scharnierachsenrelation verhindert und den Unterkiefer symmetrisch nach anterior, also median, in seine habituelle Interkuspidation ablenkt
Mitose	indirekte Zellteilung; Walter FLEMMING, Kieler Anatom, (1843-1905) beschrieb die Mitose; man unterscheidet folgende Phasen: 1. Prophase, 2. Metaphase, 3. Anaphase, 4. Telophase
Mixt.	auf Rezepten = Mixtura: Mischung
mobil	beweglich; Gegensatz: immobil
mobilisieren	beweglich machen, aktiv gestalten
Mobilität	Beweglichkeit
m o d	Abkürzung für mesial - okklusal - distal; Verwendung für dreiflächige Füllungen in der konservierenden Zahnheilkunde sowie bei keramischen und gegossenen Inlays und Onlays
Modellanalog	siehe dazu bei: Modellimplantat
Modellimplantat	nach der Abformung für die Implantatprothetik mittels individuellem Löffel wird der Abdruckpfosten vom Behandler aus dem Implantat herausgeschraubt, mit einem Modellimplantat zusammengeschraubt und in die Abformung reponiert. Nach der Modellherstellung wird der Abdruckpfosten herausgedreht und entsprechend der prothetischen Versorgung eine Kronen- bzw. Prothetikbasis auf das Modellimplantat auf- bzw. eingeschraubt. Andere synonyme Begriffe für Modellimplantat sind „Laborimplantat, Manipulier-implantat, Modellanalog und Tranferpin"
Modem	Gerät zur Datenübertragung über Telefonleitung
Modifikation	Abänderung, Umänderung, Variation
modifizieren	ändern, abändern, näher erläutern
MODU-Regel	mesial oben, distal unten; Lage der retrudierten Kontakte im Oberkiefer auf den mesialen Abhängen der zentrischen Höcker, im Unterkiefer auf den distalen Abhängen der zentrischen Höcker (LUNDEEN)

Modus

Modus	Vorgehen, Verfahren
Molaren	Dentes molares; Mahlzähne (mola = Mühlstein); auch Dentes multicuspidati = vielhöckerige Zähne; im Volksmund auch große Backenzähne
Molarentangente	der zweite obere Molar soll mit seiner bukkalen Fläche in der Verlängerung des ersten oberen Molaren liegen; Totalersatzaufstellung nach GYSI; siehe auch Prämolarentangente
Molekül	kleinste Menge eines Elementes oder einer chemischen Verbindung
molekular	die Moleküle betreffend
momentan	augenblicklich
Monarthritis	arthritische Entzündung nur eines Gelenkes; Gegensatz: Polyarthritis
monieren	beanstanden
Monitor	Bildschirm, das Ausgabegerät Nummer 1 des Computers zur Datendarstellung
mono..., Mono... (griech.)	Bestimmungswort von Zusammensetzungen mit der Bedeutung „allein..., einzeln..., ein, einfach"
Monoblock	funktionskieferorthopädisches Gerät in Form eines Aktivators von ROBIN 1902 entwickelt. Er besteht aus einer Kunststoffbasis im Ober- und Unterkiefer, die interokklusal verbunden sind
monochrom	einfarbig
Monochromasie	völlige Farbenblindheit
Monochromie	Einfarbigkeit
Monomer	Grundbaustein der Kunststoffmakromoleküle
Monophyodontie	einmalige Zahnung
Monoreduktor	feinmechanisches Hilfsteil nach ZUCOLLI für unilaterale Freiendprothesen
monostotisch	nur einen Knochen betreffend
monotopisch	nur an einer Stelle auftretend
Monson-Kalotte	nach MONSON stehen die unteren Zähne des permanenten Gebisses mit ihren Schneiden und Kauflächen auf einer Kugeloberfläche (Kalotte); die Verlängerungen der Längsachsen aller Unterkiefer zähne treffen dabei in einem Punkt zusammen, der als Mittelpunkt einer Kugel mit einem Radius von 14,4 cm in der Gegend der Nasenwurzel liegt
morbid	krankhaft

Morbidität	Krankheitshäufigkeit
morbiphor	ansteckend, Krankheiten übertragend
Morbus	Krankheit
Morphologie	Lehre von der äußeren Form der Organismen
Morsus	der Biss, Bisswunde
Mortalamputation	Entfernung der devitalen Kronenpulpa; nur im Milchgebiss zwecks Platzhalterfunktion noch gerechtfertigt, Pulpastümpfe werden mumifiziert
Mortalexstirpation	Entfernung der devitalisierten Pulpa aus dem Wurzelkanalsystem
Mortalität	Sterblichkeit; Gegensatz: Natalität = Geburtenhäufigkeit
mortus, -a, -um	tot
Motilität	Bezeichnung für die Gesamtheit der unwillkürlichen, reflektorisch-vegetativ gesteuerten Muskelbewegungen; Gegensatz: Motorik
Motivation	Begründung von Handlungen durch Motive bzw. Leitgedanken
Motorik	Bezeichnung für die Gesamtheit der willkürlichen, aktiven Muskelbewegungen; Gegensatz: Motilität
motorisch	auf Bewegung bezüglich
MPG	Abkürzung für das Medizin-Produkte-Gesetz
MSE	Abkürzung für Mediansagittalebene; entspricht der Sagittalebene, die genau durch die Körpermitte verläuft
Mucosa	Mukosa, Kurzform für Tunica mucosa = Schleimhaut; bedeckt die inneren Oberflächen der Atmungs- und Verdauungswege
mucös	mukös, schleimig
Mucus	Schleim
muko…, Muko…	Vorsilbe mit der Bedeutung „Schleim-"
mukodynamische Abformmethoden	Extensionsabformmethoden, speziell für den un- bezahnten Unterkiefer; richtiger: myodynamisch
mukoid	schleimartig
mukoserös	schleim-absondernd
Mukositis	Schleimhautentzündung
mukostatische Abformmethoden	Abformungen, die innerhalb der Grenzen liegen, die durch die Ausschläge aktiver Muskelbewegungen bestimmt werden; Grenzbestimmung und Abformung erfolgt durch maximale Muskelanspannung, d. h. „mundoffen"; richtiger: myostatisch

Mukozele

Mukozele	muköse Retentionszyste, hauptsächlich an der Unterlippe lokalisiert, durch eine nicht normale Mucinansammlung im Gewebe beim Verschluss des Ausführungsganges einer Speicheldrüse nach einem Trauma oder einer Entzündung entstanden
multi..., Multi...	Vorsilbe mit der Bedeutung „viel, mehrfach, vielfach"
Multibandtechnik	Multibandapparate sind festsitzende kieferorthopädische Geräte, für deren Befestigung und Wirkungsweise mehrere Zähne mit Bändern (Ringen) versehen werden, an denen sich Brackets, Röhrchen oder Schlösser zur Aufnahme der Drahtbögen befinden. Bekannte Drahtbogensysteme sind die Edgewise-Technik, die Lightwire-Technik und die Twinwire-Technik
Multicuspidati	Molaren; vielhöckerige Backenzähne
multiform	vielgestaltig
multiindikativ	mehrfach anwendbar; z. B. eine große Bandbreite unterschiedlicher Indikationen wird mit einem System oder einem Werkstoff abgedeckt, wie z. B. nur eine Legierung, die für Inlays, Onlays, Kronen und Brücken mit ein- und mehrspannigen Zwischenlücken anwendbar ist
multikausal	vielursächlich; bedingt durch das Zusammentreffen mehrerer Ursachen
multilateral	vielseitig, mehrseitig
multilobulär	viellappig, aus vielen Lobuli (Läppchen) bestehend, aus zahlreichen Lappen bestehend
multilokulär	vielfächerig; gebräuchlich bei Zysten; Gegensatz: unilokulär
multipel	vielfältig
multipolar	mit vielen Fortsätzen, mehrpolig
Mumifikation	Eintrocknung
Mumifikation der Pulpa	Pulpastümpfe nach Mortalamputation werden mumifiziert bzw. konserviert; heute nicht mehr zu vertreten, da Misserfolge mit entzündlichen apikalen Prozessen zu groß sind
muscularis	den Muskel betreffend, zum Muskel gehörend
Musculus	Muskel; Abk. M.; Plural = Musculi, Mm.
M. biventer mandibulae	Zweibauchmuskel; richtiger: M. digastricus
M. buccinator	Wangen- oder Trompetermuskel
M. depressor anguli oris	Mundwinkelsenker; früher M. triangularis dreieckiger Muskel

M. depressor labii inferioris	Unterlippensenker
M. digastricus	zweibäuchiger Kiefermuskel; Venter anterior = der vordere Bauch, Venter posterior = der hintere Bauch; früher M. biventer mandibulae
M. genioglossus	Kinnzungenmuskel
M. geniohyoideus	Kinnzungenbeinmuskel
M. hyoglossus	Zungenbeinzungenmuskel
M. levator anguli oris	Mundwinkelheber; früher M. caninus Eckzahnmuskel
M. levator labii superioris	Oberlippen- und Nasenflügelheber: früher M. levator nasi et labii maxillaris medialis alaeque nasi
M. levator veli palatini	Gaumensegelheber
M. masseter	Kaumuskel
M. mentalis	Kinnmuskel
M. mylohyoideus	Kieferzungenbeinmuskel
M. nasalis	Nasenmuskel
M. orbicularis oculi	Augenringmuskel
M. orbicularis oris	Mundringmuskel
M. palatoglossus	Gaumenzungenmuskel, Muskel des vorderen Gaumenbogens
M. palatopharyngeus	Schlundkopfgaumenmuskel, Muskel des hinteren Gaumenbogens
M. pterygoideus lateralis	seitlicher (äußerer) Flügelmuskel
M. pterygoideus medialis	mittlerer (innerer) Flügelmuskel
M. procerus	Stirnfaltenmuskel; früher M. depressor glabellae
M. quadratus labii mandibularis	viereckiger Unterlippenmuskel; richtiger: M. depressor labii inferioris
M. risorius	Lachmuskel
M. stapedius	Steigbügelmuskel
M. sternocleidoma stoideus	Kopfwender
M. styloglossus	Griffelzungenmuskel
M. stylohyoideus	Griffelzungenbeinmuskel
M. stylopharyngeus	Griffelschlundmuskel

M. temporalis

M. temporalis	Schläfenmuskel
M. tensor veli palatini	Gaumensegelspanner
M. transversus linguae	Zungenquermuskel
M. verticalis linguae	senkrechter Zungenmuskel
M. uvulae	Zäpfchenmuskel
M. zygomaticus major	großer Jochbeinmuskel
M. zygomaticus minor	kleiner Jochbeinmuskel
muskelgriffig	Prothesenflächen müssen muskelgegerecht gestaltet werden, d.h. durch konvexe bzw. konkave Ausarbeitung der Prothesenflächen soll eine Verbesserung der Lagestabilität, besonders der schleimhautgetragenen Totalprothesen, erreicht werden
Muskelstütze	ein störungsfreies Gebiet zur Ausdehnung einer Extensionsprothese im Unterkiefer ist auch die sog. Bukkinatortasche, einer Verbreiterung des Mundvorhofs dorsal der Wangenbändchen rechts und links; diese Muskelstützen wurden 1931 von Fish/London empfohlen. Diese Bukkinatortasche ist bei geöffnetem Mund nicht sichtbar, nur bei geschlossenem Mund abformbar
Mutation	Stimmbruch; Veränderung der Erbanlagen
Mutismus	Stummheit; auch Mutitas
mutuell	wechselseitig
Muzin	Schleim, Bestandteil des Speichels; Muzin (Glykoproteide) verleihen dem Speichel seine fadenziehende Eigenschaft
Myalgie	Muskelschmerz
Myelitis	Rückenmarkentzündung
myelogen	aus dem Knochenmark entstanden
myeloisch	knochenmarkartig, aus dem Knochenmark entstanden
myo..., Myo... (griech.)	vor Vokalen: my..., My...; Bestimmungswort von Zusammensetzungen mit der Bedeutung „muskel..., Muskel..."
Myoarthropathie	schmerzhafte Muskel- und Gelenkerkrankung
Myoblasten	Bildungszellen der quergestreiften Muskelfasern
myodynamisch	muskeldynamisch; die im Gewebe durch Kontraktion der Muskeln ablaufenden dynamischen Vorgänge betreffend; eine myodynamische Abformung im

	unbezahnten Unterkiefer ist somit eine Extensionsabformung; früher: mucodynamisch; Gegensatz: myostatisch
Myogelose	Ausdruck für Muskelhärte
myogen	vom Muskel ausgehend, im Muskel entstanden
Myokard	Herzmuskel
Myokarditis	Herzmuskelentzündung
Myologie	Muskellehre
Myom	gutartiges Gewächs aus Muskelgewebe
Myopathien	…im Kauorgan; Gruppe neurologischer Erkrankungen infolge Muskelstörungen, besonders im Bereich der Mm. pterygoidei; ursächlich bedingt durch neueingesetzten Zahnersatz, der nach kurzer Tragezeit nicht nachkontrolliert wurde
Myositis	Muskelgewebsentzündung
Myospasmus	Muskelkrampf
Myostatik	das unwillkürliche Zusammenspiel der Körpermuskulatur zwecks Gewährleistung der Körperhaltung
myostatisch	muskelstabil, durch die Aktivitäten der Muskeln sich nicht verändernd; myostatische Abformungen im unbezahnten Unterkiefer führen zu Prothesen mit stark reduzierter Basis; früher: mucostatisch; Gegensatz: myodynamisch
Myotomie	Muskeldurchtrennung
myringo	das Trommelfell betreffend
Myrinx	Trommelfell; richtiger: Membrana tympani

Raum für persönliche Ergänzungen

N.	Abk. für Nervus = der Nerv
Nn.	Abk. für Nervi = die Nerven
Naevus	Mal, Muttermal
Nanismus	Zwergwuchs, Stillstand des Längenwachstums bei ca. 150 cm; griech. nanos = Zwerg
Nano…	vor Maßeinheiten: ein Milliardstel
Nanometer	ein milliardstel Meter; Abk. nm, 1 nm 1/1000 µm
Naris	Nasenloch; Plural = Nares
Narkose	Allgemeinbetäubung
Narkotika	Betäubungsmittel
narkotisch	betäubend, einschläfernd
nasal	die Nase betreffend, auf die Nase bezüglich, zur Nase gehörend; in fachsprachlichen Fügungen: nasalis
nascens	entstehend
nascierend	im Entstehen begriffen
Nasion	tiefste Eindellung im Nasensattel, Nasenwurzel, kraniometrischer Messpunkt; Auflagepunkt für den arbiträren Gesichtsbogen
Nasolabialfalte	Sulcus nasolabialis; Nasenlippenfurche, die rechts und links der Oberlippe vom Nasenflügel zum Mundwinkel zieht
nasolabialis, -e	Nase und Lippen betreffend; von der Nase zur Lippe verlaufend
nasopalatinus, -a, -um	Nase und Gaumen betreffend
Nasopharynx	Nasenrachenraum
nasotracheal	Nase und Luftröhre betreffend
nasus	die (äußere) Nase, bestehend aus Nasenwurzel, Nasenrücken, Nasenspitze und Nasenflügeln

natal

natal	die Geburt betreffend; pränatal = vor der Geburt, postnatal = nach der Geburt
Natalität	Geburtenhäufigkeit; Gegensatz: Mortalität = Sterblichkeit
nativ	angeboren, ursprünglich
natus, -a, -um	geboren; der, die, das Geborene
Nausea	Übelkeit
Nebenantagonist	siehe dazu bei: Antagonisten
negativ	verneinend, abschlägig
Negativstufe	mit einem Rosenbohrer unterhalb der Präparationsgrenze eingeschliffene Vertiefung an den Stumpfsegmenten von Sägeschnittmodellen
nekro..., Nekro...	Bestimmungswort von Zusammensetzungen mit der Bedeutung „tot, absterbend, Leichnam, Toter"
Nekrose	örtlicher Gewebetod
nekrotisch	durch Zelltod entstanden; abgestorben, brandig
nekrotische Pulpa	Pulpitis necroticans; treten zur n. P. Fäulniserreger hinzu, so wird diese faulige Erweichung Gangrän der Pulpa genannt
nekrotisieren	absterben, nekrotisch werden
NEM-Legierung	Abk. für Nicht-Edel-Metall-Legierung, z. B. Kobalt-Chrom-Legierung
neo..., Neo...	Vorsilbe mit der Bedeutung „neu, erneuert, neugebildet"
neonatus	neugeboren
Neoplasma	Neubildung von Gewebe; Plural: Neoplasmen
Nephralgie	Nierenschmerz
Nephrektomie	chir. Entfernung einer Niere
Nephritis	Nierenentzündung
nephro..., Nephro...	Bestimmungswort von Zusammensetzungen mit der Bedeutung „Niere..., Nieren..."
nephrogen	von der Niere ausgehend
Nephrologie	Wissenschaft und Lehre von den Nieren und deren Krankheiten
Nephrom	Nierentumor, malignes Hypernephrom
Nephron (griech.)	Niere; funktionelles Hauptstück der Niere bestehend aus Nierenkörperchen und Nierenkanälchen
nerval	die Nerventätigkeit betreffend
nervös	nervenschwach, überreizt

Nervosität	Überempfindlichkeit, leichte Reizbarkeit
Nervus, Nervi	der Nerv, die Nerven
N. abducens	Augenmuskelnerv, VI. Hirnnerv, wegführender Nerv
N. accessorius	XI. Hirnnerv, beigeordneter Nerv
N. alveolaris inferior	Unterkieferzahnbettnerv, stärkster Zweig des N. mandibularis; früher: N. alveolaris mandibularis; er beginnt am Foramen mandibulae und zieht unter den Zahnwurzeln bis an die Medianlinie, zuletzt als N. mentalis
N. auriculo-temporalis	Ohrschläfennerv, Teil des V3
N. buccalis	Wangennerv, Teil des V3
Nn. craniales	die 12 paarigen Hirnnerven
N. facialis	Gesichtsnerv, VII. Hirnnerv
N. frontalis	Stirnnerv, Teil des V1
N. glossopharyngeus	Zungenschlundnerv, IX. Hirnnerv
N. hypoglossus	Unterzungennerv, XII. Hirnnerv
N. incisivus	siehe N. nasopalatinus
N. infraorbitalis	Unteraugenhöhlennerv, Teil des V2
N. intermedius	kleiner Teil des N. facialis
N. lacrimalis	Tränennerv, Ast des V1
N. lingualis	Zungennerv, Teil des V3
N. mandibularis	Unterkiefernerv, Hirnnerv V3, dritter Trigeminusast
N. maxillaris	Oberkiefernerv, Hirnnerv V2, zweiter Trigeminusast
N. mentalis	Kinnerv, Endast des N. alveolaris inferior nach Austritt aus dem Foramen mentale
N. mylohyoideus	Kieferzungenbeinnerv
N. nasociliaris	Nasenaugenbrauennerv, Ast des V1
N. nasopalatinus	Nasengaumennerv, Teil des V2; früher N. incisivus
N. oculomotorius	Augenbewegungsnerv, III. Hirnnerv
Nn. olfactorii	Riechnervenfasern, I. Hirnnerv (Fila olfactoria)
N. ophthalmicus	Augennerv, Hirnnerv V1, erster Trigeminusast
N. opticus	Sehnerv, II. Hirnnerv
Nn. palatini minores	kleine Gaumennerven, Teil des V2
N. palatinus major	großer Gaumennerv, Teil des V2
N. pterygoideus lateralis	seitlicher Flügelmuskelnerv, Ast des V3
N. pterygoideus medialis	mittlerer Flügelmuskelnerv, Ast des V3

Nn. pterygopalatini

Nn. pterygopalatini	Flügelgaumennerven, Ast des V2
N. sublingualis	Unterzungennerv
N. trigeminus	dreigeteilter Nerv, V. Hirnnerv
N. trochlearis	Rollnerv, IV. Hirnnerv
N. vagus	umherschweifender Nerv, X. Hirnnerv
N. vestibulo-cochlearis	Gehör- und Gleichgewichtsnerv, VIII. Hirnnerv, auch N. statoacusticus oder N. octavus
N. zygomaticus	Jochbeinnerv, Ast des V2
neural	auf einen Nerv bezüglich, vom Nervensystem ausgehend
Neuralgie	schmerzhafte Nervenerkrankung
Neurit	langer Fortsatz einer Nervenzelle, auch Axon oder Nervenfaser genannt
Neuritis	Nervenentzündung
neuro..., Neuro... (griech.)	Bestimmungswort von Zusammensetzungen mit der Bedeutung „nerven..., Nerven..."
Neurocranium	Neuralschädel, Hirnschädel; hierzu gehört die eigentliche Hirnkapsel (Cranium cerebrale), der die Ohrkapsel angeschlossen ist, und Teile des Nasenskeletts (Cranium nasale oder praecerebrale)
neurogen	von Nerven ausgehend
Neurohistologie	Lehre vom Nervengewebe
Neurologe	Nervenarzt, Facharzt für Neurologie
Neurologie	Lehre von den Nerven
neurologisch	die Neurologie betreffend, mit Hilfe der Neurologie erfolgend
Neurom	Nervengeschwulst
neuromuskulär	Nerven und Muskeln betreffend
Neuronen	Nervenzellen mit ihren Fortsätzen, den Dendriten und Neuriten
neuronal	ein Neuron betreffend, von einem Neuron ausgehend
Neuropathologie	Lehre von den Erkrankungen des Nervensystems
Neuroplasma	Plasma der Nervenzelle
Neurosekretion	hormonale Funktion bestimmter Nervenzellen
Neurose	umweltbedingte psychische Störung, auch mit körperlichen Symptomen ohne organische Ursache
neutral	unparteiisch; weder sauer noch basisch, weder negativ noch positiv

Neutralbiss	Angle-Klasse I; der mesio-bukkale Höcker des oberen Sechsjahrmolaren beißt in die mesiale Querfissur des unteren Sechsjahrmolaren, ohne Berücksichtigung von Anomalien in der Front; siehe auch Okklusionsdiagnostik; auch Normalbiss, eugnather Scherenbiss
neutralisieren	außer Wirkung setzen
Neutronen	Bausteine des Atomkerns, jedoch ohne elektrische Ladung
Nichtarbeitsseite	siehe dazu Mediotrusionsseite
Nichtarbeits-kondylus	siehe dazu Leerlaufkondylus
niger, -ra, -rum	schwarz
nihil	nichts
Nihilismus	Ablehnung aller bestehenden Anschauungen
nocturnus, -a, -um	nächtlich
nodös	knotig, knotenförmig
nodulär	knötchenförmig; mit Knötchen versehen
Nodulus	Knötchen
Nodus	Knoten
Nodus lymphaticus	Lymphknoten
Nomenklatur	Bezeichnung durch Fachausdrücke
Non-Arcon-Artikulatoren	Artikulatoren, bei denen die Beziehung Kondyle-Kondylargehäuse umgekehrt angelegt ist, z. B. im Dentatus. Die Kondylargehäuse befinden sich am Artikulatorunterteil und die Kondylarkugeln (Kondylen) am Artikulatoroberteil. Dadurch bewegen sich die Kondylarkugeln in umgekehrter Richtung wie die Kondylen im menschlichen Schädel. Einer Vorwärts-, Abwärts-, Einwärtsbewegung des Leerlaufkondylus (schwingender Kondylus, der die Gelenkgrube verläßt) entspricht eine Rückwärts-, Aufwärts-, Auswärtsbewegung der Kondylarkugeln dieses Artikulators. Gegensatz: Arcon-Artikulatoren; siehe dort
Nonokklusion	Aufhebung des Zahnreihenkontaktes, fehlender Antagonistenkontakt
Nonplusultra	unübertrefflich
Nonvalenz	Wertlosigkeit
normal	regelrecht; üblich: der Regel entsprechend
Normokklusion	Normokklusion im Frontzahnbereich (nach Prof. Marxkors): der Frontzahnüberbiss beträgt 3,5 mm,

	die Durchschnittswerte zwischen Schneidekante der oberen mittleren Schneidezähne und tiefstem Punkt der Umschlagfalte im Oberkiefer betragen ca. 20 mm, von den Schneidekanten der unteren mittleren Schneidezähnen zur UK-Umschlagfalte ca. 17,5 mm
noso…, Noso…	Bestimmungswort von Zusammensetzungen mit der Bedeutung „Krankheit, krankhafte Veränderungen im Organismus"
Nosologie	Krankheitslehre
Nostalgie	Heimweh
Nostrifikation	Einbürgerung; Anerkennung eines staatlichen Diploms
nostrifizieren	einbürgern; staatl. anerkennen
Notalgie	Rückenschmerz
Noxe	krankheitserregende Ursache; Schädlichkeit, die eine pathogene Wirkung auf den Organismus ausübt; Plural: Noxen
Nucleolus	Kernkörperchen
Nucleus	Zellkern
nudus, -a, -um	nackt
nuklear	den Atomkern betreffend
Nukleoid	Bakterienzellkern
numerieren	beziffern
numerisch	zahlenmäßig
Nutrimentum	Nahrungsmittel
Nutritio	Ernährung
nutritiv	nährend, die Ernährung betreffend
nykto…, Nykto…	Bestimmungswort von Zusammensetzungen mit der Bedeutung „Nacht, Nachtzeit, Dunkelheit"
Nyktophobie	krankhafte Angst vor der Dunkelheit
Nystagmus	zuckende Augenbewegungen

Raum für persönliche Ergänzungen

Raum für persönliche Ergänzungen

o. B.	in der Medizin Abkürzung für: ohne Befund
Obduktion	Leichenöffnung
obduzieren	eine Obduktion vornehmen
objektiv	sachlich, vorurteilslos
objektivieren	sachlich darstellen
obligat	verpflichtet, unerläßlich
obligate Befunde	grundsätzliche Befundunterlagen des Kauorgans zur Erstellung eines Behandlungszieles; Lokalbefund der Zähne, Parodontien und des Prothesenlagers, Röntgenstatus und eine funktionelle Gebissanalyse (FRÖHLICH/KÖRBER)
obliquus, -a, -um	schräg, tief
Obliteration	Verwachsung von Gefäßen, Kanälen oder Hohlorganen; in der Zahnheilkunde: O. im Wurzelkanal in Form von kalkigen Ablagerungen
obliterieren	verstopfen, verwachsen, verschließen
oblongatus, -a, -um	verlängert
Obstipation	Verstopfung, Darmträgheit
Obturation	Verstopfung von Hohlräumen, Verschluss
Obturator	Gaumenspaltenverschluss bei angeborenem oder erworbenem Gaumendefekt mittels einer OK-Prothese; heute überwiegend operativer Verschluss
occipitalis, -e,	zum Hinterhaupt gehörig
Occiput	Hinterhaupt
occultus, -a, -um	geheim, verborgen
Octavus	der Achte
oculomotorius	augenbewegend

Oculus

Oculus	Auge
Odontalgie	Zahnschmerz
odonto..., Odonto... (griech.)	Bestimmungswort von Zusammensetzungen mit der Bedeutung „Zahn"; z. B. Odontoblasten
Odontoblasten	Dentinbildner
Odontoblastenfortsätze	auch Tomessche Fasern genannt; stecken in den Dentinkanälchen
odontogen	von den Zähnen ausgehend
Odontogenese	Zahnentstehung, Zahnbildung
odontoid	zahnähnlich
Odontologie	Lehre von den Zähnen
Odontom	gutartige Fehlbildung, die aus einer Zahnanlage entsteht
Odor	Med.: Geruch, Mehrz. Odores
Ödem	Gewebsschwellung durch vermehrte zwischenzellige Flüssigkeit
ödernatös	geschwollen
Ökologie	Lehre von den Beziehungen zwischen Lebewesen und Umwelt
Oesophagus	Speiseröhre
offiziell	amtlich
offizinell	apothekenpflichtig; auch offizinal
offiziös	halbamtlich
Offline (engl.)	wenn ein Computer nicht mit einem anderen Computer oder einem Netzwerk verbunden ist, bedeutet das „offline". Gegensatz: „online"
Okkludator	primitive Form des Artikulators, der nur einfache Scharnierbewegungen erlaubt; 31.12.1974: das Ende der Okkludator-Ära
okklusal	kauflächenwärts
Okklusion	jeder Kontakt zwischen Oberkiefer- und Unterkieferzähnen
Okklusion, balancierte	unilateral balancierte Okklusion: bei lateralen Bewegungen des Unterkiefers kommen nur auf der Laterotrusionsseite Kontakte zustande (Gruppenkontakt auf der Arbeitsseite); bilateral balancierte Okklusion: bei lateralen Bewegungen des Unterkiefers kommen Kontakte sowohl auf der Laterotrusions- als auch auf der Mediotrusionsseite zustande; die bilateral balancierte Okklusion ist

	in der Totalprothetik aus statischen Gründen erforderlich; auch vollbalancierte Okklusion genannt
Okklusion, bilateral balancierte	Okklusionskonzept mit Führung aller Zähne bei Unterkieferbewegungen
Okklusion, dynamische	Zahnkontakte bei Bewegung des Unterkiefers
Okklusion, eckzahngestützte	Okklusionskonzept mit Eckzahnführung, die zur Disklusion aller übrigen Zähne führt
Okklusion, frontzahngestützte	Okklusionskonzept mit Frontzahnführung, die zur Disklusion aller übrigen Zähne führt
Okklusion, habituelle	gewohnheitsmäßig eingenommene statische Okklusion. Die habituelle Okklusion stimmt nicht zwangsläufig mit der maximalen Okklusion überein
Okklusion, organische	Kauflächen mit Vielpunktkontakten in Interkuspidationsstellung, mit Disklusion bei Protrusion und Laterotrusion (LEHMANN)
Okklusion, statische	Zahnkontakte ohne Bewegung des Unterkiefers; Gegensatz: Okklusion, dynamische = Zahnkontakte bei Bewegung des Unterkiefers (Nomenklatur vorschlag der Arbeitsgemeinschaft für Funktionsdiagnostik innerhalb der DGZMK)
Okklusion, traumatisierende	eine Okklusion, die durch Fehlbeanspruchungen einzelner Zähne oder Zahngruppen zu Veränderungen im stomatognathen System führen kann; früher: traumatische Okklusion
Okklusion, unilateral balancierte	Okklusionskonzept mit Führung aller Zähne der Laterotrusionsseite, die zur Disklusion aller übrigen Zähne führt
Okklusion zentrische	maximale Interkuspidation bei zentrischer Kondylenposition
Okklusionom	Schablone zur Bestimmung der Kauebene; mittels dieses Bisswallprüfers wird der Wachswall der oberen Bissschablone auf seine Parallelität zur Bipupillarlinie und zur Camperschen Ebene überprüft; das Okklusionom nach HEMPEL besteht aus einer Aluminiumschablone in U-Form, die auf dem OK-Bisswall aufliegt und einem längeren Schenkel, der extraoral verläuft. Die Candulor-Bissgabel erlaubt die gleichzeitige Überprüfung von Bipupillarlinie und Camperschen Linie rechts und links am Gesicht des Patienten
Okklusionsdiagnostik	Angle-Diagnostik nach der mesio-distalen Beziehung der Sechsjahrmolaren des Ober- und Unterkiefers

Okklusionsebene

	zueinander in drei Klassen: Neutral-, Distal- und Mesialbiss (siehe dort)
Okklusionsebene	eine Ebene, die am bezahnten Kiefer dargestellt wird und die durch drei Punkte bestimmt ist: Berührungspunkt der Schneidekanten der unteren mittleren Schneidezähne (Inzisalpunkt) und der distobukkalen Höcker der zweiten unteren Molaren in Habitueller Interkuspidation
Okklusionsfeld	nach HILTEBRANDT sind im permanenten Gebiss auch bei unbedingtem Zahnreihenkontakt innerhalb eines Okklusionsfeldes von ca. 2 mm horizontale Bewegungen des Unterkiefers möglich; nach GERBER erreichen die Condyloform-Backenzähne eine vollbalancierte Okklusion und erfüllen dabei auch die Aufgabe eines Okklusionsfeldes; in der angloamerikanischen Literatur wird das Okklusionsfeld als „Freedom in centric" (Freiheit in Zentrik) oder „Freedom of movement" (Bewegungsfreiheit) bezeichnet
okkult	verborgen
Oktaeder	Achtflächner
Okular	die dem Auge zugewandte Linse an optischen Geräten
okzipital	das Hinterhaupt betreffend
Okzipitalzug	Zugrichtung des indirekten Headgear. Der okzipitale Zug (High pull) hat seine Indikation bei der Distalisation der OK-Eckzähne bei Extraktionstherapie und bei Intrusion des OK-Frontzahnsegments
Olecranon	proximales hinteres Ende der Elle; Ellbogenhöcker
Oligämie	Verminderung des Gesamtblutvolumens des Körpers infolge Blutverlust; auch Oligovolämie
oligo... Oligo... (griech.)	Vorsilbe mit der Bedeutung „wenig, gering"; z. B. Oligodontie
oligoartikulär	nur wenige Gelenke betreffend, nur in wenigen Gelenken auftretend
oligodynamisch	in kleinsten Mengen wirksam; die oligodynamische Wirkung des Kupfers in einer hochgoldhaltigen Legierung verringert die Möglichkeit der Entstehung einer Karies am Kronenrand
Oligodontie	großer Zahnmangel infolge Keimschädigung; angeborene Fehlentwicklung des menschlichen Gebisses, bei der weniger als 32 Zähne ausgebildet werden

Oligozytämie	Mangel an Blutzellen
Omnivor	Allesfresser; Lebewesen, die Fleisch- und Pflanzennahrung zu sich nehmen, z. B. der Mensch
One-bake-Technik	Ein-Brand-Technik in der Metallkeramik nach Asami TANAKA; je ein Grund-, Haupt- und Glanzbrand
Onkologie	Lehre von den Tumoren
Onlay	gegossene Füllung, deren okklusale Kavitätenränder in Zonen verlegt werden, die keiner direkten Kaubelastung ausgesetzt sind; Höckerüberkappung der okkludierenden Höcker; siehe dazu bei: Höcker, zentrische
Online (engl.)	wenn ein Computer mit dem Internet verbunden ist oder wenn zwei Computer miteinander verbunden sind und Informationen austauschen können, bedeutet das „online". Besteht diese Verbindung nicht mehr, ist man „offline"
O. P.	auf Rezepten = Originalpackung
opak	undurchsichtig, unklar; lichtundurchlässig
Opaleszenz	opalartiges rötlich-bläuliches Schillern; Opal = glasig bis wächsern glänzendes, milchigweißes oder verschiedenfarbiges Mineral
Opaquer	Abdeckmedium; in der Metall-Keramik auch als Grundmasse bezeichnet; Metallgerüste werden vor dem Verblenden mit Kunststoff oder Keramik abgedeckt, um eine Beeinflussung der Zahnfarben zu vermeiden
Opazität	Undurchsichtigkeit; lichtundurchlässige Stoffe
Operation	chirurgischer Eingriff
OPG	Orthopantomogramm, auch OPT und OPTG abgekürzt; Röntgenübersichtsaufnahme der oberen und unteren Zahnreihe mit Alveolarfortsätzen und Kiefergelenken in einer Aufnahme. Vorteile dieser Panorama-Schichtaufnahmen sind neben einer geringen Strahlenbelastung für den Patienten der geringe Arbeits- und Zeitaufwand im Vergleich zu einem oralen Röntgenstatus vergangener Zeiten mit 12 bis 14 Einzelaufnahmen. Aus einem OPG ergeben sich Informationen wie Entwicklungsstand der Zähne im intra- und intermaxillären Vergleich, retinierte oder verlagerte Zähne, für die Kieferorthopädie Anomalien von Zahnkronen und Zahnwurzeln sowie Wurzelresorptionen und für die prothetische Versorgung

ophthalmicus, -a, -um,

	sind Veränderungen im apikalen Bereich (Zysten), Wurzelfüllungen, Radix relicta u.v.a. zu erkennen
ophthalmicus, -a, -um	das Auge betreffend
Ophthalmie	Augenentzündung
ophthalmo..., Ophthalmo... (griech.)	Bestimmungswort von Zusammensetzungen mit der Bedeutung „Auge"
Ophthalmologe	Augenarzt
Ophthalmologie	Augenheilkunde
ophthalmologisch	die Augenheilkunde betreffend
opportun	erfolgversprechend, zweckmäßig
oppositionell	gegnerisch, entgegengesetzt
opprimieren	unterdrücken
opticus	das Sehen betreffend
Optik	Lehre vom Licht, Teilgebiet der Physik
optisch	die Lichtstrahlen betreffend
optimal	bestmöglich, am günstigsten
Optimum	das beste Ergebnis
optimus, -a, -um	der, die, das beste
oral	im Mund, mundwärts, den Mund betreffend
Orale	kephalometrischer Messpunkt; Schnittpunkt der Mediansagittalebene mit der Verbindungslinie der Hinterränder der beiden mittleren Schneidezahnalveolen
orale Rehabilitation	Wiederherstellung der Zahnreihen beider Kiefer mit konservierenden und prothetischen Mitteln unter besonderer Berücksichtigung der Funktion, d. h. der Gestaltung des Kauflächenreliefs
Oralchirurgie	Mundchirurgie; Facharzt für O.; Spezialgebiete wie u. a. Implantologie, Progenieoperation, Behebung von Lippen-Kiefer-Gaumen-Defekten, usw.
Oralsepsis	vom Mund ausgehende Infektion, Fokalinfektion
orbicularis	kreisförmig
Orbiculus	kleiner Kreis
Orbita	Augenhöhle
orbitalis, -e	zur Augenhöhle gehörig
Orbitallinie	siehe dazu: Simonsche Orbitale
Orbitalpunkt	tiefste Stelle des unteren Augenhöhlenrandes; vorderer Begrenzungspunkt der Frankfurter

	Horizontalen; THIELEMANN führte 1930 den Orbitalpunkt als den dritten Referenzpunkt zu den beiden Scharnierachspunkten für die Scharnierachse-Orbitalebene ein; siehe auch: Infraorbitalpunkt und Frankfurter Horizontale; auch Orbitale genannt
Ordination	Verordnungen in der Medizin für den Patienten; auch für Sprechstunde gebraucht
Organe	Teile des Körpers mit bestimmter Funktion
Organisation	Zusammenfassung von Teilen zu einem Ganzen
organisch	belebt, die lebenden Organe betreffend
organische Chemie	Chemie der Kohlenstoffverbindungen
Organismus	lebendiges System; Gesamtheit der Organe; lebender menschlicher oder pflanzlicher Körper
organoid	organähnlich
orientieren	orten, aufklären
Orificium	Mündung
orifiziell	Mündungen und Öffnungen betreffend
original	echt, ursprünglich
originell	eigenartig
Origo	Ursprung
oroantral	Mund- und Kieferhöhle betreffend
orofazial	Mund und Gesicht betreffend
orofaziales System	siehe bei: Stomatognathes System
Oropharynx	mittlerer, hinter der Mundhöhle gelegener Abschnitt des Rachens
orotracheal	Mund und Luftröhre betreffend
ortho ..., Ortho... (griech.)	Bestimmungswort von Zusammensetzungen mit der Bedeutung „gerade, aufrecht, richtig"
Orthodontie	Korrektur von Zahnstellungsanomalien mit fest sitzenden orthodontischen Apparaturen (ANGLE, 1907); Gegensatz: Funktionskieferorthopädie
Orthometer	orthodontische Messtabelle nach KORKHAUS, die bei Einstellung der Schneidezahnbreitensumme (SI) zugleich das Ablesen der ihr zugehörigen PONT-Sollwerte der vorderen und hinteren Zahnbogenbreite und der Zahnbogenlänge ermöglicht
Orthopädie	Lehre von der Pathologie und Therapie angeborener oder erworbener Fehler der Haltungs- und Bewegungsorgane

Orthopantomogramm

Orthopantomogramm	Panorama-Röntgenaufnahme beider Kiefer und Zahnreihen; siehe OPG
Orthopantomograph	Panoramaröntgengerät. Anfang der 60er Jahre wurde der Orthopantomograph von dem finnischen Professor PAATERO erfunden und mit Siemens-Röntgengeneratoren und -röhren ausgestattet. Diese Panoramageräte eröffneten neue Perspektiven der radiologischen Befunderhebung; siehe dazu auch OPG
Orthopantomographie	Panorama-Röntgentechnik
orthoradial	orthoradiale Projektion = Röntgenstrahl trifft senkrecht auf Röntgenfilm; Gegensatz: mesio- oder distoexzentrische Projektion
Orthostase	gerade Körperhaltung
Os	der Knochen; Plural = Ossa
Os ethmoidale	das Siebbein
Os frontale	das Stirnbein
Os hyoideum	das Zungenbein
Os incisivum	der Zwischenkiefer
Os lacrimale	das Tränenbein
Os nasale	das Nasenbein
Os occipitale	das Hinterhauptbein
Os palatinum	das Gaumenbein
Os parietale	das Scheitelbein
Os sphenoidale	das Keilbein
Os temporale	das Schläfenbein
Os zygomaticum	das Jochbein
Osmose	das Hindurchtreten von Flüssigkeiten oder Gasen durch eine durchlässige (permeable) oder halbdurchlässige (semipermeable) Membran, die Gase oder Lösungen voneinander trennt; Stoffwechsel in menschlichen, pflanzlichen und tierischen Zellen (Atmung, Ernährung); siehe auch Diosmose
osmotischer Druck	da semipermeable Wände nur dem Lösungsmittel, nicht aber dem gelösten Stoff den Durchtritt gestatten, entsteht in der Lösung auf die sie einschließende Wand ein messbarer Überdruck = o. D. oder Wanddruck; Versuch: Pfeffersche Zelle
Ossa	die Knochen
Ossa carpi	die Handwurzelknochen

Ossa cranii	die Schädelknochen
Ossa faciei	die Gesichtsknochen
ossär	den Knochen betreffend
Osseointegration	siehe dazu bei: Osteointegration
osseus, -a, -um	knöchern
Ossicula auditus	Gehörknöchelchen: Hammer, Amboss, Steigbügel
Ossiculum	Knöchelchen
Ossifikation	Verknöcherung
ossifizierend	verknöchernd, zur Verknöcherung führend
Ostektomie	chirurgische Knochenentfernung
osteo..., Osteo... (griech.)	Bestimmungswort von Zusammensetzungen mit der Bedeutung „Knochen"
Osteoblasten	Knochenbildungszellen
osteogen	vom Knochen ausgehend
Osteointegration	im Knochen fest verwachsen; die periimplantäre Bildung neuen Knochens und eine bindegewebsfreie Einheilung ist für die Stabilität des Implantates wichtig, histologisch ein direktes Anwachsen von Knochen auf Metall; Branemark prägte für das Phänomen des fast vollständig mit dem angrenzenden Knochen verwachsenen Titangerüstes den Begriff „Osteointegration", heute auch Osseointegration
Osteoklasie	gewaltsames Zerbrechen verkrümmter Knochen
Osteoklasten	knochenzerstörende Riesenzellen
Osteologie	Lehre von den Knochen
Osteolyse	Auflösung von Knochengewebe
Osteom	gutartiger Knochentumor
Osteomalazie	Erweichung der Knochengrundsubstanz
Osteomyelitis	Knochenmarkentzündung
Osteosklerose	Verdichtung der Spongiosa des Knochens mit Verkleinerung der Markräume
Osteotomie	Durchtrennung eines Knochens; auch gebraucht bei der operativen Entfernung frakturierter Osseoimplantaten, wobei umfangreiche Defekte mit Verlust von Kieferknochen entstehen können
Ostitis	Knochenentzündung
Ostitis, rarefizierende	Knochenentzündung unter Knochenabbau in chronischer Verlaufsform

Ostium

Ostium	Mündung, Eingang
Ostium venae cavae inferioris	Mündung der unteren Hohlvene im rechten Vorhof des Herzens
Ostium venae cavae superioris	Mündung der oberen Hohlvene im rechten Vorhof des Herzens
oszillatorisch	schwankend, schwingend, zitternd
Oszillograph	Apparat zum Aufzeichnen von Schwingungen, z. B. des Pulses
oticus	zum Ohr gehörend
Otitis	Ohrenentzündung
oto..., Oto... (griech.)	Bestimmungswort von Zusammensetzungen mit der Bedeutung „Ohr"
otogen	vom Ohr ausgehend
Otologe	Ohrenarzt
Otologie	Ohrenheilkunde
Otorhinolaryngologie	Abk. ORL, Hals-Nasen-Ohren-Heilkunde
oval	eiförmig
Ovales Loch	Foramen ovale, ovale Öffnung im großen Flügel des Keilbeins, Durchtrittsöffnung für den dritten Ast des N. trigeminus, den Unterkieferast N. mandibularis
Overbite (engl.)	vertikaler Frontzahnüberbiss der oberen Frontzähne über die unteren Frontzähne
Overjet (engl.)	auch „horizontal overlop" = horizontaler Überbiss; besser: sagittaler Abstand der oberen Frontzähne zu den unteren Frontzähnen; kurz: Sagittalabstand
Overlay	gegossene Kappen, die anstelle von Molaren- bändern in der Kieferorthopädie zur Verankerung von Lingualbögen verwendet wurden
Ovum	das Ei
Oxidation	Anlagerung von Sauerstoff oder Entzug von Wasser stoff; Gegensatz: Reduktion, Desoxidation
oxidieren	mit Sauerstoff verbinden, Sauerstoff aufnehmen
Ozon	unstabile giftige Form des Sauerstoffs

Raum für persönliche Ergänzungen

Raum für persönliche Ergänzungen

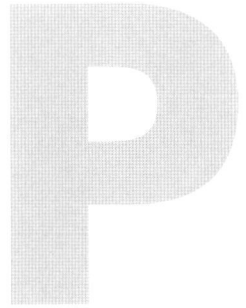

Pädiater	Kinderarzt
Pädiatrie	Kinderheilkunde
Pädodontie	Kinderzahnheilkunde
Painting-Massen	painting (engl.) = Malen, Malerei; paint (engl.) = bemalen, anstreichen; in der Zahntechnik Bezeichnung für Feineinbettmassen, die mit dem Pinsel auf Wachsobjekte in der Kronen- und Brückentechnik und in der Modellgusstechnik vor dem Einbetten aufgetragen werden
Palatal-Bar	Apparatur zur Einstellung verlagerter Eckzähne im Oberkiefer. Der individuell gebogene Palatal-Bar mit Ausleger aus federhartem Draht, 0,9 mm Durchmesser, wird in palatinalen Schlössern an Molarenbändern befestigt. Vor der chirurgischen Freilegung des verlagerten Eckzahnes wird auf einem Arbeitsmodell die Anpassung des Palatal-Bar vorgenommen, so dass die Apparatur post operationem zur Einstellung des verlagerten Eckzahnes schnell eingesetzt werden kann
palatinal	gaumenwärts, dem Gaumen zu gelegen
palatinus, -a, um	zum Gaumen gehörend, den Gaumen betreffend
Palatodynie	Schmerzen im Bereich des Gaumens
Palatoschisis	Gaumenspalte
Palatum	Gaumen, harter und weicher Gaumen
Palatum durum	harter Gaumen
Palatum molle	weicher Gaumen
Palatum osseum	der knöcherne Gaumen
palliativ	die Beschwerden einer Krankheit lindernd, nicht die Ursachen bekämpfend, z. B. als palliative Therapie

pallidus, -a, um

	oder Palliativoperation, um Linderung zu schaffen, ohne das Hauptleiden zu beseitigen; jedoch ist eine palliative Mundsanierung durch Reihen- bzw. Total-extraktion selbst bei völlig unkooperativen Patienten heute kein zu vertretendes Behandlungskonzept
pallidus, -a, um	blass, bleich
Palma	Handfläche
palmar	die Handfläche betreffend
palpabel	tastbar
Palpation	Untersuchung durch Abtasten
Pankreas	Bauchspeicheldrüse
Pankreatitis	Entzündung der Bauchspeicheldrüse
Pansinusitis	Entzündung aller Nasennebenhöhlen
Pantograph	der Stuart-Pantograph wird für die dreidimensionale Aufzeichnung der Unterkieferbewegungen benutzt; er besteht aus zwei Hälften, die mit speziellen Löffeln an der Oberkiefer- und Unterkieferzahnreihe oder an Bissschablonen befestigt werden; er dient zur extraoralen Aufzeichnung der Unterkieferbewegungen
Pantographie	dreidimensionale Aufzeichnungen der Unterkiefer-bewegungen auf horizontal und vertikal ausgerichteten Schreibplatten mit Hilfe eines Pantographen und anschließendes Programmieren des Artikulators, der jede aufgezeichnete Unterkieferbewegung reprodu-zieren kann; z. B. Stuart-Pantograph und -Artikulator; die Methodik der axialen Pantographie wurde erstmals von LEE angegeben
Papilla	warzenförmige Erhebung
Papillae filiformes	fadenförmige Papillen auf der Zunge; die größeren unter ihnen nennt man Papillae conicae
Papillae foliatae	mehrere parallele Schleimhautfalten mit Geschmacks-knospen am hinteren seitlichen Zungenrand
Papillae fungiformes	pilzähnliche Papillen an der Zungenspitze und an den Zungenrändern
Papilla incisiva	kleine Schleimhauterhebung über dem Foramen incisivum
Papillameter	Instrument, mit dem am Patienten die Länge der Oberlippe gemessen wird, so dass der Zahntechniker die oberen Frontzähne in der richtigen Relation zur Lippe aufstellen kann; der Papillameter misst nicht nur die Länge der Oberlippe, sondern bestimmt auch die Lippenschlusslinie

Papilla parotidea	kleiner Schleimhauthöcker an der Einmündung des Ductus parotideus, seitlich vom zweiten oberen Molaren in der Wange; auch Papilla salivaria buccalis
Papilla salivaria sublingualis	Schleimhauthöcker beiderseits des Frenulum linguae; auch Unterzungenspeichelpapille; richtiger: Caruncula sublingualis
Papillae vallatae	wallförmige Papillen; 7 bis 12 runde Zungenpapillen mit einem Wall umgeben, an dessen Wänden sich die Geschmacksknospen befinden; vor dem Sulcus terminalis gelegen
para..., Para... (griech.)	Vorsilbe mit der Bedeutung „neben, bei, gegen, hin, darüber hinaus"
paradox	widersinnig, befremdend, ungewöhnlich
Parafunktionen	Nebenfunktionen (schädliche) mit traumatischer Wirkung; nach W. DRUM (1950): psychisch motivierte P., stressbedingte P., habituelle P., endogene P., exzessive kompensatorische P.; siehe auch: Bruxismus
Paralingualtasche	der seitliche Unterzungenraum; hier muss jedoch der Kieferzungenbeinmuskel beachtet werden, so dass die Linea mylohyoidea von der Prothesenbasis nach kaudal nicht überschritten werden darf
parallel	gleichlaufend
parallelisieren	parallele Ausrichtung von zwei oder mehreren Flächen oder Hilfsteilen
Parallelität	parallele Beschaffenheit, Übereinstimmung; in der Zahntechnik eine Voraussetzung für friktive Flächen in der Frästechnik
Parallelometer	Vermessungsgerät, das in der Modellgusstechnik zum Festlegen einer gemeinsamen Einschubrichtung aller Klammerzähne für eine Einstückgussprothese in Verbindung mit einem Vermessungs- oder Modelltisch verwendet wird
Paralyse	völlige motorische Lähmung
Paramolaren	überzählige Zähne im Molarenbereich, meist im Oberkiefer; siehe auch: Distomolaren
Paranasion	am tiefsten eingesunkener Teil der Nasenwurzel; ein kephalometrischer Messpunkt
Paranoia	Geisteskrankheit
paranoid	wahnhaft; der Paranoia ähnliche Formen der Schizophrenie, bei denen Wahnideen vorherrschen
parapulpär	neben der Pulpa; z. B. parapulpäre Stiftchen von Pinlays (siehe dort)

Parasit

Parasit	Schmarotzer, Krankheitserreger
Parasympathikus	Antagonist des Sympathikus; Teil des vegetativen Nervensystems, das der Erholungsphase der Organe dient
paratubär	im Oberkiefer seitlich hinter dem Tuber
paravenös	neben der Vene
paravertebral	neben der Wirbelsäule
paraxial	neben der Achse
Parenchym	spezifisches Organgewebe; Gegensatz: Stroma, unspezifisch-bindegewebige Organversorgung
parenteral	unter Umgehung des Magen- und Darmtraktes; Ernährung geschieht durch die Haut oder Blutbahn, durch Injektionen oder Infusionen
Parese	unvollständige motorische Lähmung
Paries	Wand
parietal	1. wandständig, eine Wand betreffend 2. zum Scheitelbein gehörend
parodontal	das Parodontium betreffend, zum Parodontium gehörend
Parodontaldiagnostik	Erkennen parodontaler Erkrankungen, u. a. durch Messung der Zahnfleischtaschentiefe und der Zahnbeweglichkeit
Parodontalhygiene	Oberbegriff für alle Maßnahmen, die der Gesunderhaltung des marginalen Parodontiums dienen. Klinische Folgeerscheinungen von falschen und zu kraftinvasiv durchgeführten Mundhygienemaßnahmen sind Stillmann-Spalten, MacCall-Girlanden und keilförmige Defekte im Zahnschmelz des Zahnhalses, meist ohne marginale Entzündungen oder parodontale Taschen
Parodontalprophylaxe	vorbeugende Maßnahmen zur Erhaltung eines Restgebisses durch kontinuierliche Pflege sowie eine prothetische Parodontalprophylaxe bei der Versorgung mit Zahnersatz; Parodontienfreiheit durch großzügige Aussparung des marginalen Parodonts bei Modellgussprothesen – Überkronung von Klammerzähnen - Stabilisierung des Restgebisses durch Blockbildung – starre Verankerung der Prothese mit dem Restgebiss, um horizontale Schubwirkungen auf einzelne Restzähne zu vermeiden

Parodontaltherapie	Behandlung parodontaler Erkrankungen, u. a. durch gezielte Entfernung aller Ablagerungen sowie durch Motivation des Patienten für eine prophylaktische Mundhygiene
Parodontienfreiheit	großzügige Aussparungen des marginalen Parodonts bei Modellgussprothesen, damit eine Selbstreinigung dieser Bereiche und der Interdentalpapillen durch eine Speichelumspülung geschehen kann. Die Massage der Gingivalränder durch die Zunge und die dadurch gegebene bessere Durchblutung dieser Gewebe dient der Gesunderhaltung des Parodontiums
Parodontitis apicalis	lokale Entzündung der periapikalen Region, die durch chronische Reize aus dem infizierten Wurzelkanal entsteht; nach dem klinischen Verlauf der Erkrankung unterscheidet man eine akute und eine chronische Form
Parodontium	Zahnhalteapparat; siehe auch Periodontium
Parodontogramm	ein Parodontogramm ist eine Auslenkungskurve, z. B. eines Schneidezahnes bei Belastung an der Schneidekante in horizontaler Richtung, wobei die Auslenkung des Zahnes in um und die Auslenkungskraft in N dargestellt werden
Parodontologie	Lehre vom Parodontium und seinen Krankheiten
Parodontometer	Instrument zum Messen der Zahnfleischtaschentiefe, um pathologische Veränderungen im Bereich des Sulcus gingivae erkennen und messen zu können
Parodontopathien	Oberbegriff für alle pathologischen Veränderungen im Parodontium
Parodontose	gleichmäßiger, nicht entzündlicher Schwund des Parodontiums, der zur Lockerung und später zum Verlust der betroffenen Zähne führt
paroral	neben dem Mund gelegen
parotideus	zur Ohrspeicheldrüse gehörig
Parotis	Ohrspeicheldrüse; Glandula parotis
Parotitis	Entzündung der Ohrspeicheldrüse
Pars	Teil
Pars alveolaris	zahntragender Teil, ohne scharfe Grenze in den Corpus mandibulae übergehend, zur Aufnahme der Zahnwurzeln
Pars mastoidea	Warzenteil des Schläfenbeins
Pars petrosa	Felsenbeinpyramide

Pars squamosa

Pars squamosa	Schläfenbeinschuppe
Pars tympanica	Paukenteil des Schläfenbeins
partiell	teilweise
Partikel	kleines Teilchen
Parulis	Kieferschwellung infolge Entzündung; „dicke Backe"
parvus	klein
passiv	tatenlos, teilnahmslos, untätig
pasteurisieren	Lebensmittel durch Erhitzung haltbar machen
pastös	dickflüssig, teigartig, teigig
patho..., Patho... (griech.)	Bestimmungswort von Zusammensetzungen mit der Bedeutung „Leiden, Krankheit", z. B. Pathologie
pathogen	Krankheiten erregend oder verursachend, krankmachend
Pathogenese	Gesamtheit der an der Entstehung und Entwicklung einer Krankheit beteiligten Faktoren
Pathologie	Lehre von den krankhaften Veränderungen des Körpers und seiner Organe
pathologisch	krankhaft
pathophysiologisch	krankhaft veränderte Lebenserscheinungen
Patrize	Positivform; erhabener Anteil passend zu einer Matrize; in der Zahntechnik: Geschiebepatrize
PC	EDV-Kürzel für Personal Computer; 1981 von IBM in den USA vorgestellt, 1983 in der Bundesrepublik Deutschland; allgemeine Bezeichnung für Rechner
Pellet (engl.)	Kügelchen; in der konservierenden Zahnheilkunde in kugel- oder tablettenförmiger Ausführung aus Watte oder aus Feingold als hochkohäsives Stopfgold für Hämmer- bzw. Stopfgoldfüllungen verwendet
Pelotte (franz.)	Knäuel, Ball; a) intraorale Pelotten zum temporären Verschluss von Defekten nach Zystenoperationen, b) Pelottenklammer aus der Zeit um 1930 als Zahnfleischklammer mit aus Draht gebogener Frontalspange für die rechte und linke Seite bei oberen Totalprothesen, deren Enden kurz vor dem Lippenbändchen linsenförmig mit Prothesen-kunststoff umkleidet wurden
penetrant	aufdringend, durchdringend
Penicillin	Antibiotikum; von FLEMING (1928) entdeckt; wirkt bakteriostatisch und bakterizid gegen eine Reihe von Bakterien

Pepsin	Magenferment zur Anverdauung der Eiweiße
per..., Per...	Vorsilbe mit der Bedeutung „durch, hindurch, während"
Perforation	Durchbohrung, Durchlöcherung
perforiert	durchlöchert
peri..., Peri... (griech.)	Vorsilbe mit der Bedeutung „um, herum, ringsum"
periapikal	um die Wurzelspitze herum
periimplantär	um das Implantat herum; direktes Anwachsen von Knochen auf Metall, siehe auch Osteointegration
Periimplantitis	entzündliche Erkrankung im Implantatbett, begonnen als periimplantäre Infektion, überwiegend bei Zylinderimplantaten auftretend, nicht bei Schraubenimplantaten
Perikard	Herzbeutel
Perikoronitis	Entzündung in der Umgebung einer Zahnkrone, z. B. unter einer Zahnfleischkapuze bei erschwertem unterem Weisheitszahndurchbruch; auch perikoronaler Abszeß
perimandibulär	den Unterkiefer umgebend, z. B. ein perimandibulärer Abszess
periodisch	bei gleichem Zeitabstand wiederkehrend
periodontal	auf das Periodontium bezüglich
Periodontalraum	Spalt zwischen Lamina interna der Alveole und dem Zahnwurzelzement
Periodontalspalt	Spalt zwischen Alveolarknochen und Zahnwurzel; auf Röntgenbildern erscheint er als Spalt
Periodontitis	Wurzelhautentzündung; richtiger: Parodontitis apicalis acuta
Periodontium	die morphofunktionelle Einheit der Zahnaufhängung mit folgenden vier Gewebsanteilen: Gingiva, Alveolarknochen, Desmodontium (Wurzelhaut) und Wurzelzement
Periodontometrie	Messung der Zahnbeweglichkeit; mechanisch arbeitende Meßverfahren erlauben eine objektive Bestimmung der Zahnbeweglichkeit bis zu 0,01 mm; Makroperiodontometer nach MÜHLEMANN
perioral	in der Umgebung des Mundes
Periost	Knochenhaut, Beinhaut
periostal	zum Periost gehörig
Periotom	zahnärztlich-chirurgisches Instrument

Periostitis

Periostitis	Knochenhautentzündung
peripher	äußerer Umkreis, Rand; Gegensatz: zentral
periradikulär	um die Wurzel herum; p. Zysten, die sich vom Schmelzepithel wurzelwärts entwickeln und die Wurzel zirkulär umgeben
Peristaltik	fortschreitende, rhythmische Kontraktion von Hohlorganen, z. B. des Darmes
Peritoneum	Bauchfell
perivaskulär	in der Nähe eines Gefäßes
perkanalär	durch den Kanal, z. B. eine Schraube durch den Wurzelkanal bei Wurzelfrakturen einwurzliger Zähne
Perkussion	Beklopfung, Abklopfen; in der Zahnheilkunde: das Beklopfen eines Zahnes und Beurteilung des dabei auftretenden Schalles
perkutan	durch die Haut hindurch
perkutieren	beklopfen
perkutorisch	durch Beklopfung festgestellt
permanent	dauernd, unaufhörlich, ununterbrochen
Permanenz	Dauerzustand; in Permanenz = ohne Unterbrechung
permeabel	durchlässig
Permeabilität	Durchlässigkeit einer porenhaltigen Membran
permukös	durch die Schleimhaut hindurch
perniziös	bösartig, verderblich
per os	durch den Mund; auch peroral
Persistenz	Beharrlichkeit, Fortbestehen
persistieren	beharren, überdauern
persistierter Milchzahn	ein im Mund verbliebener Milchzahn über die Zeit des normalen Zahnwechsels hinaus
PET	Abkürzung für „Positronen-Emissions-Tomographie" (siehe dort)
Pfeiltasten	vier Tasten auf der PC-Tastatur mit Richtungshinweis nach rechts, links, oben und unten; auch Cursortasten genannt
Pfeilwinkel	die Aufzeichnung der lateralen und protrusiven Grenzbewegungen des Unterkiefers in der Horizontalebene nennt man Pfeilwinkel oder Gotischer Bogen; die Pfeilwinkelspitze gibt die retrale Kontaktposition an; bei gesunden Kiefergelenkverhältnissen markiert der Pfeilwinkel mit

	seiner Spitze die Zentrik; auch intraorale Stützstift-registrierung oder Pfeilwinkelregistrat genannt
Pharmakologie	Arzneimittellehre
Pharmakon	Arzneimittel
Pharmakopöe	amtliches Arzneibuch
Pharmazie	Apothekerkunst; Arzneimittelzubereitung
Pharmazeut	Apotheker
Pharyngitis	Entzündung der Rachenschleimhaut
Pharynx	Rachen
Philtrum	senkrechte Oberlippenrinne
Phlegmone	Zellgewebsentzündung
Phonetik	Lautbildung
Phylogenie	Stammesgeschichte der Lebewesen, auch Phylogenese
Physik	Lehre von den Naturkörpern und solchen Natur-erscheinungen, die ohne stoffliche Veränderungen erfolgen; Zweig der Naturwissenschaften
physio..., Physio... (griech.)	Bestimmungswort von Zusammensetzungen mit der Bedeutung „Natur, natürlich, die natürlichen Lebensvorgänge betreffend"
Physiognomie	Gesichtsausdruck, Gesichtsbildung
Physiologie	Lehre von den normalen Organfunktionen
physiologisch	der Gesundheit und den normalen Lebens-erscheinungen entsprechend
physiologischer Zahnersatz	der Kaudruck wird nur auf die Restzähne übertragen; Gegensatz: unphysiologischer Zahnersatz = der Kaudruck wird nur auf die Schleimhaut übertragen (RUMPEL)
physisch	natürlich, körperlich, sinnlich
Pia mater encephali	weiche Hirnhaut; überzieht die Hirnoberfläche
Pico	Abk.: P, Maßeinheit für den billionsten Teil einer Einheit; z. B. Picosekunde = eine tausendstel Nanosekunde
Pigment	Farbstoff des Körpers
Piktogramme	Symbole bzw. bildliche Zeichen mit international verständlicher Bedeutung, wie z. B. auf dem Monitor eines PC (Symbolleiste, Programm-Manager); in der Zahntechnik in Katalogen von Konstruktionselemen-ten, die einen schnellen Überblick über Indikation, Verarbeitung und Werkstoff dieser Elemente geben

Pin (engl.)

Pin (engl.)	Stift, Nadel
Pinlay (engl.)	Gußfüllung mit gegossenen Verankerungsstiftchen
Pinledge (engl.)	modifizierte Halbkrone mit parapulpären Verankerungsstiftchen aus gezogenem Drahtmaterial
Pipette	Glasröhrchen mit bauchigem Hohlraum zum Ansaugen bzw. Aufsaugen von kleinen Flüssigkeitsmengen z. B. aus Fläschchen
piriformis	birnenförmig
pisiformis	erbsenförmig
Pistill	keulenförmiger Mörserstößel oder Stampfer zum Mischen und Zerreiben von Substanzen im Mörser; in der Zahntechnik um 1950 auch zum Mischen und Anrühren von Prothesenkunststoffen (Piacryl, ein Splitterpolymerisat) verwendet
Pivotplatte	auch Pivotierungsschiene nach SEARS; Aufbissbehelf im Unterkiefer mit bilateraler Bisssperrung durch eine Welle aus Kunststoff im Molarenbereich (Pivot; franz. = Welle)
plantar	die Fußsohle betreffend
Planum	Fläche, Ebene, insbesondere anatomische Bezugsebene
Planum alveolare	die nach Zahnverlust abgeheilte Oberfläche des Alveolarfortsatzes
planus	flach, eben, eingesenkt
Plaque	weiche, klebrige Zahnbeläge, bestehend aus lebenden und toten Mikroorganismen sowie abgestoßenen Epithel- und Blutzellen
Plasma (griech.)	Gebildetes; 1. Protoplasma = Lebensstoff der Zelle, 2. Blutplasma = Blutflüssigkeit
Pleura	Brustfell
pleuralis	zum Brustfell gehörend, das Brustfell betreffend
Plexus	Geflecht; netzartige Verzweigung von Blutgefäßen und Nerven
Plexus dentalis inferior	Nervengeflecht im Unterkiefer dicht unter den Zahnwurzeln, davon ausgehende Äste zu Zähnen, Zahnfleisch und Wurzelhaut; gebildet wird das Nervengeflecht aus den Rami alveolares inferiores; früher Plexus dentalis mandibularis
Plexus dentalis superior	Nervengeflecht im Oberkiefer dicht über den Zahnwurzeln, davon ausgehende Äste zu Zähnen, Zahnfleisch und Wurzelhaut; gebildet wird

	das Nervengeflecht aus den Rami alveolares superiores; früher Plexus dentalis maxillaris
Plica	Falte, besonders der Haut oder der Schleimhäute
Plicae palatinae transversae	Gaumenfalten, im vorderen Teil des Gaumens rechts und links der Gaumennaht liegend
Plica pterygomandi-bularis	Flügelunterkiefernaht; bei geöffnetem Mund als Falte sichtbar und palpabel, bedingt durch die Raphe pterygomandibularis (siehe dort), die zwischen Hamulus pterygoideus und Trigonum retromolare verläuft; auch Rachenbläserfalte
Plicae sublinguales	Unterzungenfalten rechts und links vom Zungenbändchen, in denen die Ausführungsgänge der Unterzungenspeicheldrüsen liegen
Plural	Mehrzahl; Einzahl = Singular
pluralistisch	vielgliedrig
pluriglandulär	mehrere Drüsen betreffend
plurikausal	auf mehrere Ursachen bezüglich
pneumaticus	lufthaltig
pneumatisch	durch Luft bewegt, auf Luft und Atem bezüglich
Pneumektomie	operative Entfernung eines Lungenflügels
Pneumokoniose	Kurzbezeichnung für alle durch Staubinhalation verursachten Lungenveränderungen; „Staublunge"
Pneumonie	Lungenentzündung
Pogonion	größte knöcherne Kinnrundung nach vorn, auch Mentalpunkt
Point centric (engl.)	Punktzentrik; das punktförmige Zusammentreffen von IKP und RKP bzw. Zentrik
Poliklinik	Klinik mit mehreren medizinischen Abteilungen für ambulante Behandlungen; kleinere Poliklinik = Ambulatorium
polykristallin	aus vielen Kristallen bestehend; z. B. Glaskeramik = ein polykristalliner Werkstoff durch gesteuerte Kristallisation von Glas in Glaskeramik, auch Keramisierung genannt
Poliomyelitis	Kinderlähmung
Poly..., Poly... (griech.)	Vorsilbe mit der Bedeutung „viel, vielfach, mehr, zahlreich"
Polyarthritis	Entzündung mehrerer Gelenke, entzündlicher Rheumatismus
Polydaktylie	Finger- und Zehenüberzahl

Polymer

Polymer	Riesenmolekül oder Makromolekül aus mehr als 1500 Monomeren; Kunststoffflüssigkeit
polymorph	vielgestaltig
Polyp	Wucherung, Schleimhautgeschwulst
polyvalent	in mehrfacher Beziehung wirksam; polyvalente Okklusion der Condyloformzähne nach GERBER bedeutet, dass die Interkuspidation die Lage der Kiefer zueinander sichert, ohne dass es zu Schubbewegungen mit Fehlbelastungen oder Verschiebungen der Prothesenbasis kommt
Polyzytämie	Überschuss an Blutzellen
polyzystisch	aus vielen Zysten bestehend
Pontic	konvexe Gestaltung der keramischen Zwischenglied-auflage, um ästhetische und phonetische Forderungen, besonders im Frontzahnbereich, zu erfüllen. In der Zahntechnik zwischen 1920 und 1940 konfektionierte Platin-Langstiftzähne mit Pontic-Anbrand auf dem Markt; bis ca. 1960 wurden auch individuell an Platin-Langstiftzähne Sattelpontics für Zwischenglieder im Seitenzahnbereich angebrannt (siehe auch bei: Pontopin)
Pontopin	kurze, angebrannte Keramikwurzeln an Platin-Langstiftzähnen, die bei noch nicht verheilten Extraktionswunden, besonders im Frontzahnbereich, zwischen 1920 und 1940 gefertigt wurden; sie wurden auch als intramuköse Zwischenglieder bezeichnet (siehe auch bei: Pontic)
Porion	oberster Punkt des knöchernen und hautigen Gehör-ganges; anthropologischer Messpunkt am oberen Rand des äußeren Gehörganges
porös	löcherig, durchlässig
Porositäten	sind rundliche Hohlräume, die durch verdampfende Legierungsbestandteile oder Lufteinschlüsse in Gußobjekten verursacht werden; bei unsachgemäßer Verarbeitung von Kalt- und Heißpolymerisaten können ebenfalls Porositäten im Werkstück enstehen
Port	franz.: porte = Eingang, Tür; in der Medizin ein intravenöser Port für den einfachen, sicheren und wiederholten Gefäßzugang mit unbegrenzter Verweil-dauer. Indikationen für einen Port sind z. B. die parenterale Ernährung, die Durchführung von intravenösen Chemotherapien, kontinuierliche In-

	fusionen von Medikamenten, Blutprodukten und anderen physiologischen Flüssigkeiten sowie für die Blutentnahme
Porta	Pforte
portal	die Pfortader (Vena portae) betreffend
Portio	Anteil
Porus	Öffnung, Gang
Porus acusticus externus	Öffnung des äußeren Gehörganges
Porus acusticus internus	Öffnung des inneren Gehörganges an der Felsenbeinhinterwand
Positioner	elastische Kfo-Endapparatur nach einer kieferorthopädischen Behandlung; auch „Gummiendgerät" genannt; Finalpositioner nach KESSLING; der Positioner besteht aus einem weichen Kunststoff und bedeckt die Zähne des Ober- und Unterkiefers sowie ca. 5 mm Kieferanteile in einem Stück
positiv	tatsächlich, vorhanden, bejahend
Positronen-Emmissions-Tomographie	PET ist ein schmerzloses Mess- und Abbildungsverfahren mit Hilfe sehr kurzlebiger, positronen markierter – also strahlender – Arzneimittel (Radiopharmaka). Das injizierte Radiopharmaka reichert sich in bösartigem Tumorgewebe aufgrund des dort erhöhten Stoffwechsels schneller und intensiver an als in gesunden Zellen. Im PET-Bild erscheinen Krebsherde ab einer Größe von ca. 3 mm als helle Bereiche
Posselt-Diagramm	Aufzeichnung der Bewegungen des Inzisalpunktes in der Sagittalebene
post..., Post...	Vorsilbe mit der Bedeutung „nach, hinter"
Post festum	nachträglich
posterior	weiter hinten gelegen; Gegensatz: anterior
Posteriores	in Dentalhandel und -industrie gebräuchliche Bezeichnung für Seitenzähne; Frontzähne = Anteriores
posteruptiv	nach dem Zahndurchbruch
Postmedikation	Verabreichung von Medikamenten nach einer Operation; Gegensatz: Prämedikation
postoperativ	nach einer Operation
potentiell	möglich; der Möglichkeit nach
potenzieren	steigern

Poundsche Linie

Poundsche Linie	Verbindungslinie von der mesio-approximalen Kante des unteren Eckzahnes zur lingualen Begrenzung des Trigonum retromolare; POUND, Los Angeles, empfiehlt eine Seitenzahnaufstellung, bei der die lingualen Höcker der Unterkieferseitenzähne diese Linie nach lingual nicht überschreiten
prä..., Prä...	Vorsilbe mit der Bedeutung „vor, voran, voraus, vorher"
Prädentin	noch nicht voll entwickeltes Dentin der Entwicklungsperiode zwischen den Odontoblastenfortsätzen; siehe auch Primär-, Sekundär- und Tertiärdentin
prädestiniert	berufen
prädikativ	aussagend
Prädilektionsstelle	bevorzugte Stelle
präeminent	hervorragend, hochgestellt
präeruptiv	vor dem Durchbruch, z. B. eines Zahnes
präformiert	im Keim vorgebildet
präjudizieren	der Entscheidung vorgreifen
Präkanzerose	Vorstufen des Hautkrebses; auch prämaligne Gewebsveränderungen und Krebsrisikokrankheiten wie Strahlenschäden, Narben usw.
Prämedikation	Verabreichung von Beruhigungsmitteln als sinnvolle Vorbereitung des Patienten vor einer Behandlung, um Angst und Furcht vor Schmerzen zu beseitigen und den Kreislauf zu stabilisieren; Gegensatz: Postmedikation
Prämisse	Voraussetzung
Prämolaren	vor den Molaren oder Dentes praemolares; im Volksmund auch kleine Backenzähne
Prämolarentangente	in sagittaler Richtung liegt die Labialfläche des oberen Eckzahnes mit den Bukkalflächen beider oberer Prämolaren und dem mesiobukkalen Höcker des ersten oberen Molaren auf einer Linie; Totalersatzaufstellung nach GYSI; siehe auch Molarentangente
prämolarisiert	gebräuchlicher Terminus in Fällen, wenn ein Unterkiefermolar mit freiliegender Bifurkation aus parodontologischen Gründen getrennt und anschließend die verbleibenden Zahnteile mit zwei Prämolarenkronen versorgt werden; siehe auch: Hemisektion
Präparationsgrenze	im zahntechnischen Sprachgebrauch auch kurz Präpgrenze genannt; Formen der Präparationsgrenze, die für verschiedene Kronentypen indiziert sind:

	stufenlos, Hohlkehle, rechtwinklige Stufe, Stufe mit Abrundung, abgeschrägte Stufe und Stufe mit Abschrägung. Fast alle Präparationsgrenzen liegen subgingival, selten supragingival bei besonderer Indikation
präparieren	vorbereiten, zubereiten; in der Zahnheilkunde = beschleifen, also Vorbereiten eines Zahnes zur Aufnahme einer Füllung usw.
präprothetisch	vor der prothetischen Versorgung
präsent	gegenwärtig, zur Verfügung
präventiv	vorbeugend, zuvorkommend
Präventivmedizin	vorbeugende Gesundheitsvorsorge, z. B. als Krebs-Vorsorgeuntersuchungen
precision attachment (engl.)	konfektionierte Geschiebe in der Kronen- und Brückentechnik
precision rest (engl.)	Präzisionsauflage; siehe auch Einsteckauflage
primär	vordringlich, zuerst vorhanden, ursprünglich
Primärdentin	das bis zum Abschluß des Wurzelwachstums gebildete, gelbliche Dentin; siehe auch: Sekundärdentin und Tertiärdentin
Primärstabilität	sofort vorhandene Stabilität; eine Primärstabilität eines Implantates wird nur bei selbstschneidenden Schraubenimplantaten erreicht; diese Implantate können sofort belastet werden
Primärverblockung	Verblockung von zwei oder mehreren Zähnen durch Kronen untereinander oder Kronen und Stegverbindungen als Basis eines herausnehmbaren Zahnersatzes oder aus Gründen der Immobilisierung (siehe dort) als primäre Schienung
Primatenlücke	Lücke zwischen oberem Eckzahn und 1. Prämolaren im Totalersatz, um eine korrekte Interkuspidation mit der unteren Zahnreihe im Seitenzahnbereich zu erreichen
primitiv	einfach, dürftig, ungebildet
pro..., Pro...	Vorsilbe mit der Bedeutung „für, vor, vorher"
Processus	Fortsatz
Processus alveolaris	Alveolarfortsatz
Processus condylaris	Gelenkfortsatz des Unterkiefers; früher: Proc. articularis
Processus coronoideus	Muskelfortsatz des Unterkiefers, Kronenfortsatz; früher: Proc. muscularis
Processus frontalis	Stirnfortsatz des Oberkiefers

Processus mastoideus

Processus mastoideus	Warzenfortsatz des Schläfenbeins
Processus palatinus	Gaumenfortsatz
Processus pterygoideus	Flügelfortsatz des Keilbeins
Processus pyramidalis	Pyramidenfortsatz, am Gaumenbein des OK
Processus styloideus	Griffelfortsatz des Schläfenbeins
Processus zygomaticus	Jochbeinfortsatz
pro die	täglich
Prodontie	Vorbiss eines Kiefers = maxilläre oder mandibuläre Prodontie
Profil	Seitenansicht des menschlichen Kopfes
profund	tiefliegend, tiefgehend; z. B. Caries profunda; in den tieferen Körperregionen liegend oder verlaufend
Progenie	auch mandibuläre Prodontie oder frontaler Kreuzbiss; Vortritt des Unterkiefers mit umgekehrtem Frontzahnüberbiss; Überentwicklung des Unterkiefers = echte Progenie. Unechte oder Pseudoprogenie = Unterkiefer normal entwickelt, während der Oberkiefer unterentwickelt ist. Sekundäre Progenie = bei Totalprothesen durch eine Positionsänderung des Unterkiefers nach ventral infolge einer Atrophie der Alveolarfortsätze sowie auch bei fehlender Interkuspidation von Totalersatz; mitunter auch zu beobachten, wenn Kunststoff-Frontzähne im OK durch Porzelanzähne im UK abradiert worden sind
Proglissement (franz.)	proglisser (franz.) = vorgleiten; in der Zahnheilkunde das Nach-vorne-Rutschen einer totalen Unterkieferprothese, das bei ungünstig aufgestellten Seitenzähnen und frühzeitigem Kontakt im Molarenbereich sowie beim Aufstellen des letzten Seitenzahnes hinter der Stopplinie (Gerber) bei Schließen der Zahnreihen auftritt
Prognathie	das Vorstehen des Oberkiefers; auch gebraucht bei Rücklage des Unterkiefers; richtiger: maxilläre Prodontie
Prognose	Vorhersage
progredient	fortschreiten, weitergehen, vorrücken, wie: progressiv; lat.: progredere = vorwärtsgehen; in der Medizin = ein Herd ist größenprogredient
Progredienz	zunehmende Verschlimmerung einer Krankheit; Gegenteil: Regredienz oder Regression
progressiv	fortschreitend

Prognathie	Wucherung des Gewebes durch Zellvermehrung
proliferativ	wuchernd, sich vermehrend
prominent	vorspringend, hervorragend
Promotion	Verleihung der Doktorwürde
promovieren	die Doktorwürde erlangen
Pronation	Einwärtsdrehung der Hand oder des Fußes
Propädeutik	Vorbereitungsunterricht an Hochschulen
Prophase	Vorbereitungsphase oder erste Phase zur Kernteilung; siehe Mitose
prophylaktisch	vorbeugend, Schutz gegen Krankheit bietend
Prophylaxe	vorbeugende Behandlung, Vorbeugung
proportional	im gleichen Verhältnis
proprius	ausschließlich angehörig, eigen
Propulsion	propello = treibe vor; ältere Bezeichnung für Vorbiss; richtiger: Protrusion
Propulsor	aus dem Aktivator abgeleitete, vereinfachte Form eines Einstückgerätes nach MÜHLEMANN, bestehend aus Vorhofplatte des Oberkiefers mit Vorbissebene, zur Verhinderung der Mundatmung und Behandlung von Frühfällen der Angle-Klasse II/1 gedacht
Prosthion	kephalometrischer Messpunkt; der am weitesten vorn liegende Schnittpunkt des Alveolarrandes zwischen den mittleren oberen Schneidezähnen mit der Raphemedianebene; entspricht dem vorderen Rand der Papilla incisiva
Prothese	künstlicher Ersatz verlorengegangener Körperteile
Prothetik	in der Zahnheilkunde = Zahnersatzkunde
Prothetikbasis	Implantataufbauten, die aus der Wirtschaftlichkeit eines Implantatsystems mit Schrauben- und Zylinderimplantaten kombiniert werden können, unterteilt man entsprechend der prothetischen Versorgung in Kronen- bzw. Prothetikbasen, die der Zahntechniker auf das Modellimplantat auf- bzw. einschraubt. Der Einsatz einer Prothetikbasis ist in der implantatunterstützten Teilprothetik und bei implantatgetragenen Totalprothesen, eine Kronenbasis im Einzelzahnersatz und bei implantatgetragenem Brückenersatz
Protrusion	die Bewegung des Unterkiefers, bei der sich beide Kondylen gleichzeitig nach ventral bewegen;

Protrusion, konsekutive

	protrudere = vorschieben; Vorwärtsbewegung
Protrusion, konsekutive	Protrusion der unteren Zahnreihe als Folge einer beidseitigen Kompression des Unterkiefers
Protrusionsbiss-registrat	dient nach Übertragung auf die montierten Gipsmodelle im Artikulator zum Einstellen der Kondylenbahnneigung
Protrusionsfacetten	Höckerflächen, auf denen zentrische Stops gleiten: im Oberkiefer sind es die distalen Dreieckswülste der bukkalen Höcker für die zentrischen Stops der bukkalen Unterkieferhöcker und im Unterkiefer sind es die mesialen Dreickswülste der lingualen Höcker für die zentrischen Stops der palatinalen Oberkieferhöcker; siehe auch: Retrusionsfacetten
Protuberantia	Vorsprung
Protuberantia mentalis	Kinnvorsprung
Protuberantia occipitalis externa	Knochenvorsprung in der Mitte des Hinterhauptbeins
Protuberantia occipitalis interna	Mitte der kreuzförmigen Knochenerhebung der Innenfläche des Os occipitale
Provider (engl.)	Deutsches Wort für Provider = Netzanbieter; als Provider werden Dienstleister bezeichnet, die den Zugang zum Internet ermöglichen. Sie bilden das Tor zum weltweiten Datennetz, ihre Rechner sind permanent online. Surfer verbinden ihren Computer via Modem oder ISDN mit diesen Rechnern
proximal	dem Rumpf näherliegend; Richtungsbezeichnung am menschlichen Körper
Proximal plate (engl.)	plate (engl.) = Platte; klammerbezogener Anteil aus dem RPI - Klammersystem, das speziell bei uni- und bilateralen Freiendprothesen zur Anwendung kommt. Die Proximalplatte ist eine Führungsebene, die den Klammerzahn an der distalen approximalen Fläche berührt; sie hat die Funktion einer Klammerschulter und die Aufgabe, abkippende oder absenkende Bewegungen des Freiendsattels zu kompensieren
Psalidodontie	Scherenbiss, Normalbiss; Frontzahnüberbiss der oberen Frontzähne über die unteren Frontzähne; die bukkalen Höcker der oberen Prämolaren und Molaren liegen weiter vestibulär als die unteren; es entsteht die schneidende Wirkung einer Schere; Prototyp der eugnathen Bissarten

pseudo..., Pseudo...	Vorsilbe mit der Bedeutung „falsch, unecht, scheinbar, vortäuschend"
Pseudoprogenie	auch unechte Progenie genannt; der Unterkiefer ist normal entwickelt, während der Oberkiefer unterentwickelt ist
Psychagogik	„seelische Führung", pädagogische und psychologische Einwirkung auf Gesunde und Kranke; zahnärztliche Psychagogik = der Umgang mit dem Patienten
Psyche	Geist, Seele
psychisch	auf die Seele bezüglich
psycho..., Psycho...	Bestimmungswort von Zusammensetzungen mit der Bedeutung „Seele, Seelenleben, Gemüt"
psychogen	seelisch bedingt
Psychologie	Wissenschaft vom Seelenleben, Seelenkunde
Psychosen	Geisteskrankheiten
pterygoideus, -a, -um	flügelförmig
pterygomandibularis	zum Flügelfortsatz des Keilbeins und zum Unterkiefer gehörend
pterygopalatinus	zum Flügelfortsatz des Keilbeins und zum Gaumen gehörend
pueril	kindlich
Pull-down-Menü	auch Drop-down- oder Abrollmenü; durch Anklicken einer Schaltfläche in der Menüleiste im oberen Rand der Bildmaske wird nach unten ein Menü eröffnet, das zusätzliche Funktionen anbietet
pulmonal	zur Lunge gehörig
Pulpa (dentis)	Zahnmark, Inhalt des Cavum dentis
Pulpapolyp	chronische Pulpenentzündung bei stark zerstörten Zähnen mit offenem Pulpenkavum; nur bei sehr jungen Menschen vorkommend
Pulpektomie	auch Pulpotomie oder Exstirpation der Pulpa; partielle oder totale Pulpaentfernung bei Zähnen mit nicht abgeschlossenem Wurzelwachstum infolge eines kariösen oder traumatischen Geschehens; bei der partiellen Pulpektomie wird etwa 2 – 3 mm tief reichendes Pulpagewebe mit einer Diamantwalze unter ständiger Kühlung entfernt, die totale Pulpektomie beinhaltet das vollständige Entfernen der Kronenpulpa, d.h. die Kronenpulpa wird auf der

Pulpitis

	Höhe des Wurzelkanaleingangs amputiert. Die totale Pulpektomie hat die Vitalerhaltung der Wurzelpulpa und den Abschluss des Wurzelwachstums zum Ziel
Pulpitis	Entzündung der Pulpa, mit umfangreichen Einteilungen nach Art des Auftretens, z. B. akut, chronisch, atypisch usw.
punktieren	Flüssigkeit mittels einer Hohlnadel aus Körperhöhlen oder Organen entnehmen
Punktion	Anzapfung, Eröffnung
pur	rein, unverfälscht
purulent	eitrig
Pus	Eiter
putride	faulig
Pykniker	kurzwüchsiger, massiger Konstitutionstyp
pyknisch	untersetzt, gedrungen, dickleibig; Konstitutions- oder Körperbautypen nach Kretschmer: pyknischer Typ; siehe auch bei: Konstitution
pyogen	eitererzeugend, eitererregend
pyretisch	fieberhaft, Fieber erzeugend
Pyrexie	Fieber
pyro..., Pyro...	Vorsilbe mit der Bedeutung „Feuer, Fieber, Fieberhitze"
pyrogen	Fieber verursachend

Raum für persönliche Ergänzungen

Raum für persönliche Ergänzungen

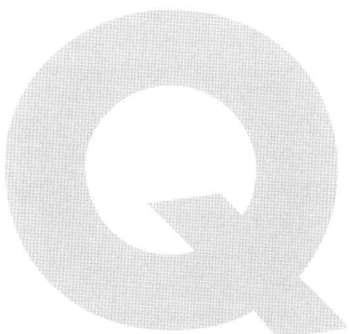

Q. s.	auf Rezepten = quantum satis: genügende Menge, soviel wie nötig
Quaddel	Anschwellung der Haut oder Schleimhaut, Ödem, manchmal nach Schleimhautinjektion auftretend; auch nach Stich von Ungeziefer
Quad-Helix	die Quad-Helix = 4 - Schlaufenfeder; festsitzende kieferorthopädische Apparatur, die primär zur transversalen Erweiterung des Zahnbogens bei ein- oder beidseitigem Kreuzbissverwendet wird. Bestandteile: 4-Schlaufenfeder als konfektioniertes Fertigteil in verschiedenen Größen oder individuell gebogen sowie Palatinal- bzw. Rotationsschlösser zur Befestigung an den Molarenbändern. Formen des Gerätes für Ober- und Unterkiefer, jedoch überwiegend im Oberkiefer im Einsatz
Quadrant	Viertelkreis; in der Zahnheilkunde Aufteilung beider Zahnreihen in vier Zahnbogenquadranten
quadrangulär	viereckig, z. B. quadranguläre Stegkonstruktion bei einem Restgebiss im Unterkiefer zwischen 37 – 33 – 43 – 47
quadrigeminus	vierfach
Qualifikation	Befähigung
qualifizieren	befähigen, eignen, sich auszeichnen
Qualität	qualitas (lat.) = Beschaffenheit, Eigenschaft; „Qualität ist die Gesamtheit von Merkmalen einer Einheit (Dienstleistung) bezüglich ihrer Eignung, festgelegte (durch Patienten, Vertrag) und vorausgesetzte Erfordernisse zu erfüllen." (nach DIN 55350 bzw. ISO 840)
qualitativ	die Qualität betreffend

Quant

Quant	verschieden große, nicht weiter teilbare Energieteilchen
Quantenbiologie	Zweig der Biophysik, die sich mit der Quantentheorie bei biologischen Vorgängen befasst
Quantentheorie	Physik der elementaren Gebilde
Quantität	Menge, Umfang, Größe
quantitativ	die Menge betreffend
Quantum	Anzahl, Menge
Quarantäne (franz.)	zeitlich begrenzte, ursprünglich 40 Tage dauernde, räumliche Absonderung von Personen mit bestimmten Infektionskrankheiten als Schutzmaßnahme für die übrige Bevölkerung; Seuchenschutz, Schutzsperre
quartanus	viertägig, alle vier Tage auftretend, z. B. Malaria
Quartus	der Vierte
quasi	sozusagen
quere Gaumennaht	Sutura palatina transversa; Verbindungsnaht zwischen den Gaumenfortsätzen des Oberkieferknochens und den Gaumenbeinen
Querulanz	Streitsucht
Quetschbiss	a) Bissregistrat aus Spezialwachs oder Silikon zur Sicherung der Links- und Rechtslateralbewegung und der Protrusion des Unterkiefers zur Programmierung eines einstellbaren Artikulators; b) Quetschbissabformung von wenigen Zähnen des Ober- und Unterkiefers zur Herstellung einer Einzelkrone, veraltete Methode aus der Zeit bis 1950, als Abformwerkstoff diente Abdruckgips oder Stents
Quickinfo	wird der Mauszeiger auf dem Bildschirm auf eine Symbolschaltfläche (button) gesetzt, erscheint in unmittelbarer Nähe ein erklärender Text, z. B. Speichern, Drucken, Öffnen, Schließen, Ausschneiden, usw.
Quickmount	Schnellübertragungsbogen; Gesichtsbogen mit Bissgabel zur schädelbezüglichen Montage eines Oberkiefermodells in einen einstellbaren Artikulator
quintanus	fünftägig, alle fünf Tage auftretend
Quintessenz	das Wesentliche
Quintus	der Fünfte; Kurzbezeichnung für den V. Hirnnerv = Nervus trigeminus = dreigeteilter Nerv
quitt	frei, los

quittieren den Empfang bescheinigen

Quotient das Ergebnis einer Teilung

Raum für persönliche Ergänzungen

Raum für persönliche Ergänzungen

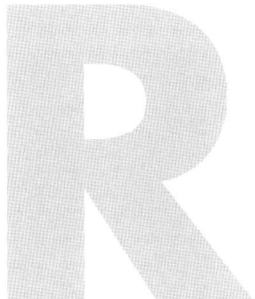

R.	Abkürzung für Ramus = Ast eines Gefäßes, Nerves oder Knochens; Plural = Rami
Rachenbläserfalte	siehe bei: Plica pterygomandibularis
Rachitis	frühkindliche Knochenerweichung, Vitamin-D-Mangelkrankheit, „Englische Krankheit"
radiär	strahlig
radikulär	wurzelwärts, zu einer Wurzel gehörend
radio..., Radio...	Bestimmungswort von Zusammensetzungen mit der Bedeutung „Strahlen"
radioaktiv	die Eigenschaft der Radioaktivität aufweisend
radiogen	durch Strahleneinwirkung entstanden
Radiologe	Facharzt für Röntgenologie und Strahlenheilkunde
Radiovisiographie	Abk.: RVG, Röntgen mit Hilfe eines Sensors bzw. einer intraoralen Kamera, der Speicherung der Aufnahme auf Festplatte und der Betrachtungs- sowie Bearbeitungsmöglichkeit am Computerbildschirm am Behandlungsplatz des Zahnarztes
Radius	Halbmesser; Unterarmspeiche
Radiusabschluss	die zervikale Stufe in der Frästechnik, von Hubert Pfannenstiel „Radiusabschluss" genannt, wird heute sowohl aus gusstechnischer Sicht wie auch aus der Gefahr einer Perforierung des Primärteiles beim Fräsen nicht mehr rechtwinklig gefräst. Das Fräsen der abgerundeten zervikalen Stufe muss jedoch mit einer Fräse geschehen, deren Durchmesser nicht zu dünn ist, um eine dachrinnenförmige Stufe zu vermeiden. Pfannenstiel empfiehlt dafür eine „Parallelfräse mit Radiusabschluss, d.h. die Umfangsschneiden des Radiusfräsers sind im gleichen Abstand zur Drehachse angeordnet und gehen zur Spitze des Arbeitsteiles in einen schneidenden Radius über"

Radix

Radix	Wurzel
Radix dentis	Zahnwurzel
Radix linguae	Zungenwurzel
Radix nasi	Nasenwurzel
Radix relicta	in der Alveole verbliebener Wurzelrest nach Zahnextraktion
RAM	Random Access Memory. Als RAM bezeichnet man den Arbeits- oder Hauptspeicher in einem Computer. Wichtig : beim Abschalten des Computers verliert der RAM alle Informationen; sie müssen also immer dauerhaft „gespeichert" werden !
Rami alveolares inferiores	Verästelungen des N. alveolaris inferior unter den Zahnwurzeln im Unterkiefer; auch als Plexus dentalis inferior bezeichnet, unterteilt in die Abschnitte anteriores, mediores und posteriores
Rami alveolares superiores	Verästelungen des N. infraorbitalis über den Zahnwurzeln im Oberkiefer; auch als Plexus dentalis superior bezeichnet, unterteilt noch in die Abschnitte anteriores, mediores und posteriores
Ramifikation	Verästelung, Verzweigungen, z. B. Wurzelkanäle an der Wurzelspitze = apicales Delta
Ramus	Ast, Zweig, z. B. eines Gefäßes, eines Nerves oder eines Knochens; Plural = Rami
Ramus mandibulae	aufsteigender Unterkieferast
Ranula	Schleimzyste; große muköse Retentionszyste im Mundboden, die den Ausführungsgang der Unterkieferspeicheldrüse verstopft
Raphe	Naht
Raphe-Medianebene	Messebene am kieferorthopädischen Modell zur Messung der transversalen Kieferbreite und der transversalen Abweichungen; drei Messpunkte werden auf der Raphe bestimmt: der 1. in Höhe der zweiten queren Gaumenfalte, der 2. in Höhe der Sechsjahrmolaren und der 3. am Übergang vom harten zum weichen Gaumen; entspricht der Mediansagittalebene (MSE); siehe auch bei: RME
Raphe musculi mylohyoidei	Kinnzungenbeinnaht, von der Spina mentalis zum Zungenbein
Raphe palati	Gaumennaht; mediane Schleimhautleiste an der Vereinigung des rechten und linken knöchernen

	Gaumenfortsatzes, darunterliegend die Sutura palatina mediana; die R. p. in breiter Form = Torus palatinus
Raphe-Papillen-Transversale	eine Hilfslinie, die senkrecht auf der RME am hinteren Ende der Papilla incisiva steht, wo das vordere Gaumenfaltenpaar entspringt. Etwa 7 mm von der RPT nach labial stehen die Labialflächen der mittleren oberen Schneidezähne; Empfehlung in der Totalprothetik anzutreffen
Raphe pterygo-mandibularis	Flügelunterkiefernaht; Sehnenstreifen zwischen Hamulus pterygoideus und Unterkiefer; bei stark atrophiertem Alveolarfortsatz im UK und maximaler Mundöffnung entsteht an der Ansatzstelle der R. p. das Tuberculum alveolare mandibulae; siehe auch: Plica pterygomandibularis
Rarefikation	Knochenabbau, Resorption von Knochengewebe
Rarefikation des Alveolarkammes	Höhenabbau des Alveolarkammes, funktions- oder altersbedingt
re..., Re...	Vorsilbe mit der Bedeutung „zurück, wieder, noch einmal"
Reaktion	Gegenwirkung, Rückwirkung, ausgelöste Wirkung
reaktionslos	keine Gegenwirkung hervorrufend
Reaktivator	der Berliner Reaktivator, entwickelt 1985, zählt zu den kieferorthopädischen Doppelplattensystemen; er besteht aus einer stark reduzierten Oberkiefer-Plattenbasis mit frontalem Aufbiss und einem kleinen Lingualschild, das dem Unterkieferkamm lingual anliegt. Lingualschild und OK-Plattenbasis sind durch einen 1,2 mm starken Draht fest verbunden
reaktivieren	wieder in Tätigkeit setzen
Reanimation	Wiederbelebung; Wiederherstellung von Atmung und Blutzirkulation nach Unfall, Schock
Rebasierung	zahntechn. Leistung, Neuerfertigung einer ganzen Gaumenbasis einer totalen Oberkieferprothese
Recall-System	Rückrufsystem für Patienten, die in bestimmten Zeitabständen zur Behandlung aufgefordert werden
Recessus	Winkel, Nische, Ausbuchtung, Grube
Recessus pharyngeus	seitliche Nische des Nasenrachenraumes hinter der Ohrtrompete; Verbindungsgang zwischen Mittelohr und Nasenrachenraum zur Lüftung der Paukenhöhle

Recessus sphenoethmoidalis

Recessus spheno-ethmoidalis	Bucht der Nasenhöhle zwischen Siebbein und Vorderfläche des Keilbeinkörpers
Rectum	Mastdarm
recurrens	zurücklaufend
Reduktion	in der Chemie: Wegnahme von Sauerstoff oder Anlagerung von Wasserstoff
redundant	überreichlich, überflüssig
Redundanz	Überschuss an Worten über das zur Übermittlung einer Information notwendige Mindestmaß
redundanzfrei	frei von überflüssigen bzw. weitschweifigen Erklärungen, z. B. innerhalb der Definitionen eines Fremdwörterbuches
reduzieren	verkleinern, zurückziehen, zurückführen, verringern
referieren	Bericht erstatten
reflektieren	zurückwerfen, zurückstrahlen
Reflex	unwillkürliche Bewegung auf einen Nervenreiz, z. B. Muskelkontraktion
Reflexion	Spiegelung von Strahlung (Licht, Schall)
refraktär	unempfindlich, nicht beeinflussbar; auch resistent = widerstandsfähig
Regeneration	Wiederherstellung, z. B. Heilungsprozess
regenerativ	erneuernd
regenerieren	wiederherstellen
Regio	Gegend, Gebiet; in der Anatomie für Körpergegend
Regio buccalis	Wangengegend
Regiones faciei	die topographischen Felder des Gesichtes
Regio mentalis	Kinngegend
regionär	einen bestimmten Körperabschnitt oder Körperteilbezirk betreffend
Regio nasalis	Nasenfeld, Nasengegend
Regio oralis	Gebiet um die Mundspalte
Registrat	Wachsschlüssel, intermaxillärer Wachsindex; zentrisches Registrat = Registrieren der terminalen Scharnierachsenposition mittels Wachsplatte und Überprüfung der Modellmontage mit dem Kontrollsockel (Split cast); Positionsregistrate des Unterkiefers bei Exkursionsbewegungen zu diagnostischen Zwecken: Protrusions-, Rechtslateral- und Linkslateralregistrate; mit diesen intraoralen

	Wachsregistraten werden die teilweise (halbjustier-baren) Artikulatoren programmiert
Registrierung	Festlegung der Scharnierachsenposition; man unter scheidet eine arbiträre und eine exakte Registrierung
Regression	Rückbildung von krankhaften Veränderungen oder Krankheitssymptomen, auch Regredienz; Gegenteil: Progredienz
regressiv	rückläufig, zurückgehend, sich zurückbildend, in Rückbildung begriffen
Regulation	Steuerung, Ausgleich
regulieren	regeln, ordnen, begradigen
Regulierung	Begradigung, z. B. eines Flusslaufes; im Volksmund auch gebraucht für ein kieferothopädisches Gerät
Rehabilitation	Wiederherstellung; orale R. = Wiederherstellung des stomatognathen Systems
Reimplantation	Wiedereinpflanzung; siehe auch Replantation
Reinfektion	Wiederinfektion
rekapitulieren	wiederholen, zusammenfassen
rekonstruieren	den alten Zustand wieder herstellen
Rekonstruktion	Nachbildung, Wiederaufbau, Wiederherstellung; in der Zahntechnik z. B. die Wiederherstellung einer unterbrochenen Zahnreihe zu einem geschlossenen Zahnbogen
Rekonvaleszent	Genesender
Rekonvaleszenz	Genesung
Rekristallisation	Weichglühen nach Kaltverformung eines Metalles, Neuorientierung deformierter Kristalle
rektal	den Mastdarm betreffend
Relation	Verhältnis, Beziehung
Relation, zentrale	richtiger: Terminale Scharnierachsenposition; siehe dort
relativ	verhältnismäßig
relax (engl.)	mäßigen, entspannen, zerstreuen, lockern
Relaxierungsschienen	Schienen zur Vorbehandlung des funktionsgestörten Kauorgans; sie sollen okklusale Interferenzen ausschalten, dadurch eine Entspannung der Kau-muskulatur einleiten und dysfunktionelle Muskelkräfte verringern; ihre Funktion: frontaler Aufbiss im Ober-kiefer, so daß die Seitenzähne bei allen Exkursions-bewegungen diskludieren; Bruxismus und andere

Remineralisierung

	parafunktionell-exzentrische Bewegungen werden nach und nach abgebaut
Remineralisierung	ein minimaler Schmelzschaden kann durch den Speichel in einem langsamen Prozeß wiederverkalkt, d. h. remineralisiert werden, wenn die Pausen zwischen den kariogenen Mahlzeiten lang genug sind (HOLZINGER)
Remission	lat. remittere, remissum = zurückgehen lassen, nachlassen; Plural = Remissionen; Rückgang von Krankheitserscheinungen; meist im Sinne von: vorübergehendes Nachlassen bzw. Abklingen
Remontage	erneutes Einsetzen in den Artikulator zur Kontrolle und okklusalen Korrektur der fertiggestellten prothetischen Arbeit; siehe auch bei: Remontieren
Remontieren	durch den Remontagevorgang wird die Position aller Zähne des Ober- und Unterkiefers und der okklusal noch nicht ausgearbeiteten Gussobjekte festgehalten; Matrizen aus Kaltpolymerisat für Ober- und Unterkiefer, Remontagemodelle, zentrisches Registrat und die Gesichtsbogenüber-tragung dienen dazu, die rohen Gussteile erneut in den Artikulator zu setzen; findet Anwendung bei großen Rehabilitationen, Wiederaufbau von Stützzonen, bei Neueinstellung der IKP; auch als Remounting bezeichnet, von to mount (engl.) = montieren
Ren	Niere; Plural = Renes
renal	von den Nieren ausgehend
Ren mobilis	Wanderniere
Reokkludieren	Zurücksetzen eines Zahnersatzes nach seiner Fertig-stellung in den Artikulator zwecks letzter Okklusionskontrolle vor dem definitiven Eingliedern, z. B. das Reokkludieren von Totalprothesen, um polymerisationsbedingte Veränderungen in der Zentrik zu korrigieren sowie alle Exkursions-bewegungen einzuschleifen
reorganisieren	neugestalten, umbilden
repetieren	wiederholen
Repetition	Wiederholung
Replantation	Wiedereinpflanzung, z. B. eines Zahnes
reponieren	zurückbringen, zurücklegen, zurücksetzen; in der

	Zahntechnik: eine Krone oder ein Konstruktionselement oder einen Abdruckpfosten in der Implantatprothetik in die Abformung reponieren, bevor diese mit Gips ausgegossen wird; in der Medizin: ein verrenktes (ausgekugeltes) Gelenk wieder einrenken
reproduzieren	nachbilden; in der Prothetik = reproduzierte Mundsituation (Zahnstümpfe) auf dem Gipsmodell
Resektion	Ausschneidung, Abtragung, z. B. Wurzelspitzenresektion = apikale Wurzelamputation
Resektionsprothese	Ersatz der durch eine Oberkieferresektion verlorengegangenen Kiefer- und Gewebspartien; durch die nicht mehr vorhandene Trennung von Mund-, Kiefer- und Nasenhöhle ist es notwendig, nach Resektion des Oberkiefers den Ersatz baldmöglichst einzugliedern, damit Sprachfunktion und Nahrungsaufnahme wieder sichergestellt werden
Reservoir	Sammelbecken; Schmelzreservoir in Form eines dicken Gusskanals, Verteilerkanals oder verlorenen Kopfes, um den Volumenschwund bei Dental-Gusslegierungen auszugleichen
resezieren	herausschneiden, wegschneiden, abschneiden, eine Resektion vornehmen
Resilienz	Nachgiebigkeit der Schleimhaut; die Fähigkeit eines gedehnten oder gepressten Gewebes, in die ursprüngliche Form zurück zu kehren
Resilienzspielraum	eine primär rein schleimhautgetragene Cover-denture-Prothese wird den Resilienzspielraum von ca. 0,3 mm zwischen Primär- und Sekundärteleskop bei Belastung der Totalprothese reduzieren und bei beginnender Entlastung der Prothese diese in ihre Ausgangslage zurück bewegen
Resilienzteleskop	1. Teleskopkrone nach Prof. K. M. Lehmann/Marburg mit spezieller Indikation im stark reduzierten Restgebiss und Einzelzahnstatus auf einer Kieferseite 2. Teleskopkrone nach Prof. M. Hofmann/Erlangen für teleskopierende Totalprothesen, so genannte Cover-denture-Prothesen
resistent	widerstandfähig; auch refraktär = unempfindlich
Resistenz	Widerstandsfähigkeit
Resonanz	Mitschwingen, Widerhall
resorbieren	aufsaugen, aufnehmen, einsaugen

Resorption

Resorption	Aufsaugung; R. einer Zahnwurzel = physiologische Auflösung der Zahnwurzel bei Milchzähnen vor dem Zahnwechsel
Respiration	Atmung
respiratorisch	die Atmung betreffend
respirieren	atmen, einatmen
Restauration	Wiederherstellung früherer Zustände
restaurieren	wiederherstellen, z. B. restaurative bzw. konservierende Zahnheilkunde
restituieren	wiedereinsetzen
Restitution	Wiederherstellung, Wiedereinsetzung
Restriktion	Einschränkung, Vorbehalt; in der Medizin z. B. die Einschränkung des Atemvolumens als Folge einer Lungenerkrankung
restriktiv	einschränkend, einengend
retard, retardieren	hemmen, verlangsamen, verzögern; Zusatzbezeichnung bei Arzneimitteln, deren Wirkstoffe verzögert freigesetzt werden
Retention	Zurückhaltung; in der Prothetik Haltevorrichtung an Zahnersatz oder Retentionsgebiet in der Klammertechnik = Infrawölbung am Klammerzahn; in der Zahnheilkunde = wenn ein Zahn über die eigentliche Durchbruchszeit im Kiefer festgehalten wird = Retinierte Zähne
retentiv	durch mechanische Wirkung (Reibung) haftend
retikulär	netzförmig
Reticulum	Netzwerk
Retina	Netzhaut des Auges
retinieren	zurückhalten; z. B. ein retinierter Zahn, wie es beim oberen Weisheitszahn häufig vorkommt, der aus Platzmangel nicht durchgebrochen und im Inneren des Kieferknochens zurückgehalten bzw. verlagert ist
retrahieren	zurückziehen
Retraktion	Zurückziehung, Schrumpfung, Verkürzung, z. B. Gingivalrandretraktion
retral	zurückziehen, -bringen, -holen
Retrale Kontaktposition	RKP, der Unterkiefer läßt sich aus der Habituellen Interkuspidation noch ca. 1 mm nach rückwärts (retral) ziehen oder schieben mit Zahnkontakt im

Seitenzahnbereich; die Okklusion in Terminaler Scharnierachsenposition; auch Retrudierte Kontaktposition oder Terminale Kontaktposition; früher: Zentrische oder Zentrale Relation, Zentrik

retro..., Retro... — Vorsilbe mit der Bedeutung „hinten, hinter, rückwärts, zurück"

Retrognathie, mandibuläre — siehe Distalbiss

retrograd — rückläufig, rückwirkend, gegenläufig

retromandibulär — hinter dem Unterkiefer liegend oder lokalisiert

retromaxillär — hinter dem Oberkiefer liegend oder lokalisiert

Retromolaren — siehe Paramolaren oder Distomolaren

retromolaris, -e — hinter den Molaren

retromylohyoidal — hinter der Mundbodenleiste gelegen; retromolare Region zur Ausdehnung retromolarer Prothesenflügel am unteren Totalersatz (JÜDE)

retronasal — hinter der Nase, im Nasenrachenraum liegend oder lokalisiert

retrudieren — zurückstoßen, zurücktreiben, z. B. in der Kieferorthopädie: Zähne durch Federn zurückbewegen

retrudierte Kontakte — Okklusionskontakte entsprechend MODU-Regel; bei 80 bis 90 % aller bezahnten Patienten anzutreffen und durch eine Dorsalbewegung des Unterkiefers (Retrusion) zu erreichen, wobei die Habituelle Interkuspidation verlorengeht; gelten dann als physiologisch, wenn sie
a) bilateral synchron auftreten und
b) mindestens auf je drei Antagonistenpaare pro Kieferseite auftreffen

Retrusion — die Bewegung des Unterkiefers, bei der sich beide Kondylen gleichzeitig nach dorsal bewegen; retrudere = zurücktreiben; Rückwärtsbewegung

Retrusionsfacetten — Höckergleitbahnen im Seitenzahnbereich, auf denen die Zahnreihen bei Rückführung des Unterkiefers von der IKP bis in die Retrale Kontaktposition bzw. aus der RKP in die IKP gleiten; alle nach distal geneigten Facetten im UK und alle nach mesial geneigten im OK; älterer Begriff: Retropulsionsfacetten; siehe auch: Protrusionsfacettenwegung

reversibel — umkehrbar; Gegensatz: irreversibel

rezent — frisch

Rezept

Rezept	schriftliche Anweisung des Arztes an die Apotheke zur Abgabe bzw. Herstellung von Medikamenten
rezeptiv	aufnehmend
Rezeptoren	Sinneszellen, spezielle Nervenzellen; sie dienen der Wahrnehmung ganz bestimmter Reize aus dem Körperinneren und der Umwelt und informieren das Gehirn
Rezession	Rückgang (z. B. des wirtschaftlichen Wachstums)
rezessiv	zurücktreten, zurückweichen, unterdrückt
Rezidiv	Rückfall; Wiederauftreten einer überstandenen Krankheit, z. B. einer Gebissanomalie nach Behandlungsabschluss
rezidivieren	wiederkehren
reziprok	wechselseitig
rezitieren	vortragen
Rhagaden	Risse, Schrunden; auch an der Lippe auftretende oberflächliche Einrisse
Rheumatismus	Gelenk- oder Muskelschmerzen
Rhinitis	Nasenschleimhautentzündung
rhinogen	von der Nase ausgehend
Rhinologie	Nasenheilkunde
Richmond-Kappe	gelötete Ring-Deckel-Stift-Kappe; 1878 vom Amerikaner C. M. RICHMOND entwickelt und bis ca. 1970 als Einzelkrone und Brückenanker bei Wurzelresten angewendet
ridge-lapping (engl.)	Kieferkamm überlappend; siehe dazu bei: Bellini-Schürze
rigide	starr, nicht resilierend
Rima	Spalt, Spalte, Ritze; z. B. Rima glottis = Stimmritze
Rima oris	Mundspalte
Rima palpebrarum	Lidspalte zwischen den Rändern des oberen und unteren Augenlides
Rimlock-Löffel	unperforierte und mit Randwülsten und Gaumenretentionen versehene metallische Abformlöffel; die geringe Fließfähigkeit der Alginate kann nur mit Druckanwendung in alle Unebenheiten der abzuformenden Bereiche unter Verwendung glatt wandiger und stabiler Metall-Abformlöffel gelangen; großperforierte und Einweg-Kunststoff-Löffel sind dagegen instabil

RKP	Abkürzung für: Retrale Kontaktposition (siehe dort)
RME	Abkürzung für Raphe-Median-Ebene (siehe auch dort); sie ist die Bezugsebene bei der Bestimmung der transversalen Werte bei dreidimensionalen Modellanalysen und der Bestimmung der Oberkiefer- und Unterkiefermitte in der Kieferorthopädie
Roborans	auch Roborantia oder Roboranzien; lat. roborare = stärken, kräftigen; Stärkungs- und Kräftigungsmittel
roborieren	kräftigend, stärkend; eine roborierende therapeutische Maßnahme ist z. B., einem Patienten zur Stärkung des Immunsystems, besonders nach längerer Krankheit, eine Vitamin- und Spurenelemente-Kombination zu verschreiben
rodens	lat. rodo = benagen, anfressen
Rodentia	Nagetiertyp; walzenförmiges Caput mandibulae in sagittaler Stellung, daher Sagittalbewegungen des Unterkiefers
ROM	Read Only Memory: Dieser Speichertyp, auch Festspeicher genannt, enthält Informationen, die nur gelesen werden können
rostral	im Körper nach vorne gelegen
Rostrum	Schnabel
Rostrum sphenoidale	Keilbeinschnabel, Knochenleiste an der Vorderfläche des Keilbeinkörpers
Rotation	Drehung
Rotationsschutz	siehe dazu bei: Hexagon
rotundus, -a, -um	rund
Rp.	auf Rezepten = recipe = nimm! (Einleitungsformel auf allen Rezepten)
ruber, -ra, -rum	rot
Rubor	klinisch = Entzündung, entzündliche Hautrötung
Rudiment	verkümmerter Rest
rudimentär	verkümmert, nicht ausgebildet
rudimentäre Zähne	nicht ausgebildete, meist überzählige Zähne
Rugae	Falten
Rugae palatinae	alte Bezeichnung für Gaumenfalten; richtiger: Plicae palatinae transversae
Ruhelage	alte Bez.: Ruheschwebelage; unbewußte Abstandhaltung des Unterkiefers zum Oberkiefer bei

Ruminantia

	aufrechter Kopf- und Körperhaltung. Dabei besteht keine Okklusion; siehe auch: Freeway-space und Interokklusalabstand
Ruminantia	Wiederkäuer oder Herbivor = Pflanzenfresser; Nahrung wird bei den Transversalbewegungen zerrieben, Gelenkkopf und Gelenkpfanne sind abgeflacht
Rumor	in der Medizin: ein Körpergeräusch; aus lat. rumor = dumpfes Geräusch
Rundbiss	Vier-Phasen-Rundbiss nach Gysi; er unterschied vier Phasen der Unterkieferbewegungen beim Kauablauf: a) Mundöffnung, b) Seitwärtsbewegung nach der Seite, die Arbeitsseite werden soll, c) Schließen in Seitbissstellung, d) Zurückgleiten in die Schlussbissstellung, heute: in die maximale Interkuspidation
Ruptur	in der Medizin: spontane, traumatische Zerreißung eines Gefäßes oder eines Gewebes

Raum für persönliche Ergänzungen

Raum für persönliche Ergänzungen

Raum für persönliche Ergänzungen

Saccharum	Zucker
Sacculus	Säckchen
Saccus	Sack
Saccus lacrimalis	Tränensack
sacrum	heilig, groß
Sagitta	der Pfeil
sagittal	in Pfeilrichtung; von vorn nach hinten; Sutura sagittalis = Pfeilnaht; Verbindungsnaht der beiden Scheitelbeine
Sagittalabstand	sagittaler Abstand der oberen Frontzähne zu den unteren Frontzähnen in der Totalprothetik; siehe auch bei: Overjet
Sagittalebene	eine von drei Hauptebenen des menschlichen Körpers, senkrecht genau durch die Körpermitte verlaufend; auch als Medianebene oder Mediansagittalebene (MSE) bezeichnet; außerdem noch eine Frontal- und eine Horizontalebene
Sagittalstufe	auch Sagittalabstand; horizontaler und vertikaler Frontzahnüber- und -vorbiss in der Totalprothetik; siehe auch: Overjet und Overbite
sakral	das Kreuzbein betreffend
Saliva	der Speichel
salivalis	zum Speichel gehörend
Sanduhr	Zeichen auf dem Bildschirm des PC, wenn der Rechner arbeitet und der Benutzer warten muss; anschließend nimmt der Cursor seine bisherige Form wieder an, d.h. meist die Pfeilform außerhalb und den blinkenden senkrechten Strich innerhalb der Arbeitsfläche

sanguinolent

sanguinolent	blutig
Sanguis	das Blut
sanieren	heilen
Sanierung	die Heilung
sanitär	auf das Gesundheitswesen bezüglich
Saphirbrackets	siehe dazu bei: Bracket
Sarkom	vom Bindegewebe ausgehende bösartige Geschwulst in der Mundhöhle
sarkomatös	auf Sarkomatose beruhend, sarkomartig verändert
sattelfern	vom Prothesensattel entfernt gelegene parodontale Abstützung, dadurch statisch vorteilhafte indirekte Verlängerung des Freiendsattels
saturieren	sättigen
Saturnismus	Bleivergiftung
Scaler (engl.)	in der Zahnheilkunde ein scharfkantiges Handinstrument zum Abtragen von Konkrementen an der Zementoberfläche der Zahnwurzel
Scaling (engl.)	scale (engl.) = abschuppen oder ablösen; das subgingivale Scaling ist eine Methode der Zahnsteinentfernung und anschließender Wurzelglättung im parodontal geschädigten Gebiss mit tiefen Zahnfleischtaschen
Scanner	Bildabtaster zur Digitalisierung von Informationen, so dass diese in Computer-Systemen gespeichert und bearbeitet werden können; Scanner auch für die Computertomographie in Medizin und Zahnmedizin; scan (engl.) = absuchen, abtasten
Scapula	Schulterblatt
Scharnierachse	dem Unterkiefer zugeordnete, ortsfeste Drehachse bei Öffnungs- und Schließbewegung des Unterkiefers
Scharnierachse, zentrische	in zentrischer Kondylenposition bestimmte Scharnierachse
Scharnierachsenbahn	dreidimensionale Bewegungsbahn der Scharnierachse im schädelbezogenen Koordinatensystem am Ort der Aufzeichnung
Scharnierachsen-Orbitalebene	Schädelbezugsebene vom Infraorbitalpunkt zu den Scharnierachsenpunkten; mit Hilfe eines Gesichtsbogens mit Orbitalanzeiger oder Glabellastütze und dieser Referenzpunkte wird das Oberkiefermodell in den Artikulator übertragen

schematisch	vereinfacht dargestellt, schablonenhaft
Scherhöcker	die bukkalen oberen und die lingualen unteren Höcker (BO-LU-Höcker) nennt man Scherhöcker, da sie auf ihrem Weg in die IKP eng an den antagonistischen Stampfhöckern vorbei die Speisen in Stücke schneiden und zerteilen; auch als nichttragende bzw. nichtzentrische Höcker bezeichnet, die nur eine Scherfunktion ausüben und gleichzeitig Lippen, Wangen und Zunge von den Kauflächen fernhalten; Gegenteil: siehe bei zentrische Höcker
Schizodontie	Zwillingszähne
Schizophrenie	Bewusstseinsspaltung
Schlotterkamm	darunter versteht man einen zahnlosen Kieferab-schnitt, dessen Knochengerüst geschwunden und durch ein Bindegewebspolster ersetzt ist; den stark ausgebildeten Schlotterkamm findet man nur im frontalen Oberkiefer; primäre Entstehungsursache ist immer eine Überbelastung durch eine Prothese; wird eine obere Totalprothese durch ein anteriores Restgebiss im Unterkiefer belastet, dessen fehlende Kaueinheiten prothetisch nicht ersetzt sind, kommt es zu einer übermäßigen frontalen Belastung der Oberkieferprothese und damit zu verstärkter Kieferknochenatrophie, die durch ein Bindegewebspolster ersetzt wird
Schlussbissstellung	siehe dazu bei: Interkuspidation, habituelle
Schneidezahnführung	siehe dazu: Inzisalführung
Schneidezahn-führungsstift	siehe dazu: Inzisalstift
Schneidezahn-führungsteller	siehe dazu: Inzisalteller
Schneidezahn-führungstisch	siehe dazu: Inzisalteller
Schneidezahn-führungswinkel	Winkel, den der Gleitweg der unteren Schneide-zähne mit der Okklusionsebene bildet (nach Prof. U. Lotzmann)
Schneidezahnkreuz	Kreuzung von Mittellinie und Lippenschlusslinie; Kreuzungspunkt = Inzisalpunkt
Schneidezahnzeiger	siehe dazu: Inzisalzeiger
Sechsjahrmolar	Durchbruch der ersten bleibenden Molaren im

secundus, -a, -um

	sechsten Lebensjahr, zuerst die unteren ersten Molaren, dann kurz darauf die oberen ersten Molaren
secundus, -a, -um	zweiter, zweite
sedativ	beruhigend
Sedativa	Beruhigungsmittel
Sediment	Bodensatz, Niederschlag
sedimentär	durch Ablagerung entstanden
Segment	Abschnitt
Sekret	Drüsenabsonderung
Sekretion	Absonderung, Ausscheidung von Drüsenflüssigkeiten
sekretorisch	auf die Sekretion bezüglich
Sektion	Leichenöffnung
sekundär	zweitrangig, an zweiter Stelle
Sekundärdentin	Dentin, das physiologisch während der Funktionsphase des Zahnes entsteht, also nach Abschluss des Wurzelwachstums, mit leicht bräunlicher Farbe; siehe auch Primärdentin und Tertiärdentin
Sekundärkaries	erneuter kariöser Defekt am Füllungsrand infolge mangelhafter Primärversorgung
Sekundärkonstruktion	siehe dazu bei: Suprakonstruktion
Selektion	Auslese
selektiv	auswählend
Sella turcica	Türkensattel; er liegt über der Keilbeinhöhle und enthält die Hypophyse
semi..., Semi...	Vorsilbe mit der Bedeutung „halb-, zur Hälfte"
semilunar	halbmondförmig
semipermeabei	halbdurchlässig, einseitig durchlässig
senil	greisenhaft, altersschwach
Senilität	Altersschwäche
Senium	Greisenalter
Sensation	Sinneswahrnehmung, Empfindung, z. B. Schmerzsensation; auch ein aufsehenerregendes Ereignis
sensationell	aufsehenerregend
sensibel	empfindsam, empfindend
sensibilisieren	empfindlich machen
Sensibilität	Feinfühligkeit
sensorisch	auf Sinneswahrnehmungen bezüglich

Sensorium	Bewusstsein, Empfindungsvermögen
sensuell	sinnlich wahrnehmbar, die Sinnesorgane betreffend
separabel	trennbar
Separanda	Arzneimittel, die unter Verschluss aufzubewahren sind
separat	abgesondert
Separation	Trennung, Absonderung
separieren	trennen; in der konservierenden Zahnheilkunde: das Separieren = das Auseinanderdrängen der Zähne mittels konfektioneller Separatoren durch Keil- oder Schraubenwirkung zwecks Herstellung funktionstüchtiger Kontaktpunkte sowie zur Feststellung zweifelhafter Kontaktkaries; diese Separation ist reversibel
Sepsis	Blutvergiftung
septisch	die Sepsis betreffend, nicht keimfrei; Gegensatz: aseptisch
Septum	Scheidewand, Zwischenwand, die benachbarte anatomische Strukturen voneinander trennt
Septa interalveolaria	Alveolarsepten, Knochenkämme zwischen den Alveolen (Zahnfächern) des Ober- und Unterkiefers
Septa interradicularia	Knochenwände zwischen den Wurzeln eines Zahnes
Septum nasi osseum	knöcherne Nasenscheidewand; sie wird teilweise gebildet vom Vomer = Pflugscharbein
Sequester	abgestorbenes, vom gesunden Gewebe demarkiertes Organstück
serös	aus Serum bestehend; dünnflüssig
Serologie	Lehre von den Eigenschaften der Seren
Serom	Ansammlung einer serösen Flüssigkeit, z. B. in Narben und Wunden, gelegentlich nach operativen Eingriffen vorkommend
serotinus, -a, -um	zu spät kommend; Dens serotinus = Weisheitszahn
Serum	Blutserum; nicht gerinnbare Blutflüssigkeit
Server (engl.)	ein Computer oder ein Programm mit zentralen Aufgaben in einem Netzwerk. Ein E-Mail-Server erledigt z. B. die Versendung und den Empfang von elektronischer Post
Set-up (engl.)	set up (engl.) = aufstellen, errichten; in der Zahntechnik eine Bezeichnung für eine in Wachs aufgebaute Zahnreihe vor einer prothetischen Versorgung, z. B. auch vor Implantationen, um die

	Implantatposition im Alveolarkamm zu bestimmen bzw. aus dem Set-up eine präoperativ hergestellte Bohrschablone aus Kunststoff zur Parallelisierung der Implantate zu fertigen; siehe auch bei: „Wax-up"
sezernieren	absondern
Sezieren	Leichenöffnung zwecks Feststellung der Todesursache
Sharpeysche Fasern	Bindegewebsfasern, die vom Wurzelzement in die Alveoleninnencortikalis ziehen; auch Fibrae dento-alveolares genannt; diese derben kollagenen Haltefasern, die bei Zugbeanspruchung gestrafft werden, dienen der elastischen Aufhängung des Zahnes in seiner Alveole; auch Desmodontalfasern
shock-heat (engl.)	in der Zahntechnik: Shock-Heat-Massen, siehe auch bei: high speed
shot peening (engl.)	Kugelstrahlen mit Glasperlen, sog. Ballotinis; Verfahren zur Oberflächenbearbeitung dentaler Legierungen als alternatives Oberflächenbearbeitungsverfahren zur Hochglanzpolitur; Glättung und Verdichtung der Oberfläche ohne wesentlichen Materialabtrag, kleine Poren und Risse werden zugehämmert
siccus, -a, -um	trocken; Gangräna sicca = trockene Form eines Gangräns der Pulpa
Side shift (engl.)	seitliches, räumliches Versetzen des Unterkiefers während der Lateralbewegung; siehe auch bei: Bennett-Bewegung und Immediate side shift
Sigmatismus	fehlerhafte Aussprache des Buchstabens S, u. a. auch bedingt durch Stellungsanomalie der Zähne
Silanisieren	Aufbringen eines sogenannten Haftsilans auf eine oxidische, im Regelfall silikatische Oberfläche zur Verbesserung der Kunststoff-Haftung auf Metall. Als Haftsilane dienen funktionalisierte Alkoxysilane bzw. deren Hydrolysate, die durch Reaktionen mit den Oberflächengruppen des Oxids und dem Kunststoff zu einer chemischen Bindung zwischen Oxid (am wirksamsten zu SiO_2) und Kunststoff führen
Silikatisieren	im Dentalbereich als Verfahren zur Oberflächenbeschichtung von Metall-Legierungen mit einem Silikat (SiO_2-haltige Stoffe); heute bekannt als Silicoater-Verfahren. Durch nachfolgendes Silanisieren entsteht ein festhaftender Verbund zu Kunststoff

Silikose	Staublungenerkrankung, auch „Steinstaub-lunge", durch eingeatmeten kieselsäurehaltigen Staub verursachte Erkrankung
Simonsche Senkrechte	geht vom Orbitalpunkt senkrecht nach unten und trifft bei regelmäßigem Gebiss das mittlere Drittel des oberen Eckzahnes; auch Simons-Orbital-Eckzahngesetz oder Simonsche Orbitale genannt
simplex	einfach
simulieren	eine Krankheit vortäuschen
simultan	gleichzeitig, gemeinsam
Singular	Einzahl; Mehrzahl = Plural
singularis	einzeln
sinister, -ra, -rum	der, die, das linke; links
Sintern	„Zusammenbacken" feiner Metallmehle bei hohen Temperaturen; Hartmetall ist ein Sintermetall
Sinus	1. Höhle, Hohlraum, Nebenhöhle; 2. Ausbuchtung, Erweiterung der Blutleiter, erweiterte Stelle eines Kanals
Sinus cavernosus	Hirnsinus, schwammiger Venenraum auf beiden Seiten des Keilbeins, in ihm liegen mehrere Hirnnerven
Sinus frontalis	Stirnhöhle
Sinus maxillaris	Oberkieferhöhle; siehe auch: Antrum
Sinus paranasales	Nasennebenhöhlen
Sinus sphenoidalis	paarige Keilbeinhöhle
Sinusitis maxillaris	Kieferhöhlenentzündung
sistieren	aussetzen, unterbrechen
Situation	Lage, Zustand
Skalpell	chirurgisches Operationsmesser mit verschieden geformter feststehender Klinge; in der Zahntechnik verwendet bei vielen Arbeitstechniken, wie z. B. Modellieren von Einstückgussprothesen
Skelett	Gerippe, Knochengerippe; Entwurf
Sklerose	Verhärtung, Verkalkung
sklerotisch	verhärtet
Skorbut	Vitamin-C-Mangelkrankheit; Avitaminose, die sich in Zahnfleischbluten, Skelettveränderungen und in einer erhöhten Infektionsanfälligkeit äußert
Slice-cut (engl.)	Scheibenschnitt, Scheibenschliff; Präparations-technik im Approximalraum von Prämolaren und Molaren zur Aufnahme einer Gußfüllung; 1907 von

Slide in centric (engl.)

	M. I. Rhein angegeben; bereits seit 1891 die Kasten-präparation nach Black für Gussfüllungen im Seiten-zahnbereich mit approximalen Füllungsanteilen bekannt
Slide in centric (engl.)	Gleiten in die Zentrik; das Gleiten des Unterkiefers aus der RKP in die IKP; siehe auch: long centric
Slot (engl.)	Schlitz; siehe dazu bei: Bracketslots
Smog	Wortverbindung aus smoke (engl.) = Rauch und fog (engl.) = Nebel; Entstehung von Smog durch Abgase, Nebel und Staub bei gestörtem Luftaus-tausch durch tiefliegende Kaltluftschichten; SO_2-, CO- und CO_2-Anreicherung der Atemluft
SMS	Short Message Service = Kurznachrichtendienst bei Mobiltelefonen. Die Kurzmitteilungen dürfen maximal 160 Zeichen lang sein und lassen sich von jedem modernen Mobiltelefon an andere Handys, E-Mail-Boxen oder Fax-Geräte versenden und fast alle Handys können SMS empfangen
Software (engl.)	Sammelbezeichnung für Computer-Programme, EDV-Kürzel = SW; siehe auch: Hardware
Sol	fließfähiger Zustand von Hydrokolloid-Abform-material und Dubliermasse; bei Abkühlung auf ca. 45 bis 37° C Übergang in einen elastischen Gelzustand; siehe auch: Gel
solidus, -a, -um	fest
Soliduspunkt	untere Begrenzung des Schmelzintervalls, bei der die Erstarrung der Schmelze abgeschlossen ist bzw. beim Schmelzen die Legierung in den breiartig-teigi-gen Zustand übergeht; siehe auch bei: Liquiduspunkt
solitär	vereinzelt; solitarius (lat.) = einzeln
Solum	Boden
solutus, -a, -um	gelöst
Solv.	auf Rezepten = Solve, löse auf!
somatisch	körperlich, den Körper betreffend, auf den Körper bezogen
Somatologie	Lehre vom menschlichen Körper
somnambul	schlafwandlerisch
Somnambulismus	Schlafwandeln
Sonographie	Ortung und Aufzeichnung krankhafter Veränderungen im Organismus mit Hilfe von Ultraschall-wellen nach dem Echolotprinzip

sonor	klangkräftig, volltönend
Soor	grauweißer Belag der Mundschleimhaut, vorwiegend bei Säuglingen, auch bei Erwachsenen mit geringen Abwehrkräften; Mehlmund, Hefepilzinfektion; auch Soormykose
Spacer (engl.)	Platzhalter; Metall- oder Kunststoffteil, das zwei Komponenten trennt, z. B. bei prothetischen Hilfsteilen und in der Klebetechnik, auch gebraucht für den Stumpflack in der Kronen- und Brückentechnik
Spasmus	Krampf
spastisch	krampfartig
Spatium	Raum, Zwischenraum
Spatium articulare inferius	unterer Gelenkspalt; der Gelenkraum des Kiefergelenks wird durch den Discus articularis in einen oberen und einen unteren Gelenkspalt aufgeteilt
Spatium articulare superius	oberer Gelenkspalt; siehe auch: Spatium articulare inferius
Spatium interdentale	Interdentalraum
speed (engl.)	Geschwindigkeit, Schnelligkeit, Eile; Speed-Massen in der Zahntechnik: siehe auch bei: high speed
Spee-Kurve	auch sagittale Okklusionskurve; von SPEE (Ferdinand Graf, Kieler Anatom, 1855-1937) bezeichnete die von mesial nach distal ansteigende Höckerverbindungslinie der Zähne als Verschiebungsbahn des Unterkiefers und nahm an, dass diese Okklusionskurve der geschlossenen Zahnreihen im eugnathen Gebiß, mit einem Mittelpunkt in der Augenhöhle, die vordere Fläche des Kondylus berührt. SPEE glaubte, dass bei Vorschubbewegung des Unterkiefers sich Kondylus und Zähne auf demselben Kreisbogen bewegen würden, ohne den Kontakt zueinander zu verlieren. Tatsächlich ist diese Kurve flacher, so dass bei Vorschubbewegung des Unterkiefers der Kontakt im Molarenbereich verlorengeht.
Speicher	als Arbeitsspeicher (RAM = random access memory) steht er dem Anwender im PC zur Verfügung für Programme und Daten; als Festspeicher (ROM = read only memory) enthält er Informationen, die fest eingespeichert sind und die der Anwender nicht ändern kann, die also nur gelesen werden können

Spektabilität

Spektabilität	Titel für den Dekan einer Hochschule
spezifisch	kennzeichnend, eigentümlich
Spezifikum	Heilmittel für eine bestimmte Krankheit
sphäroid	kugelartig; z. B. Articulatio sphaeroidea = Kugel-gelenk, wie z. B. das Schultergelenk, das Bewegungen in jeder Richtung erlaubt
Sphäre	das kugelförmig erscheinende Himmelsgewölbe
sphärisch	kugelförmig, zur Himmelskugel gehörend; die im natürlichen Gebiss vorkommende räumlich gekrümmte interdentale Abrasion an Prämolaren und Molaren führt zu sphärischen approximalen Kontaktbereichen, besonders im Unterkiefer. Die räumlich gekrümmte Abrasion der interproximalen Kontaktflächen lässt die distalen Flächen konvex und die mesialen konkav werden. Für die Entstehung der sphärischen Kontaktflächen wird neben der Kau-funktion auch die große Deformierbarkeit des Unterkiefers verantwortlich gemacht
spheno..., Spheno... (griech.)	Bestimmungswort von Zusammensetzungen mit der Bedeutung „keilförmig"
sphenofrontalis	zum Keilbein und Stirnbein gehörend, z. B. Sutura sphenofrontalis = Schädelnaht zwischen Keilbein und Stirnbein
Sphenoidale	Mittelpunkt der Sella turcica des Keilbeins; Mess-punkt in der Anthropologie
sphenoidalis	keilähnlich, keilförmig, zum Keilbein gehörend
Spina	Dorn, spitzer Knochenvorsprung
Spinae mentales	an der Innenseite des Unterkiefers neben der Median-linie gelegene Knochenvorsprünge = Kinndorne, die paarig angeordnet sind als: zwei Kinnzungenmuskel und zwei Kinnzungenbeinmuskeldorne; früher: Spinae mandibulae
Spinae musculi genioglossi	Kinnzungenmuskeldorne, Ursprung des Musculus genioglossus = Kinnzungenmuskel
Spinae musculi geniohyoidei	Kinnzungenbeinmuskeldorne, Ursprung des Musculus geniohyoideus = Kinnzungenbeinmuskel
Spina nasalis anterior	vorderer Nasendorn
Spina nasalis posterior	hinterer Nasendorn
Spina ossis sphenoidalis	Keilbeindorn
Spina-Porion-Ebene	präzisere Bezeichnung für Campersche Ebene

spinal	zur Wirbelsäule oder zum Rückenmark gehörend
Spinell	1) der Spinell, Einzelname des Minerals $Mg\ Al_2\ D_4$
	2) Gruppenname untereinander unbeschränkt mischbarer Minerale mit der allgemeinen Formel $A\ B_2\ O_4$
	3) in der Zahntechnik: Spinell-Einbettmassen, so genannt für Titaneinbettmassen, in denen Spinelle mit Metallestern eine feuerfeste Verbindung bei Gießtemperaturen erzielen
Spinne	1. einseitige partielle Schaltprothese mit Klammerverankerung ohne Gerüstverbindung zur gegenüberliegenden Zahnbogenseite; Konstruktion muss aus Gründen des Verschluckens abgelehnt werden
	2. Hilfsteil in der Konuskronen- und Frästechnik zum Übertragen mehrerer Innenkoni bzw. Primärkronen vom Meistermodell auf einen Frästeller
Spirillen, Spirochäten	Schraubenbakterien
Splanchnocranium	Gesichtsschädel oder Viszeral- bzw. Eingeweideschädel; siehe auch: Viscerocranium
Split-Cast-Methode	A.G.Lauritzen hat 1964 die Kontrollsockelmethode erstmals unter der Bezeichnung „Split-Cast-Methode" erwähnt; aus dem Englischen wörtlich übersetzt mit: geteilter Guss oder Spalt-Guss; der Kontrollsockel ist immer ein Bestandteil des Oberkiefermodelles und besteht aus Primär- und Sekundärsockel; geringfügige Fehler beim Modelleingipsen oder bei der Artikulatoreinstellung sind zwischen den klar konturierten Flächen beider Sockel erkennbar; mehrere zentrische Registrate durch Splitcast-Probe vergleichbar
spongiös	schwammig
Spongiosa	Schwammmasse des Knochens = Substantia spongiosa, Maschenwerk von Knochenbälkchen
spontan	von selbst ohne äußere Einwirkung erfolgend
Spontanheilung	Heilung ohne ärztliche Maßnahmen
sporadisch	vereinzelt, verstreut
spurius,-a, -um	falsch
Sputum	Auswurf, von lat. sputum = spucken, ausspucken; Gesamtheit der Sekrete der Luftwege sowie der Absonderungen aus dem Nasen-Rachen-Raum
Squama	Schuppe

Squama frontalis

Squama frontalis	Stirnbeinschuppe
Squama occipitalis	Hinterhauptschuppe
Squama temporalis	Schläfenbeinschuppe; richtiger: Pars squamosa
squamosus	zur Schuppe gehörend, schuppenartig
stabil	dauerhaft
Stagnation	Stillstand
stagnieren	stocken, stillstehen
Stampfhöcker	im Oberkiefer die palatinalen und im Unterkiefer die bukkalen Höcker; ihre Aufgabe besteht in der gleichmäßigen Abstützung bei Kieferschluss; auch als zentrische Höcker, tragende oder okkludierende Höcker bezeichnet
Staphylokokken	Traubenbakterien
Statik	Lehre vom Gleichgewicht
stationär	ortsgebunden; auf Krankenhausbehandlung bezogen
statisch	das Gleichgewicht betreffend
Status	Zustand, Lage, Beschaffenheit, auch Zahnstatus eines Restgebisses
Stella	Stern
stellatus	sternförmig
steno..., Steno... (griech.)	Bestimmungswort von Zusammensetzungen mit der Bedeutung „Enge, Beklemmung, Verengung"; z. B. Stenokardie = Herzbeklemmung
Stenose	Verengung von Gängen (z. B. Darm, Ureter) oder einer Kanalöffnung, eines Körperkanals, die angeboren oder erworben sind, z. B. auch Stenose eines Hauptbronchus der Lungen durch einen Fremdkörper oder einen Blutpfropf
stenosierend	sich verengend, einengend
stereo..., Stereo... (griech.)	Bestimmungswort von Zusammensetzungen mit der Bedeutung „räumlich, dreidimensional"
Stereographie	dreidimensionales, räumliches Aufzeichnen der Unterkieferbewegungen; mit diesen intraoralen stereographischen Aufzeichnungen wird der TMJ-Artikulator programmiert
stereotyp	unveränderlich, starr
steril	1. keimfrei; 2. unfruchtbar
Sterilisation	Erzeugung der Keimfreiheit, bakteriologische Entkeimung

Sterilisator	Apparat, in dem Instrumente durch Erhitzen keimfrei gemacht werden; siehe auch bei: Autoklav
sterilisieren	keimfrei machen
Sterilität	Keimfreiheit, Unfruchtbarkeit
sternal	das Brustbein betreffend
Sternum	Brustbein
Stethoskop	medizinisches Hörrohr; heute unerlässliches Hilfsmittel in der Okklusionsdiagnostik
Stillmann-Spalten	schmale Spaltenbildungen der Gingiva durch Rezession des Alveolarfortsatzes besonders der fazialen Lamelle sowie der Gingiva und dadurch freiliegender Zahnwurzelanteile
Stimulans	anregendes Mittel
Stimulation	Reizung
stimulieren	anregen
Stomatitis	Entzündung der Mundschleimhaut
stomatogen	vom Mund ausgehend
stomatognath	Mund und Kiefer betreffend
Stomatognathes System	ist die Einheit der einzelnen Komponenten des Kausystems und deren funktionelle Zusammenhänge; dazu gehören die Zähne und ihre intermaxillären Beziehungen, das parodontale Stützgewebe, die Kaumuskulatur, das Prothesenlager mit seinen harten und weichen Teilen, die Muskulatur der Zunge und des Mundbodens, die Kiefergelenke und mimischen Gesichtsmuskeln sowie die Muskeln, die sich beim Schluckakt und beim Sprechen beteiligen. Diese funktionelleund ästhetische Einheit, auch als Maxillofaziales System bezeichnet, hat die Form einer Pyramide und reicht von einem Ohr zum Sternum bis zum anderen Ohr; auch Orofaziales oder Craniomandibuläres System genannt
Stomatologie	Lehre vom Mund und seinen Krankheiten
Stomodeum	an der pränatalen Entwicklung des Gesichts und der Kiefer sind fünf Gesichtswülste beteiligt: der Stirnwulst und die paarig angelegten Ober- und Unterkieferwülste; diese gruppieren sich um eine zentrale Vertiefung, die „primitive Mundbucht = Stomodeum"
Stops, zentrische	okklusale Kontakte in Habitueller Interkuspidation bzw. Zentrik oder Zentraler Okklusion

Straight-wire-Technik (engl.)

Straight-wire-Technik (engl.)	Gerade-Draht-Technik; gehört in der Kieferorthopädie nicht zur Multibandtechnik, jedoch zu den festsitzenden kieferorthopädischen Geräten. Bei der Straight-wire-Technik (nach Andrews) werden die Brackets mittig auf die klinische Krone geklebt
Stratum	Schicht, Zone
Streamer (engl.)	Streamer sind Bandlaufwerke, die nach dem Prinzip einer Audiokassette arbeiten, jedoch Daten statt Musik speichern. Die magnetische Aufzeichnung gleicht dabei der einer Festplatte. Mit Bandkapazitäten von ca. 8 Gigabyte lässt sich jede Festplatte im PC komplett speichern
Streptokokken	eitererregende Bakterien; auch Kettenkokken genannt
Stressbreaker (engl.)	Stressbrecher, Spannungsbrecher, Kraftbrecher, z. B. bei Teilung einer festsitzenden Brücke mittels Geschiebe (Einsteckauflage), um die natürliche Eigenbeweglichkeit von Pfeilerzähnen im Rahmen der Unterkieferspangenverformung zu erhalten, wie Onlay- und Teilkronenbrücken. Auch bei kombiniert parodontal-implantatgetragenem Zahnersatz dient ein Stressbrecher zum Ausgleich von Beweglichkeitsunterschieden zwischen natürlichen und künstlichen Pfeilern. Ein Stress- oder Spannungsbrecher soll bei großen Mobilitätsunterschieden der Pfeilerzähne grundsätzlich am fester stehenden Pfeiler angebracht werden.
Strg-Taste	Abkürzung für Steuerungstaste auf PC-Tastaturen; bei gleichzeitiger Betätigung einer anderen Taste wird eine zusätzliche Funktion aktiviert; bei Kombination der Strg-Taste mit der Taste >U< erfolgt die Unterstreichung, mit der Taste >K< entsteht Kursivschrift, das gleichzeitige Betätigen der Strg-, der Alt- und der Entf-Taste wird das laufende Programm abgebrochen und ein Warmstart veranlasst
Struma	Kropf, Vergrößerung der Schilddrüse, meist mit Über- oder Unterfunktion der Schilddrüse verbunden
Stuart-Furche	Fissur im mesiopalatinalen Höcker des ersten oberen Molaren mesial der Crista transversa, die aus der Tiefe der zentralen Grube kommt
Stützhöcker	siehe dazu bei: „Stampfhöcker" und „Höcker, zentrische"
Stützstiftregistrierung intraorale	auf eine eingefärbte Registrierplatte zeichnet der Stützstift das typische Bild des Pfeilwinkels,

	wenn der Patient mit seinem Unterkiefer aus der Dorsalstellung heraus Grenzbewegungen nach rechts- und linkslateral durchführt; 1912 von GYSI als extraorale Aufzeichnung des Symphysenbahnwinkels „Pfeilwinkelregistrierung" oder „Gotischer Bogen" genannt, 1949 von McGRANE und GERBER aus Stabilitätsgründen in den Mund verlegt und so die Bezeichnung „intraorale Stützstiftregistrierung"
Stützzonen	antagonistische Beziehungen zwischen Ober- und Unterkiefer (EICHNER, 1955); im vollständigen Gebiss gibt es vier Stützzonen, auf jeder Kieferseite zwei, je eine zwischen antagonistischen Prämolaren und Molaren
styloideus, -a, -um	griffelförmig
sub…, Sub…	Vorsilbe mit der Bedeutung „unter, unterhalb, von unten"
subapikal	unter der Wurzelspitze; siehe dazu auch: endodontisches Implantat
Subcutis	die Unterhaut; auch Tela subcutanae = Unterhautfettgewebe
subgingival	unter dem Zahnfleischsaum befindlich, unterhalb des Zahnfleischrandes verlaufend; verschiedene Präparationsgrenzen (siehe dort) verlaufen subgingival, selten auch supragingival
subjektiv	einseitig; nur für die betreffende Person vorhanden
subkutan	unter der Haut liegend; bei Injektionen: unter die Haut
sublingual	unter der Zunge gelegen
Sublingualbügel	Unterzungenbügel für partielle Prothesen mit anteriorem Restgebiß; im Sprachgebrauch auch als Lingualbügel bezeichnet
Sublingualrolle	bleistiftstarke Rolle aus Abformmaterial zur Abformung der Sublingualtasche bei Extensionsabformung im Unterkiefer
Sublingualtasche	vordere Zungentasche
submental	unter dem Kinn gelegen
submukös	unter der Schleimhaut
Submukosa	unter der Schleimhaut liegendes Bindegewebe
subnasal	unter der Nase
Subnasalpunkt	Bezugspunkt am Gesichtsschädel, liegt am unteren Rand der Nase in der Gesichtsmitte
subperiostal	unter der Knochenhaut liegend

Substantia

Substantia	Substanz, Stoff, Material
Substantia adamantina	ältere Bezeichnung für Enamelum dentis = Zahnschmelz
Substantia cementum	Wurzelzement
Substantia compacta	dichte Knochensubstanz
Substantia eburnea	ältere Bezeichnung für Zahnbein, Dentin
Substantia enamelum	Zahnschmelz, heute: Enamelum dentis
Substantia ossea	richtiger S. cementum = Wurzelzement
Substantia spongiosa	Schwammmasse, Knochenschwammwerk
subsumiert	ein- oder unterordnen; zusammenfassen
Sudor	der Schweiß
suffizient	ausreichend
Suffizienz	Hinlänglichkeit; ausreichende Organfunktion
suggerieren	jemandem etwas einreden
Suggestion	Willensbeeinflussung
sukzessiv	allmählich eintretend
Sulcus	Furche, Rinne
Sulcus gingivae	Zahnfleischfurche, auch Gingivalsulkus, zwischen Zahnfleischsaum und Zahnschmelz gelegen
Sulcus infraorbitalis	Unteraugenhöhlenfurche
Sulcus mentolabialis	Kinnlippenfurche
Sulcus mylohyoideus	Kieferzungenbeinfurche; beginnt am Foramen mandibulae und zieht schräg nach vorn und abwärts, für Blutgefäße und Nerven zum Mundboden
Sulcus nasolabialis	Nasenlippenfurche; siehe auch bei: Nasolabialfalte
Sulcus palatinus major	eine Rinne auf der lateralen Seite der Lamina maxillaris zur Bildung des Canalis palatinus major für den N. palatinus major, dessen untere Öffnung das Foramen palatinum majus ist; früher: Sulcus pterygopalatinus = Flügelgaumenfurche
super..., Super...	Vorsilbe mit der Bedeutung „über, übermäßig, über-hinaus"
superazid	übersäuert, übernormal säurehaltig; siehe auch: hyperazid
superficialis	oberflächlich
superior	oben; der, die, das obere; weiter oben gelegen, Gegensatz: inferior
Supersekretion	Übersekretion; vermehrte Absonderung von Drüsensekret

Supination	Auswärtsdrehung der Hand oder des Fußes; Gegensatz = Pronation
Support (engl.)	Klammerauflage; Bezeichnung im NEY-Klammersystem
Suppositorium	Arzneimittel als Zäpfchen
supra..., Supra...	Vorsilbe mit der Bedeutung „über, darüber, oben, oberhalb"
supraartikulär	oberhalb eines Gelenkes lokalisiert
supragingival	oberhalb des Zahnfleischsaumes
Suprakontakt	Frühkontakt; vorzeitiger vereinzelter Zahnkontakt
Suprakonstruktion	auch Suprastruktur oder Sekundärkonstruktion; implantatgetragener Zahnersatz von der Einzelkrone über Brücke bis zur Teil- und Totalprothese
supramukös	über der Schleimhaut; supramuköse Zwischenglieder nannte man in der ersten Hälfte des 20. Jahrhunderts die Ausführungen der Schwebebrücken im Unterkiefer-Seitenzahnbereich; siehe dazu auch bei: intramukös und kontramukös
Supraorbitale	Schnittpunkt der Raphemedianebene mit der Verbindungslinie durch die höchsten Punkte der oberen Augenhöhlenränder
Suprastruktur	siehe dazu bei: Suprakonstruktion
Suprawölbung	nicht unter sich gehender Bereich eines Zahnes vom Äquator nach inzisal bzw. okklusal; in der Klammertechnik als Berührungsfläche für den starren Klammeroberarm bekannt
Surfen (engl.)	das regelmäßige Durchsuchen des World Wide Web (www) und Abrufen von Informationen nennt man Surfen; diese Personen bezeichnen sich als Net-Surfer
sursus, -a, -um	oben, aufwärts
Surtrusion	Aufwärtsbewegung; siehe dazu auch: Bennettbewegung
Sutura	Naht, Knochennaht; starre Verbindung zwischen Knochen durch eine dünne Schicht faserigen Bindegewebes
Sutura coronalis	Kranznaht zwischen Stirn- und beiden Scheitelbeinen
Sutura incisiva	Zwischenkiefernaht; nur in der Entwicklung sichtbar
Sutura intermaxillaris	mediane Naht vorne zwischen den Oberkieferknochen
Sutura lambdoidea	Lambdanaht zwischen Hinterhauptbein und beiden Scheitelbeinen

Sutura palatina mediana

Sutura palatina mediana	mittlere Gaumennaht zwischen beiden Gaumenfortsätzen
Sutura palatina transversa	quere Gaumennaht zwischen Gaumenfortsätzen und den horizontalen Teilen der Gaumenbeine
Sutura sagittalis	Pfeilnaht zwischen beiden Scheitelbeinen
Sutura sphenofrontalis	Schädelnaht zwischen Keilbein und Stirnbein
Sutura spheno-maxillaris	Verbindungsnaht zwischen Keilbein und Oberkieferknochen
Sutura sphenoparietalis	Schädelnaht zwischen Keilbein und Scheitelbein
Sutura spheno-squamosa	Schädelnaht zwischen Keilbein und Schläfenbein
Sutura spheno-zygomatica	Verbindungsnaht zwischen Keilbein und Jochbein
Sutura squamosa (cranii)	Schädelnaht zwischen Schläfenbeinschuppe und Scheitelbein
Sutura temporo-zygomatica	Verbindungsnaht zwischen Schläfenbein und Jochbein
Sutura zygomatico-maxillaris	Verbindungsnaht zwischen Jochbein und Oberkieferknochen
Symmetrie	spiegelbildliche Gleichheit
symmetrisch	ebenmäßig, spiegelbildlich gleich
Symphyse	Verwachsung; feste, faserig-knorpelige Verbindung zweier Knochenflächen
Symphysenbahn-winkel	die extraorale Registrierung des Pfeilwinkels nach Gysi, bei der sich der Schreibdorn an der Oberkiefer-Bissschablone und die geschwärzte Schreibplatte an der Unterkiefer-Bissschablone befand, wurde von ihm als extraorale Aufzeichnung des Symphysen-bahnwinkels bezeichnet; heute: intraorale Stützstift-registrierung, Pfeilwinkelregistrat oder Gotischer Bogen
Symphysendorn	Einsockeln des unbezahnten Unterkiefermodells in einen Artikulator mit Hilfe eines Einrichtschlüssels, wobei die Spitze des Symphysendorns auf den markierten Symphysenpunkt in der Umschlagfalte gesetzt wird; ein gespaltener Symphysendorn wird als Symphysengabel bezeichnet
Symphysenpunkt	tiefste Stelle rechts oder links neben dem Lippen-bändchen in der Umschlagfalte des unbezahnten Unterkiefermodells, auf den der Höhen-Kontrollstift, auch Symphysendorn, im Einrichtschlüssel gesetzt wurde; bei einer systembezogenen Totalprothetik-

	Aufstellung diente der Symphysenpunkt und die retromolaren Polster zum Fixieren des Einrichtschlüssels auf dem Unterkiefermodell, das anschließend so in den Mittelwertartikulator eingesockelt wurde
Symptom	Krankheitszeichen; Merkmal einer Krankheit
symptomatisch	die Symptome betreffend; nur auf die Symptome, nicht auf die Krankheitsursache einwirkend
syn..., Syn... (griech.)	Vorsilbe mit der Bedeutung „mit, zusammen, gemeinsam"
synchron	gleichzeitig
Syndrom	Zusammentreffen mehrerer Symptome
Synergismus	Organe mit derselben Wirkung, in derselben Richtung; Gegensatz: Antagonismus
Synonym	Wort von ähnlicher oder gleicher Bedeutung, sinnverwandtes Wort, z. B. ist die RKP = Retrale Kontaktposition mit den Synonymen „Okklusion in Terminaler Scharnierachsenposition" oder „Retrudierte Kontaktposition" und „Terminale Kontaktposition" bekannt, auch werden in der Implantatprothetik für den Begriff Modellimplantat weitere synonyme Begriffe wie Laborimplantat oder Transferpin und Modellanalog usw. verwandt
Synovia	Gelenkschmiere
Synthese	Zusammensetzung, Zusammenfassung einer Vielzahl zu einer Einheit
synthetisch	künstlich hergestellt
System	zusammenhängendes Ganzes mit besonderer Funktion
systematisch	planmäßig, nach einheitlichem Gesichtspunkt geordnet
Systole	Zusammenziehung des Herzmuskels im rhythmischen Wechsel mit der Diastole; das Blut wird in den Lungen- und Körperkreislauf gepumpt. Dieser Vorgang erfolgt in nur einer Drittelsekunde
Szintigramm	ausgedrucktes Farbbild von einem inneren Organ, z. B. der Schilddrüse, auf dem die Größe und Lage eines Tumors festgestellt werden kann. Durch die Einwirkung der Strahlung radioaktiver Stoffe ist die Speicherung radioaktiver Indikatoren in den betreffenden Organen bzw. Geweben zu erkennen

Raum für persönliche Ergänzungen

Tabstop	auf dem Bildschirm des PC erfolgt die Einteilung einer Zeile in mehrere Felder mit dem Tabulator; die Felder beginnen jeweils mit einem Tabstop. Für die Einstellung des Tabulators dient das Zeilenlineal. Mit der Tabulatortaste wird der Cursor von Tabstop zu Tabstop bewegt
Tab-Taste	Abkürzung für Tabulatortaste; sie liegt auf einer PC-Tastatur ganz links am Anfang der oberen Buchstabenreihe und hat zwei Pfeile, die nach links und rechts zeigen; bei Betätigen der Taste springt der Cursor zur nächsten gesetzten Tabstopmarkierung nach rechts; wird neben der Tab-Taste auch die Umschalttaste (von Klein- auf Großbuchstaben, links und rechts auf der Tastatur mit einem Pfeil nach oben) gedrückt, dann springt der Cursor nach links
Tachykardie	Beschleunigung der Herzschlagfrequenz auf über 100 pro min. bei Erwachsenen
Tactus	Gefühl, Tastsinn
taktil	berührbar, den Tastsinn betreffend
Tampon (franz.)	Watte-, Gaze- oder Mullbausch
Tamponade	Ausstopfen einer Wunde (z. B. Extraktionswunde) mit Tampons zur Blutstillung
tamponieren	mit Watte ausstopfen
Tangente	Gerade, die eine gekrümmte Linie an einem Punkt berührt; siehe auch Prämolaren- und Molarentangente
tangential	in einem Punkt berührend
Tangentialbrücke	Brücke mit Zwischengliedern, die der Schleimhaut schmal, d. h. tangential, aufliegen
tangieren	berühren

tardus

tardus	langsam, zögern
Tastatur	auch keyboard (engl.); zugehöriges Gerät zum PC zur Dateneingabe, üblicherweise über ein Kabel direkt an den PC angeschlossen, jedoch auch Tastaturen mit drahtloser Verbindung
Tct.	auf Rezepten = Tinctura: Tinktur
Technologie	Lehre von der Entwicklung der Gebrauchsgüter aus den Rohstoffen
Tegment	Haube, Decke, Hautdecke
Tela	Gewebe, Gewebsplatte
Tela subcutanae	Unterhautfettgewebe
Tela submucosa	Unterschleimhautbindegewebe; siehe auch: Epithelum mucosae
Telencephalon	auch Telenzephalon; Endhirn = die beiden unter dem Schädeldach gelegenen Großhirnhälften
tele..., Tele...	Bestimmungswort von Zusammensetzungen mit der Bedeutung „fern, weit, Ende, Ziel"
Telepathie	Gedankenübertragung
Teleskopkrone	parallelwandig ineinandergleitende Primär- und Sekundärkrone, auch Innen- und Aussen- teleskop, in verschiedenen Ausführungen als Voll- oder Ringteleskop, usw.; sie gehört in die Gruppe der „individuellen Geschiebe" mit Ab- stützungseffekt; siehe dazu auch bei: Friktion
Teleworking (engl.)	Telearbeit ist eine Erwerbstätigkeit, die außer- halb der Betriebsstätte des Arbeitgebers statt- findet und neue Informations- und Kommuni- kationstechniken nutzt. Mit PC, Telefon, Fax und Datenfernübertragung hält der Teleworker die Verbindung zum Unternehmen
Telophase	vierte Phase der indirekten Kernteilung; siehe auch: Mitose
temperieren	auf eine bestimmte Temperatur bringen
Tempern	zeitlich begrenzte Wärmebehandlung eines Werkstoffes
temporär	vorübergehend; nur eine bestimmte Zeit andauernd; zeitweise, zeitweilig
temporäres Gebiss	Milchgebiss
temporalis	zur Schläfe gehörend
Tempus	Zeit, Zeitspanne, Zeitabschnitt

Tendinitis	Sehnenentzündung
Tendo	Sehne
Tendovaginitis	Sehnenscheidenentzündung
Tensor	Spanner; Gaumensegelspanner= M. tensor veli palatini
tenuis	zart, dünn
Terata	Missbildungen
teratogen	Missbildungen hervorrufend
Teratologie	Lehre von den Missbildungen
terminal	begrenzbar; zum Ende gehörend, an einer Grenze verlaufend
Terminale Scharnier-achsenposition	hierbei befindet sich die Scharnierachse in der retralen und cranialen Lage, die Kondylen in nicht seitenverschobener Position. Als Referenzpunkte dienen die scheinbaren Durchtrittsstellen der Achse durch die Haut. Früher: Zentrale Relation
Terminal hinge axis (engl.)	Terminale Scharnierachse; 1921 wurde von McCOLLUM erstmals ein Verfahren entwickelt, mit dem sich die Scharnierachse lokalisieren ließ
terminieren	begrenzen, befristen
Termini technici	Fachausdrücke; Einzahl: Terminus technicus
Terminologie	Fachsprache, Nomenklatur; Gesamtheit der Fach-ausdrücke in einem Fachgebiet
tertiär	an dritter Stelle
Tertiärdentin	auch Schutz- oder Reizdentin genannt; durch äußere Reize (Karies, freiliegender Zahnhals, thermischer Reiz durch große Metallfüllung) neugebildetes Dentin auf Kosten des Pulpenraumes; siehe auch: Primärdentin und Sekundärdentin
Tetanus	Wundstarrkrampf
tetra..., Tetra... (griech.)	Bestimmungswort von Zusammensetzungen mit der Bedeutung „vier"; z. B. Tetraparese = gleichzeitige Lähmung aller vier Gliedmaßen
Tetralgie	Übergreifen von Schmerzen im Bereich eines peripheren Nerves auf alle vier Extremitäten
Therapeutik	Lehre von der Krankenbehandlung
Therapeutikum	Heilmittel
therapeutisch	behandelnd, auf die Behandlung bezüglich
Therapie	Heilbehandlung, Behandlung von Krankheiten
thermisch	auf die Wärme bezüglich, Wärme betreffend

thermo..., Thermo... (griech.)

thermo..., Thermo... (griech.)	Bestimmungswort von Zusammensetzungen mit der Bedeutung „Wärme, Temperatur"
thermolabil	nicht wärmebeständig, hitzeempfindlich
thermostabil	wärmebeständig, hitzeunempfindlich
These	Lehrsatz, Behauptung
thorakal	auf den Brustkorb bezüglich
Thorax	Brustkorb
Thrombose	Verstopfung eines Blutgefäßes; siehe dazu auch bei: Embolie
Thrombozyten	Blutplättchen
Thrombus	Blutpfropf; innerhalb der Blutbahn entstanden; siehe dazu auch bei: Embolus
Thymus	Bries; hinter dem Brustbein gelegene innersekretorische Drüse
thyro..., Thyro...	Bestimmungswort von Zusammensetzungen mit der Bedeutung „Schilddrüse, die Schilddrüse betreffend"
thyrogen	durch die Schilddrüse entstanden, Glandula thyroidea = die Schilddrüse
Thyroidektomie	operative Schilddrüsenentfernung
thyroideus	zum Schildknorpel des Kehlkopfes gehörend
thyropriv	schilddrüsenlos
Tibia	Schienbein, der stärkere der beiden Unterschenkelknochen
tibialis	zum Schienbein gehörend
Tie-back-Stopp (engl.)	in der Kieferorthopädie am Ende eines Labialbogens kurz vor Einmündung in ein Molarenbracket eine in den Bogen nach inkrementaler Biegeschablone gebogene Schlaufe, überdiese und das Molarenbracket eine Ligatur geschlungen und fest angezogen wird. Definition: Alternative zum distalen Umbiegen des Bogens (nach Schmuth, Holtgrave, Drescher)
TMR-System	das Temporomandibuläre Relationssystem (SCHÖTTL); Messmethode, mit der die dreidimensionale Lage des Unterkiefers im Artikulator in Form von drei Schlüsselmesspunkten, zwei posteriore und ein anteriorer, reproduzierbar aufgezeichnet und zu verschiedenen Zeiten verglichen werden kann. Das Verfahren ist auf den Whip-Mix-Artikulator abgestimmt
Toleranz	Duldsamkeit

tolerieren	dulden, gewähren lassen
Tomessche Fasern	ältere Bezeichnung für Odontoblastenfortsätze; TOMES (1815-1895) Zahnarzt, London
tonisch	stärkend, auf den Tonus bezüglich
Tonsilla, Tonsillen	Mandeln im Halse; Kurzbezeichnung für Tonsilla palatina
Tonsilla lingualis	Gesamtheit der unregelmäßig über den Zungengrund verteilten Folliculi linguales
Tonsilla palatina	Gaumenmandel; zwischen Arcus palatoglossus und Arcus palatopharyngeus gelegen
Tonsilla pharyngea	Rachenmandel; sie liegt am Fornix pharyngis = Schlunddach unter dem Keilbein
Tonsillektomie	Entfernung der Gaumenmandeln
Tonsillitis	Gaumenmandelentzündung
Tonus	Spannungszustand der Muskulatur
tonusarm	geringe Muskelbewegungen, z. B. ein tonusarmer Mundboden, so dass im Unterkiefer myostatisch abgeformt werden kann
topo..., Topo... (griech.)	Bestimmungswort von Zusammensetzungen mit der Bedeutung „Ort, Gegend, umschriebener Bezirk des Körpers oder eines Organs"
Topographie	Orts-, Lage- oder Geländebeschreibung
topographisch	orts- oder lagebeschreibend, z. B. topographische Einteilung partieller Prothesen = nach dem Lageverhältnis der Prothesen zum Restgebiss: Freiend-, Schalt- und Kombinationsprothesen
Torque	Drehung; Bewegung eines Zahnes mit Drehpunkt innerhalb der Zahnkrone , wobei die Wurzel in bukko-lingualer Richtung bewegt wird. Die effektiven Torquewerte, die bei Verwendung von unterschiedlichen Abmessungen der Vierkantdrähte in Bracketslots (siehe dort) erzielt werden, sind aus Tabellen ablesbar
Torquefeder	Feder einer festsitzenden orthodontischen Apparatur (Multibandtechnik). Einseitige Kreuzbisse, die auf eine unilaterale maxilläre Kompression zurückzuführen sind, müssen durch eine einseitige Expansion behoben werden. Eine Molaren-Torquefeder in Verbindung mit einem Expansions-Overlaybogen, der den Gaumen nicht bedeckt und die Zunge nicht behindert, gestattet es, die bukko-linguale

TORQUEONTROL

	Achsenstellung eines bebänderten Ankerzahnes bei maxillärer Expansion zu kontrollieren. Ein einseitiger Kreuzbiss kann damit ohne mandibuläre Lateralverschiebung beseitigt werden
TORQUEONTROL	ein Behandlungskonzept, das die kontinuierlich programmierte Torqueeinstellung und Torquekontrolle, mehr bei Frontzähnen als bei Seitenzähnen, ermöglicht und die Behandlungszeit deutlich verkürzt (nach Dr. Brandt)
Torquerichtung	palatinaler, lingualer Wurzeltorque: die Wurzel ist gegenüber der Horizontalebene nach oral geneigt (passiver Torque) oder wird nach oral bewegt (aktiver Torque); bukkaler Wurzeltorque: die Wurzel ist gegenüber der Horizontalebene nach vestibulär geneigt (passiver Torque) oder wird nach vestibulär bewegt (aktiver Torque) [nach Schmuth, Holtgrave, Drescher]
Torquewinkel	die Größe eines Torques wird als Winkel zwischen der Senkrechten zur Zahnoberfläche (nicht Zahnachse !) und Bracketslots bzw. Draht angegeben (nach Schmuth, Holtgrave, Drescher)
Torqueverlust	Verlust an Torquewirkung entsteht durch das Spiel zwischen Bracketslot und Bogen, d.h. der Slotdurchmesser ist größer als der Drahtdurchmesser, auch der Verrundungsradius des Drahtes bestimmt das Ausmaß des Torqueverlustes (nach Schmuth, Holtgrave, Drescher)
torquieren	drehen, krümmen, aus lat. torquere = drehen, z. B. einen Zahn um seine Achse drehen
Torsion	Drehung, Umdrehung, Verdrehung
Torso	unvollständig erhaltene Statue, meist nur der Rumpf; anatomisches Präparat bzw. Nachbildung eines Teilstückes, Bruchstückes
Torus	Wulst
Torus mandibularis	symmetrische Wucherungen des Knochengewebes an der Innenseite des Unterkieferkörpers vom Eckzahnbereich bis zum zweiten Prämolaren entsprechend dem oberen Wurzelanteil
Torus palatinus	Gaumenwulst beiderseits der Gaumennaht, nichtpathologische Verdickung der kortikalen Knochenschicht des Gaumendaches im fortgeschrittenen Alter, überwiegend an flachen Gaumen;

	aus statischen Gründen bei Prothesenherstellung zu entlasten, sonst Ermüdungsbruch
total	ganz, gänzlich, vollkommen, uneingeschränkt, vollständig
touchieren (franz.)	leicht berühren, Betupfen mit Ätzmitteln
Toxämie	Blutvergiftung
toxigen	giftbildend
Toxikologie	Lehre von den Giften und Vergiftungen
Toximanie	Drogenabhängigkeit
Toxine	Giftstoffe, die von Bakterien, Pflanzen oder Tieren als Stoffwechselabfallprodukte ausgeschieden werden
toxisch	giftig, durch Gifte verursacht
Toxizität	Giftigkeit einer Substanz
Trabecula	Bälkchen, z. B. Knochenbälkchen der Spongiosa
Trachea	Luftröhre
tracheal	zur Luftröhre gehörend, die Luftröhre betreffend
Tracheitis	Schleimhautentzündung der Luftröhre
Tracheotomie	Luftröhrenschnitt
Trackball (engl.)	Eingabeinstrument für die Steuerung des Cursors in Form einer Rollkugel, die zur Bedienung direkt mit dem Finger auf der Oberseite des Gerätes, meist Notebook, liegt
Tragion	Kreuzungspunkt zweier Geraden, eine horizontal verlaufende am Oberrand des äußeren Gehörganges und eine vertikal verlaufende am Vorderrand des äußeren Gehörganges; siehe dazu auch bei: Campersche Ebene
Tragus	flächiger Vorsprung vor der äußeren Öffnung des Gehörganges
trans..., Trans...	Vorsilbe mit der Bedeutung „hinüber, hindurch, von einer Seite zur anderen"
transdental	durch einen Zahn hindurch, z. B. transdentale Fixation eines Restzahnes mittels eines subapikalen intraossalen Implantates in Form einer zylindrischen Schraube durch den Zahn bis in den Knochen nach vorangegangener Wurzelspitzenresektion; auch perkanalär
Transferbogen	schnellste Methode, mit der die räumliche Lage der Oberkiefer- und Unterkieferzahnreihen zu den Kiefergelenken registriert und die Modelle schädel-

	und gelenkbezüglich in cinen einstellbaren Artikulator übertragen werden können; auch Gesichtsbogen oder Übertragungsbogen; siehe dazu auch bei: ATB
Transferpin	siehe dazu bei: Modellimplantat
Transfixation	Festigung von restlichen Pfeilerzähnen in der Front-region des Unterkiefers mittels eines subapikalen Stiftimplantates, das durch den vorbereiteten Wurzel-kanal hindurch über die Wurzelspitze hinaus in den Kieferkochen vorgetrieben wird (WIRZ)
transformieren	umwandeln, umformen
Transfusion	Blutübertragung
Translation	Übersetzung, Übertragung, fortschreitende gerad-linige Bewegung im Unterschied zur Rotation; Translationsbewegungen als Gleitbewegungen der Kiefergelenke
transluzent	durchschimmernd
Transluzenz	Lichtdurchlässigkeit von Werkstoffen, jedoch undurch-sichtig wie im inzisalen Bereich natürlicher Zähne und künstlicher Zahnkronen, z. B. wie Milchglas
transparent	durchscheinend, durchsichtig
Transparenz	Lichtdurchlässigkeit, Durchsichtigkeit, z. B. wie Fensterglas
transpirieren	schwitzen
Transplantat	überpflanztes Gewebestück, z. B. Haut, Knochen, Gefäße, Nerven; siehe auch: Implantat
Transplantation	Verpflanzung lebenden Gewebes von einer Stelle an eine andere im (gleichen) Organismus
transplantieren	lebendes Gewebe verpflanzen
transversal	querverlaufend
Transversalbügel	bügelartige partielle Einstückgussprothese im Oberkiefer
Transversale Okklusionskurve	auch Transversale Kompensationskurve oder Wilson-Kurve; Verbindung gleichnamiger Zähne im Unterkiefer in transversaler Richtung
Trauma	Verletzung durch äußere Gewalteinwirkung
traumatisch	durch äußere Gewalteinwirkung entstanden
traumatisierende Okklusion	eine Okklusion, die durch Fehlbeanspruchungen einzelner Zähne oder Zahngruppen zu Veränderungen im Stomatognathen System führen kann; früher: traumatische Okklusion

Traumatologie	Unfallheilkunde
Tray (engl.)	in der Zahnheilkunde verwendete Instrumen-ten-Tabletts; genormte Trays passend in Schübe von Instrumentenschränken
Tremor	Zittern, Muskelzittern
Trepanation	Eröffnung, Durchbohrung, z. B. des Pulpencavums bei Gangränbehandlung oder zur Durchführung einer Wurzelkanalbehandlung
trepanieren	aufbohren, z. B. des Pulpenkavums; siehe dazu auch bei: Trepanation
tri..., Tri...	Vorsilbe mit der Bedeutung „drei, dreiteilig"
Trias	Dreiheit
triceps	dreiköpfig
trichromatisch	dreifarbig
Trifurkation	Gabelung der Zahnwurzeln dreiwurzliger Zähne, bei den Oberkiefer-Molaren
Trigeminus	Kurzbezeichnung für Nervus trigeminus = dreigeteilter Nerv, V. Hirnnerv, in drei Hauptäste aufgegliedert: N. ophthalmicus, N. maxillaris und N. mandibularis
Triggerfaktoren	auslösende Faktoren; Trigger (engl.) = Hemmschuh; exzessive kompensatorische Parafunktionen, die eine erkennbare mechanische Motivierung haben (DRUM); okklusale Störungen aus prothetischer oder konser-vierender Behandlung, die zu traumatisch wirkenden Parafunktionen führen, z. B. Gleithindernisse oder vorzeitige Kontakte nach Füllungstherapie, schlecht sitzende Teilprothesen infolge falsch konstruierter Klammern, Schaukeln einer Prothese, zu große Bewegungsfreiheit eines Freiendsattels. Okklusale Triggerfaktoren dominieren auch bei der Auslösung des Bruxismus und werden durch selektives Beschleifen ausgeschaltet
trigonal	dreieckig
Trigonum	Dreieck
Trigonum mentale	Kinndreieck; dreieckige Knochenplatte verstärkt die Verwachsungsstelle der beiden Unterkiefer-hälften (Symphyse)
Trigonum retromolare	Molarendreieck hinter dem letzten unteren Molaren
Trikuspidat	seltene Bezeichnung für den zweiten unteren Prämolaren, bedingt durch einen bukkalen und zwei linguale Höcker

trimorph

trimorph	dreigestaltig
Tripodkontakte	Höcker-Fossa-Dreipunktberührungen zentrischer Höcker im Gegensatz zu den Höcker-Randwulst-Zwillingsbeziehungen; Tripoden = Dreifüße
trivalent	dreiwertig
trophisch	auf die Ernährung bezüglich
Trochlea	Rolle; walzenförmige Gestalt an Knochen oder Muskeln
trochlearis	rollenartig
Trubyte-Artikulator	1925 stellt Dr. Alfred Gysi diesen ersten individuell einstellbaren Artikulator vor, zu dem ein Trubyte-Gesichtsbogen gehörte, mit dessen Hilfe die sagittale Kondylenbahn extraoral rechts und links aufgezeichnet wurde
Truncus	Stamm
Tuba	Tube, Trompete, Röhre
Tuba auditiva	Ohrtrompete; 4 cm langer Verbindungsgang zwischen Mittelohr und Nasenrachenraum
Tube (engl.)	Rohr, Röhrchen; in der Kieferorthopädie vorgefertigte Molarenattachements für festsitzende Geräte. Diese Rund- oder Vierkantröhrchen, sowie Kombinationen zwischen Rund- und Vierkantröhrchen, werden durch Aufschweißen auf Molarenbänder befestigt, selten direkt auf die Zähne geklebt
Tuber	Höcker, Vorsprung; physiologische Anschwellung oder Verdickung eines Organs, besonders eines Knochens
Tuber-Ebene	Messebene in der Kieferorthopädie; sie steht senkrecht auf der Raphe-Median-Ebene und stellt eine Parafrontalebene dar, die hinter den Tubera maxillae verläuft
Tuber frontale	Stirnbeinhöcker
Tuber maxillae	Oberkieferhöcker; dünnwandige Vorwölbung an der Hinterfläche des Oberkieferbeins
Tuberculum	Höckerchen, kleiner Höcker
Tuberculum alveolare mandibulae	klinischer Terminus, der in der anatomischen Nomenklatur nicht aufgeführt ist. Unterkiefer-alveolarhöcker; entsteht nach Extraktion des unteren Weisheitszahnes in birnenförmiger Gestalt mit der Spitze nach rostral; Ansatzstelle der Raphe pterygomandibularis, die vom Hamulus pterygoideus kommt

Tuberculum anomale	Höckeranomalie am mesiopalatinalen Höcker des ersten oberen Molaren; alte Bezeichnung = Tuberculum carabelli (CARABELLI, Georg, Prof. der Zahnheilkunde, Wien, 1787-1842)
Tuberculum articulare	Gelenkhöcker; walzenartige Erhebung vor der Fossa mandibularis; auch Eminentia articularis
Tuberculum carabelli	richtig: Tuberculum anomale; siehe dort
Tuberculum dentale	Zahnhöckerchen; Schmelzwulst auf der oralen Fläche von Frontzähnen am Zahnfleischrand
Tuberculum labii superioris	Oberlippenhöckerchen; Verdickung in der Mitte der Oberlippe
Tuberkel	kleiner Höcker, kleine Geschwulst
Tuberositas	Rauhigkeit am Knochen
Tuberositas masseterica	Rauhigkeit an der Unterkieferaußenseite am Kieferwinkel, Ansatz des M. masseter, Masseterrauhigkeit
Tuberositas pterygoidea	Flügelmuskelrauhigkeiten; innen am Unterkieferwinkel gelegen, Ansatzstelle für den mittleren Flügelmuskel
Tubertangente	auch Tuberlinie; Verbindungslinie der dorsalen Begrenzung beider Oberkieferhöcker (Tuber)
Tubulus, Tubuli	Röhrchen; sehr kleiner, schlauchförmiger Körperkanal
Tubus	Röhre; in der Zahnheilkunde ein röhrenförmiger Aufsatz auf der Röntgenröhre zur Einengung des Strahlenfeldes
Tumor	Gewächs, Gewebsneubildung, Geschwulst
Tunica	Gewebsschicht
Tunica mucosa Twin-wire-Technik (engl.)	Schleimhaut; besser: Gingiva, Zahnfleisch festsitzende kieferorthopädische Apparatur mit zwei dünnen, parallel zueinander verlaufenden Drähtchen als Labialbogen = Zwillingsbogen; twin-wire (arch) mechanism (engl.) = Zwillingsdraht (Bogen) Technik; auch Zwillingsbogenapparat oder Johnson-Apparat(ur); die Twin-arch-Technik findet Anwendung bei den Multibandgeräten
Two-Digit-System	Zwei-Zeichen-System für die Bezeichung der Zähne des permanenten (Quadranten 1 bis 4) und temporären (Quadranten 5 bis 8) Gebisses; die erste Zahl bedeutet den Zahnbogen-Quadranten, die zweite Zahl die Position des Zahnes im Quadranten (1 bis 8); diese Bezeichnung wird seit 1. 1. 1971 international verwendet

Typ, Typus

Typ, Typus	Grundform, Grundart, Urbild, Modell
typisch	auf bestimmte Arten bezüglich, kennzeichnend
Typologie	Lehre von den Grundarten

Raum für persönliche Ergänzungen

Raum für persönliche Ergänzungen

Raum für persönliche Ergänzungen

ubiquitär	lat. ubique = wo es nur immer sei, überall verbreitet bzw. vorkommend; z. B.; „Theoretisch gesehen können intraossale Implantate heute ubiquitär eingesetzt werden."
Übertragungsbogen	siehe: Transferbogen
Ulcus	Geschwür, Entzündung der Haut oder Schleimhaut
Ulna	Elle; medial gelegener Unterarmknochen
ultimus, -a, -um	letzter, letzte, letztes
ultima ratio	letztes Mittel, wenn alle anderen versagen
Ultimatum	letzte Aufforderung
ultra..., Ultra...	Vorsilbe mit der Bedeutung „jenseits, darüber, über-hinaus"
Ultraschall	Schallschwingungen mit Frequenzen oberhalb der menschlichen Hörgrenze (> 16 – 20 kHz)
ultraviolett	die jenseits des Violett gelegenen unsichtbaren kurzwelligen Spektralanteile
ultravisibel	mit dem gewöhnlichen Mikroskop nicht mehr sichtbar
Ulzeration	Geschwürbildung
ulzerös	geschwürig
Umschalttaste	doppelt vorhandene Taste auf einer PC-Tastatur; sie dient zum Umschalten von Klein- auf Groß-schreibung und liegt links und rechts auf der Tastatur dargestellt mit einem Pfeil nach oben (siehe auch bei Tab-Taste)
Umschlagfalte	siehe bei : Fornix vestibuli
uncinatus	mit einem Haken versehen; hakenförmig
Ungt.	auf Rezepten = Unguentum = Salbe
Unguentum	Salbe

Unguis

Unguis	Finger- und Zehennagel
uni..., Uni...	Vorsilbe mit der Bedeutung „einzig, nur einmal vorhanden, einheitlich"
Unikat	Urschrift; Gegensatz: Duplikat
unilateral	einseitig, z. B. unilateral balancierte Okklusion; bei Seitwärtsbewegung des Unterkiefers kommt es nur auf der Laterotrusionsseite (Arbeitsseite) zu Kontakten zwischen Oberkiefer- und Unterkieferzähnen
unilokulär	einkammerig
unimaxillär	in einem Kiefer, z. B. kieferorthopädische Geräte, die nur für einen Kiefer gefertigt werden; auch intramaxillär
unipolar	einpolig
unphysiologisch	nicht den normalen Lebenserscheinungen entsprechend; meist pathologisch
unphysiologischer Zahnersatz	der Kaudruck wird nur auf die Schleimhaut übertragen (Totalersatz); der rein gingival getragene Ersatz ist als der am wenigsten leistungsfähigste Ersatz anzusehen
unspezifisch	nicht zu einem bestimmten, charakteristischen Krankheitsbild gehörend
Unterzungenflügel	zu den störungsfreien Gebieten zur Ausdehnung einer totalen Unterkieferprothese gehört auch der sublinguale Bereich oberhalb des Ursprungs des Kinnzungenmuskels; eine horizontale Erweiterung der Prothesenbasis ist hier in Form von Unterzungenflügeln möglich
uploading	siehe dazu bei: downloading
Urämie	Harnvergiftung des Organismus, wenn die mit dem Harn auszuscheidenden Stoffwechselschlacken zurückgehalten werden, z. B. bei Nierenversagen
urämisch	harnvergiftet
Ureter	Harnleiter; verbindet das Nierenbecken mit der Harnblase
Urethra	Harnröhre
urogenital	Harn- und Geschlechtsorgane betreffend
Urologe	Arzt für Krankheiten der Harnorgane
Urologie	Lehre von den Erkrankungen der Harnorgane
Ursprung	Muskelbefestigung am unbeweglichen Knochenteil
User (engl.)	Nutzer eines Computers oder eines Programms, auch Internet-Nutzer

Usur	Abnutzung, Schwund, Substanzverlust; Usuren an Zähnen entstehen durch mechanische Beanspruchung an den Schneidekanten, z. B. bei Knirschern, Pfeifenrauchern; auch extreme Abrasionen
Usus	Brauch, Gebrauch
usuell	üblich
utopisch	wirklichkeitsfremd
ut supra	wie oben
UV	Abkürzung für : Ultraviolett
Uvula	Gaumenzäpfchen (Plural: Uvulae); in der Zahnheilkunde Kurzbezeichnung für Uvula palatina

Raum für persönliche Ergänzungen

273

Raum für persönliche Ergänzungen

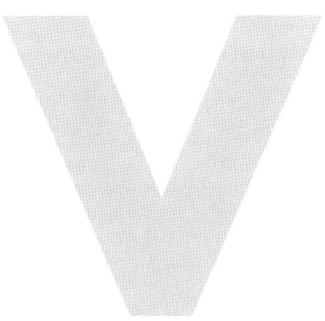

V.	Abk. für Vena = Vene
Vv.	Abk. für Venae = Venen
vacuus, -a, -um	leer
Vagus	der Umherschweifende; Kurzbezeichnung für N. vagus (X. Hirnnerv), weil er als Hauptvertreter des Parasympathikus sehr viele Organe versorgt und daher weit umherschweift
Vakatwucherungen	Fettgewebswucherungen als Ersatz für den Schwund anderer Gewebe wie Hypertrophie der Gingiva bei zu geringem Abstand eines Schwebebrückengliedes zum Alveolarkamm
Vakuolen	Hohlräume, Kammern; Singular: Vakuole
Vakuum	Luftleere, ein fast luftleerer Raum
Valenz	Wertigkeit
valgus, -a, -um	schief, krumm, abgebogen
Valva	Klappe
Valva aortae	Aortenklappe, Herzklappe
Valvula	kleine Klappe
variabel	veränderlich
Variabilität, Variation	Veränderlichkeit
variieren	abwandeln, abweichen
Vas, Vasa	Gefäß, Gefäße
vasculosus	gefäßreich
Vasculum	kleines Gefäß
Vasodilatation	Gefäßerweiterung
Vasokonstringentien	gefäßverengende Mittel
Vasomotoren	Gefäßnerven

vaskulär	das Gefäßsystem betreffend
Vegetabilien	Pflanzenstoffe, Pflanzenprodukte
vegetativ	pflanzlich; vom Willen unabhängig
vehement	ungestüm
Vehikel	Transportmittel; auch für Körperflüssigkeiten oder Arzneiflüssigkeiten als Transportmittel für Hormone und Wirkstoffe gebraucht
Velum	Segel
Velum palatinum	Gaumensegel
Venae	Venen; zum Herzen hinführende Gefäße
Vena cava inferior	untere Hohlvene; mündet in den rechten Vorhof des Herzens
Vena cava superior	obere Hohlvene; führt das Blut aus der oberen Körperhälfte zum Herzen zurück, mündet auch im rechten Vorhof des Herzens
Veneer (engl.)	Verblendung, Verblendschale; aus Keramik oder Kunststoff gefertigt; Veneer-Kronen = Verblendkronen; siehe auch bei „Facing"
Veni, vidi, vici	ich kam, ich sah, ich siegte (Ausspruch Cäsars)
Venia legendi	Berechtigung, an einer Hochschule zu lehren
venöses Blut	Blut der Venen
Venter	Bauch; auch: Muskelbauch
Ventilrand	Totalprothesenrand nach Funktionsabdruck, dessen Ventilwirkung durch die bewegliche Schleimhaut, die Gingiva mucosa vestibularis, erreicht wird
ventral	bauchwärts, zum Bauch gehörig
Ventriculus (Gaster)	Magen, Kammer
Ventriculus dexter	rechte Herzkammer
Ventriculus sinister	linke Herzkammer
Ventrikel	in der Anatomie = Hohlraum, Kammer
Ventriloquist	Bauchredner
verbal	durch Worte, mündlich; Verbale = mündliche Äußerung
Vermis, Vermes	Wurm, Würmer
vermiformis	wurmförmig
Vertebra	der Wirbel; Bezeichnung für die einzelnen Knochen der Wirbelsäule; Plural = Vertebrae
vertebral	zu einem oder mehreren Wirbeln gehörend, einen Wirbel betreffend, aus Wirbeln bestehend

Vertex	der höchstgelegene Teil des Schädelgewölbes oder höchster Punkt in der Raphemedianebene eines Schädels; kephalometrischer Messpunkt
vertikal	senkrecht; Gegensatz: horizontal
Vesica	Blase
Vesicula	Bläschen
vesicalis	zur Blase gehörend
vesikulär	bläschenförmig, bläschenartig; in den Lungenbläschen auftretend (Atemgeräusch)
vestibulär	den Mundvorhof betreffend
Vestibulärbügel	partielle Bügelprothese im Unterkiefer mit Bügelverlauf im Vestibulum; indiziert bei starker Lingualneigung eines anterioren Restgebisses
Vestibulum	Vorhof, Vorraum; in der Zahnheilkunde Eingang; gebraucht für Mundvorhof = Vestibulum oris
veterinär	tierärztlich, Tierarzt
via	(auf dem Weg) über
Via falsa	falscher Weg, z. B. bei Wurzelkanalaufbereitung die Wurzelwand perforiert; auch: fausse route (franz.)
Via naturalis	der natürliche Weg
Vibration	Schwingung, Erschütterung, Zittern
Vigilia	Schlaflosigkeit
violent	gewalttätig, gewaltsam
viril	männlich
virtuell (franz.)	der Kraft oder Möglichkeit nach vorhanden, nur gedacht, scheinbar
virtuos	meisterhaft, technisch vollkommen
virulent	krankheitserregend, ansteckend, giftig, krankmachend, schädlich; Eigenschaft pathogener Keime
Virulenz	schädliche Aktivität von Krankheitserregern im Organismus
virucid	z. B. virucide Desinfektionsmittel; Substanz, die krankheitserregende Viren unwirksam macht
Virus	kleinster Ansteckungskeim, Mehrzahl: Viren; Gruppe kleinster Krankheitserreger, die bakteriendichte Filter passieren und nur auf lebendem Gewebe gedeihen; Erreger verschiedener Infektionskrankheiten, wie Röteln, Masern; siehe auch bei: Computerviren
Vis	Kraft

Viscera

Viscera	Eingeweide; die im Innern von Körperhöhlen (Schädel-, Brust-, Bauch- und Beckenhöhle) gelegenen Organe
visceralis	die Eingeweide betreffend
Viscerocranium	Gesichtsschädel; hierzu gehören der Kieferschädel mit Oberkiefer, Jochbeinen, Gaumenskelett und Unterkiefer, Nasenbeinen, untere Nasenmuscheln, Pflugscharbein, Tränenbeinen, das Zungenbein und die Gehörknöchelchen; auch Viszeralschädel oder Splanchnocranium; siehe auch: Cranium viscerale
Vision	Erscheinung, Traumbild
visitieren	nachsehen, untersuchen
Viskosität	Dickflüssigkeit, Zähflüssigkeit
viskös	zäh- oder dickflüssig, klebrig
visualisieren	in Bildform, in Anschauung umsetzen
visuell	zum Sehen gehörend, durch Sehen hervorgerufen; visueller Typ = jemand, der sich Gesehenes leichter merkt als Gehörtes; Gegensatz = akustischer Typ
Vis vitalis	Lebenskraft
Vita	das Leben, die Lebensfunktion, die Lebens- kraft; der Lebenslauf
vital	zum Leben gehörend, auf das Leben bezogen, lebend; lebenswichtig
Vitalamputation	die vitale Kronen- bzw. Kammerpulpa wird unter Anästhesie amputiert, der Pulpastumpf der Wurzel wird mit Medikamenten abgedeckt und vital erhalten; nur bei jugendlichen Zähnen erfolgversprechend, z. B. nach Trauma; bei älteren Menschen kontraindiziert
Vitalexstirpation	die anästhesierte Pulpa wird aus Pulpenkavum und Wurzelkanälen vollständig entfernt und in gleicher Sitzung eine Wurzelkanalfüllung bis zum Foramen apicale durchgeführt
Vitalität	Lebenskraft
Vitamine	lebensnotwendige pflanzliche Substanzen, deren Fehlen zu Mangelerscheinungen (Avitaminosen) führt
Vitr.	auf Rezepten = Vitrum
Vitrum	Glas
vitreus	glasartig
vocalis	die Stimme betreffend
Vokabel	Einzelwort

Vokabularium	Wörterbuch
Vola	Hohlhand, Handfläche
Volumen	Rauminhalt
voluminös	umfangreich
Vomer	Pflugscharbein; Teil des Nasenseptums
vomeronasalis	zum Pflugscharbein und zur Nase gehörend, z. B. in der Fügung: Cartilago vomeronasalis = Knorpelstückchen im vorderen, unteren Abschnitt der Nasenscheidewand
Vorkontakt	vorzeitiger Kontakt eines Zahnes oder einer Zahngruppe, auch Frühkontakt
Vorkontakt, zentrischer	vorzeitiger Kontakt eines Zahnes oder einer Zahngruppe, die den Unterkiefer aus der zentrischen Kondylenposition in eine Zwangsposition führt

Raum für persönliche Ergänzungen

279

Raum für persönliche Ergänzungen

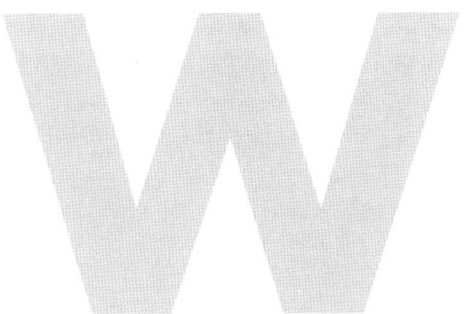

WAK	Wärmeausdehnungskoeffizient; er gibt an, um den wievielten Teil seiner Länge sich ein Werkstoff bei Erwärmung um ein Kelvin (1 K) ausdehnt, z. B. Metalle, keramische Massen, Aufbrenn-Legierungen; auch thermischer Ausdehnungskoeffizient
Washbrand	Einschmelzen der Grundmasse auf bzw. in die Metalloberfläche in der Metallkeramik; der Washbrand bewirkt eine Steigerung des Haftverbundes zwischen Legierung und Keramik um ca. 30%
Wax up (engl.)	to wax up (engl.) = aufwachsen; unter einem Wax up versteht man eine in Wachs wieder aufgebaute Zahnreihe auf dem Gipsmodell, aus der für eine größere prothetische Versorgung wichtige Informationen gewonnen werden, wie Zahngröße, -form und -Stellung, Zahnbogenverlauf, IKP usw., die dann über Silikonwälle in die spätere Arbeit eingebracht werden; siehe auch Set-up
Weisheitszahn	Dens serotinus (lat. serotinus = spät etwas tuend) oder Dens sapientiae (lat. sapientia = Weisheit, Verstand, Klugheit); der dritte Molar in jedem Zahnbogenquadranten, auch als entwicklungsgeschichtliches Überbleibsel bezeichnet; über Erhalt oder Extraktion dieser Zähne bestehen unterschiedliche wissenschaftliche Meinungen
Wilson-Kurve	Höckerverbindungslinie rechts und links im Seitenzahnbereich in transversaler Richtung; auch transversale Okklusionskurve genannt
Winkelmerkmal	von labial betrachtet bildet die mesiale Kontaktfläche eines Frontzahnes mit seiner Schneidekante einen spitzeren Winkel als distal

World Wide Web

World Wide Web (engl.)	Abkürzung im Internet: www; ein weltweites Netz (1992 entwickelt) von miteinander verbundenen Informationssammlungen (Texte, Grafiken, Fotos, Sounds und Videos), die auf Servern auf der ganzen Welt bereitgestellt werden. Das www spannt sich immer dichter um die Erde; das gesamte Netz www bezeichnet man als Internet. Eine Internet-Verbindung und ein Web-Browser sind erforderlich; eine andere Schreibform für World Wide Web = W3
WS	Abkürzung für Wirbelsäule
Wurzelmerkmal	von vestibulär betrachtet weicht jede Zahnwurzel nach distal ab; dieses Merkmal bezieht sich auf die Richtung der Zahnwurzel im Vergleich zur Zahnachse, besonders ausgeprägt an einwurzeligen Zähnen

Raum für persönliche Ergänzungen

Raum für persönliche Ergänzungen

Raum für persönliche Ergänzungen

Zahnbürsten-Abrasion	keilförmige Defekte im labialen und bukkalen Zahnhalsbereich, die durch eine intensive, aber falsche Zahnreinigung entstanden sind
Zahnfleischkapuze	Schleimhautlappen über einem unteren Weisheitszahn; Gefahr eines Entzündungsprozesses unter dieser Kapuze, der um die ganze, noch nicht durchgebrochene Zahnkrone herumgreift = perikoronaler Abszeß
Zahnfleischmaske	auch Gingivamaske; sie rekonstruiert den Verlauf der Gingiva auf dem gesägten Meistermodell; aus Polyäthermaterial gefertigt
Zahn-zu-Zahn-Okklusion	jeder Seitenzahn okkludiert nur mit einem Antagonisten; singulärer Antagonismus; Thomas-Aufwachstechnik
Zahn-zu-zwei-Zahn-Okklusion	jeder Seitenzahn okkludiert mit zwei Antagonisten als natürliche Verzahnungsform = Interkuspidation; typisch für die Aufwachstechnik nach Payne und Lundeen
Zapfenzähne	abnormal kleine Zähne, als Mikrodontie bezeichnet, sind besonders bei oberen seitlichen Schneidezähnen zu beobachten, die auch als missgebildete obere Laterale benannt werden; ihnen fehlt jedes Unterscheidungsmerkmal der natürlichen Zähne, wie Krümmungs- und Winkelmerkmal; auch ein Mesiodens wird als Zapfenzahn bezeichnet
Zement-Spacer	Distanzlacke mit unterschiedlichen Schichtstärken bei einmaligem Auftragen (5 μm, 10 μm, 12 μm) auf Stumpfmodelle in der Kronen- und Brückentechnik dienen als Platzhalter (engl. space = Platz) im Munde des Patienten
zentral	im Mittelpunkt gelegen, vom Mittelpunkt aus
Zentrale Relation	siehe dazu: Terminale Scharnierachsenposition

Zentralfissur

Zentralfissur	auch Längsfissur oder Hauptfissur; Fissuren, die in mesiodistaler Richtung die vestibulären und oralen Höcker der Seitenzähne trennt
zentrieren	auf den Mittelpunkt einstellen
zentrifugal	vom Mittelpunkt fortstrebend
Zentrik	Okklusion in Terminaler Scharnierachsenposition; im Idealfall mit der Retralen Kontaktposition identisch
zentripetal	einem Mittelpunkt zustrebend; Zentripetale Prothetik nach HALLER (1947: „Die Zahnprothetik vor einer neuen Epoche"); Verschlüsselung der totalen Ober- und Unterkieferprothese durch alle oberen und unteren Molaren, „Backenzahnüberbiss"
zentrisch	um einen Mittelpunkt herum
zentrischer Biß	Bestimmung der Kieferrelationen; früher: Bissnahme
zentrische Höcker	Arbeitshöcker, okkludierende Höcker, Stampfhöcker, Stützhöcker; im Oberkiefer die palatinalen und im Unterkiefer die bukkalen Höcker. Ihre Aufgabe besteht in der gleichmäßigen Abstützung bei Kieferschluß, tripodisiert in der gegenüberliegenden Fossa (Tripoden = Dreifüße). Höcker Fossa-Tripodbeziehungen = Höcker-Fossa-Dreipunkt-berührungen. Diese Dreipunktsysteme sind wegen ihrer kräftezentrierenden Eigenschaft die wertvollsten (SCHÖTTL); Gegensatz: Scherhöcker
Zentrum	Mitte, Mittelpunkt
Zentrosom	Zentralkörperchen der Zelle
zephalo..., Zephalo...	Bestimmungswort von Zusammensetzungen mit der Bedeutung „Kopf, Schädel"
Zephalgie	Kopfschmerz
Zephalometrie	Schädelmessung; siehe dazu auch bei: Kephalometrie
zerebellar	das Kleinhirn betreffend
Zerebellum	das Kleinhirn; lat. = cerebellum
zerebral	das Gehirn betreffend
zerebrospinal	Gehirn und Rückenmark betreffend
zervikal	den Hals betreffend; Cervix: der Hals; in der Zahnheilkunde und Zahntechnik: den Zahnhals betreffend, zum Zahnhals gehörend
zeremoniell	förmlich, gezwungen
zessieren	aufhören
zirka	ungefähr

zirkadian	einen 24-Stunden-Rhythmus aufweisend
Zirkulation	Kreislauf, Blutkreislauf
zirkulär	kreisförmig
zirkulieren	im Umlauf sein
zirkum..., Zirkum...	Vorsilbe mit der Bedeutung „um, herum"
Zirkumduktion	Kreiselung; Kombinationsbewegung der sechs Hauptbewegungen: Anteflexion, Retroflexion, Abduktion, Adduktion, Supination, Pronation. Typische Kreiselbewegungen können wir mit Daumen, Armen und Beinen machen
Zirkumferenz	Umkreis, Umfang
zirkumskript	streng abgegrenzt
ZNS	Abk. für Zentralnervensystem = Systema nervosum centrale; Gehirn und Rückenmark
zoo..., Zoo...	in Zusammensetzungen mit der Bedeutung: „Tier, lebendiges Wesen"
Zoologie	Lehre der tierischen Lebewesen
zyano..., Zyano...	in Zusammensetzungen mit der Bedeutung: „blau, bläulich gefärbt"
Zyanose	bläuliche Verfärbung der Lippen und Fingernägel infolge mangelhaften Sauerstoffgehaltes des Blutes
zyanotisch	bläulich verfärbt, von der Haut oder von den Schleimhäuten gesagt = Blausucht
Zygion	der lateralwärts am weitesten vorspringende Punkt des Jochbogens; ein kephalometrischer Messpunkt
zygomaticofacialis	zum Jochbein und Gesicht gehörend
zygomaticomaxillaris	zwischen Jochbein und Oberkiefer verlaufend
zygomaticoorbitalis	zum Jochbein und zur Augenhöhle gehörend
zygomaticotemporalis	zum Jochbein und zur Schläfe gehörend
zygomaticus	zum Jochbogen gehörend
zyklisch	regelmäßig wiederkehrend
zyklo..., Zyklo...	in Zusammensetzungen mit der Bedeutung: „zu einem Zyklus gehörend, kreisförmig"
Zyklus (griech.)	periodisch ablaufendes Geschehen, Kreis, Kreislauf
Zylinder (griech.)	röhrenförmiger Körper; Walze, Rolle; walzenförmiger Körper
Zylinderepithel	Epithel, das aus hohen, zylindrischen Zellen besteht
Zylinderimplantate	die zylindrische Implantatform hat besonders günstige Voraussetzungen für die Krafteinleitung und

	Kraftverteilung im Knochengewebe; sie bestehen aus Titan, Titanlegierungen oder Hydroxylapatit und sind mit verschiedenen Beschichtungen versehen. Ihre Indikation liegt besonders bei der Einzelzahn-versorgung nach Extraktion oder traumatischem Zahnverlust
zylindrisch	rund mit parallelen Seiten, zylinderförmig, walzenförmig
Zyste	Hohlgeschwulst mit besonders abgegrenzter Wand (Zystenbalg) und einem flüssigen oder breiigen Inhalt; Zahnkeim- oder follikuläre Zyste, Wurzel- oder radikuläre Zyste, Duktus-, Retentions-, Dermoidzyste usw.
Zystektomie	operative Entfernung einer Zyste
zyto..., Zyto...	Vorsilbe mit der Bedeutung „Zelle"
Zytoblast	Bezeichnung für den Zellkern
Zytologie	Lehre von den Zellen, ihrem Aufbau und ihren Funktionen
zytologisch	die Zytologie betreffend
Zytolyse	Auflösung von Zellen
Zytoplasma	Zellleib; der Teil der Zelle, der nicht vom Kern eingenommen wird; er bestimmt ihre Gestalt
Zytostatika	Einzahl: Zytostatikum; Substanzen, vor allem chemischer Natur, die die Entwicklung schnell wachsender Zellen hemmen sollen; in der Chemotherapie eingesetzt zur Behandlung von Tumoren
zytostatisch	das Zellwachstum hemmend, wie ein Zytostatikum wirkend
zytozid	Zellen abtötend

Raum für persönliche Ergänzungen

GRUNDWISSEN FÜR ZAHNTECHNIKER

3-929360-44-6	GW I	Metalle (Rau/Ströbel)	25,00
3-937346-31-7	GW II	Nichtmetalle (Caesar/Ernst)	20,00
3-921280-84-2	GW III	Anatomie (Barth/Gühring)	25,00
3-929360-84-5	GW IV	Totalprothese (Gründler/Stüttgen)	25,00
3-921280-91-5	GW V	Einführung in die Chemie (Gossing)	14,00
3-929360-69-1	GW VI	Teilprothese (Caesar/Lehmann)	25,00
3-929360-15-2	GW VII	Einführung in die Physik (Gossing)	12,00
3-937346-30-9	GW VIII	Fachrechnen	18,00
3-929360-14-4	GW IX	Modellation und Anatomie (Schulz)	12,00
3-921280-14-1	GW X	Zeichnen und Skizzieren (Turley)	18,00
3-929360-59-4	GW XI	Fremdwortkunde (Uebe)	19,00
3-929360-17-9	GW XII	Prinzipien der Okklusion (Lotzmann)	25,00
3-929360-09-8	GW XIII	Handbuch des Kronen- und Brückenersatzes (Uebe)	20,00
3-921280-73-7	GW XIV	Kieferorthopädie (Frass)	38,00
3-937346-07-4	GW XV	Formeln und Tabellen (Kech)	12,00

WICHTIGE TITEL FÜR IHRE AUSBILDUNG

3-929360-68-3	Ars Ceramica (Wetzler)	39,00
3-937346-02-3	Aufgestiegen (Dürr)	17,90
3-929360-01-2	Die Ausbildung zum Zahntechniker 1 - 3 (Caesar)	235,00
3-929360-43-8	Ausbildungsnachweis für Zahntechniker-Fachklassen	18,00
3-937346-13-9	Azubigerechte Modellation (Haug)	24,90
3-929360-20-9	CD-Rom Anatomie (Hohmann)	34,00
3-929360-78-0	Durchgebissen (Storz/Gloeckner)	39,90
3-929360-77-2	Kieferorthopädische Zahntechnik (Schmeil/Hirschfelder)	49,90
3-929360-28-4	Lexikon der Zahntechnik (Hohmann/Hielscher)	101,00
3-929360-64-0	Meister-Können für Zahntechniker	59,90
3-929360-61-6	Meister-Wissen für Zahntechniker	65,00
3-921280-93-1	Zahntechnik in Frage und Antwort (Hohmann/Hielscher)	25,00

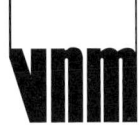

Verlag Neuer Merkur GmbH • Postfach 60 06 62 • 81206 München
Bestellungen an:
InTime Services GmbH • Freihamer Str. 2 • 82166 Gräfelfing
Telefon 089 85853-833 • Fax 089 85853-62-833

Preisangaben ohne Gewähr • Änderungen jederzeit möglich

Weitere Titel aus dem Programm Verlag Neuer Merkur:

Unsere Management-Titel:

Verlag Neuer Merkur GmbH • Postfach 60 06 62 • 81206 München
InTime Services GmbH • Freihamer Str. 2 • 82166 Gräfelfing
Telefon 089 85853-833 • Fax 089 85853-62-833

Preisangaben ohne Gewähr • Änderungen jederzeit möglich